Fries / Liebenstund

Physiotherapie
beim Parkinson-Syndrom

PFLAUM PHYSIOTHERAPIE
Herausgeberin: Anneliese tum Suden-Weickmann

Wolfgang Fries / Ingeborg Liebenstund

Physiotherapie beim Parkinson-Syndrom

Ein Leitfaden zur Bewegungstherapie

Mit einem Geleitwort
von Prof. Dr. Th. Brandt

2. Auflage

PFLAUM

Ingeborg Liebenstund,
Krankengymnastin und ehemalige Lehrkraft für Neurologie an der staatlichen Berufsfachschule für Krankengymnastik an der Ludwig-Maximilians-Universität München.

Wolfgang Fries,
Prof. Dr. med., Arzt für Neurologie, Pasinger Bahnhofplatz 4, 81241 München.

Thomas Brandt,
Prof. Dr. med., Direktor der Neurologischen Klinik, Klinikum Großhadern, Ludwig-Maximilians-Universität München.

Die Deutsche Bibliothek – CIP-Einheitsaufnahme

Fries, Wolfgang:
Physiotherapie beim Parkinson-Syndrom : ein Leitfaden zur Bewegungstherapie / Wolfgang Fries/Ingeborg Liebenstund. Mit einem Geleitw. von Th. Brandt. – 2. Aufl. – München ; Bad Kissingen ; Baden-Baden ; Berlin ; Düsseldorf ; Heidelberg : Pflaum, 1998
   (Pflaum Physiotherapie)
   1. Aufl. u.d.T.: Fries, Wolfgang: Krankengymnastik beim Parkinson-Syndrom

ISBN 3-7905-0776-8

Inhalt

Geleitwort

Das idiopathische Parkinson-Syndrom gehört zu den häufigsten chronisch progredienten degenerativen Erkrankungen des alternden Menschen mit einer jährlichen Neuerkrankungsrate von 20 auf 100 000 Einwohner bei einer Prävalenz von 100 bis 200. Die motorischen Kardinalsymptome Hypokinese, Rigor, Tremor und axiale Apraxie beeinträchtigen zunehmend die Beweglichkeit und Selbständigkeit der Betroffenen, hinzu kommen später Sprech- und Schluckstörungen, vegetative Symptome, kognitive Verluste, Demenz und psychische Veränderungen.

Durch Einführung der medikamentösen Therapie mit L-Dopa und Dopamin-Agonisten konnte die hohe Mortalität unbehandelter Parkinson-Patienten erfreulich gesenkt werden, so daß die durchschnittliche Krankheitsdauer heute bei 10 bis 15 Jahren liegt. Eine große Aufgabe für die Krankengymnastik: Bei beginnendem Parkinson-Syndrom sollen durch regelmäßige Bewegungstherapie Hypokinese, Rigor und Tremor so überwunden werden, daß die gewohnte Lebensführung und Berufsfähigkeit lange erhalten bleiben; in der Spätphase soll die Pflegebedürftigkeit verzögert werden durch Förderung der motorischen Selbständigkeit bei körperlicher Versorgung und Fortbewegung.

Das gut gegliederte, verständlich geschriebene Buch der neurologischen Krankengymnastin Frau Liebenstund und des Neurologen Professor Fries sieht die Therapie des Parkinson-Patienten ganzheitlich in Bezug auf Spontanverlauf, medikamentöse und krankengymnastische Behandlung. Es konzentriert sich jedoch auf die Krankengymnastik mit konkreten Anweisungen zur Behandlung der Zielsymptome in Früh- und Spätstadien, getragen durch die außergewöhnliche praktische und Unterrichtserfahrung von Frau Lieben-stund. Professor Fries ist es gelungen, Grundlagen und Klinik der Parkinson-Syndrome umfassend, aber auf das Wesentliche beschränkt darzustellen. So ist ein gut zu lesender, instruktiver praktischer Leitfaden zur Bewegungstherapie des Parkinson-Syn-droms entstanden, der eine Lücke in der krankengymnastischen Literatur schließt.

Professor Dr. med. Th. Brandt

Vorwort

Zur 1. Auflage

Dieses Buch entstand aus der Anforderung der täglichen Praxis. Bei der großen Anzahl von Parkinson-Kranken, die in der neurologischen Klinik ambulant und stationär behandelt werden, mußte ein gezieltes Behandlungskonzept entwickelt werden. Im Laufe der Zeit entstand hieraus ein relativ umfassendes Übungsprogramm.

Frau Anneliese tum Suden-Weickmann und Herrn Gottfried Kannegießer, Pflaum Verlag München, verdanken wir die Anregung, dieses Übungsprogramm anderen zugänglich zu machen. Eine Reihe von Helfern haben zum Entstehen dieses Buches beigetragen. Frau Heidrun Metzger, leitende Ergotherapeutin der Klinik für Physikalische Medizin, gab uns hilfreiche Hinweise. Zu besonderem Dank sind wir Herrn Wolfgang Brummer verpflichtet, dem Photographen des Institutes für Balneologie und Klimatologie der Ludwig-Maximilians-Universität München. Er stellte mit großer Geduld und großem Zeitaufwand die vielen Aufnahmen her. Nicht minder großer Dank gebührt Frau Heliane Lössl für die sorgfältige Ausführung der Zeichnungen.

Besonders zu danken haben wir für den Rat und die Kritik von Kollegen, vor allem Frau Susanne Hirsch, Lehrkraft für Orthopädie an der Staatlichen Berufsfachschule für Krankengymnastik der Ludwig-Maximilians-Universität München. Sie unterstützte uns großzügig mit aktiver Hilfestellung. Die Schüler/innen der Staatlichen Berufsfachschule haben tatkräftig bei den Aufnahmen geholfen und die Zeichnung des Schaukelbretts angefertigt. Durch ihre unermüdlichen Fragen haben sie uns veranlaßt, den Stoff immer wieder zu überdenken und neu zu sichten.

Unser Dank gilt vor allem aber den Patienten, die uns durch ihre Wißbegier und ihre Mitarbeit zu einer intensiven Beschäftigung mit der Problematik angeregt haben. Wir danken besonders herzlich denjenigen, die sich bereitwillig und mit viel Geduld für die Aufnahmen zur Verfügung gestellt haben.

München, im Herbst 1991   *Ingeborg Liebenstund u. Wolfgang Fries*

Zur 2. Auflage

Auch für die zweite Auflage dürfen die Aussagen in unserer Einleitung zur ersten Auflage im wesentlichen als gültig betrachtet werden. Nach wie vor beherrscht die pharmakologische Therapie das Feld. Die neurochirurgische Intervention durch Implantation eines »Schrittmachers« zur Reduzierung von Problemen des pharmakologischen Regimes erfordert weder eine Modifikation des physiotherapeutischen Vorgehens noch behindert sie diese. Aussagen über die Ergebnisse der Transplantationsmedizin lassen sich auch heute noch nicht in ausreichendem Umfang machen.

Der physiotherapeutische Befund zur aktuellen Erfassung der funktionellen Probleme ist – auch heute noch – die Basisinformation für die Behandlung.

Veränderung der Körperhaltung und Reduzierung der Gelenkexcursionen der Parkinson-Patienten können sich begrenzend auf die Dehnfähigkeit der neuro-meningealen Strukturen auswirken und dadurch zu Schmerzen und Bewegungseinschränkungen beitragen. Daher ist in Befund und Behandlung diesem Phänomen Aufmerksamkeit zu widmen.

Ansonsten möchten wir unsere Empfehlungen aus der Einleitung zur ersten Ausgabe betonen: Zusammen mit der Ergotherapie, der Logopädie und der psychosozialen Betreuung des Patienten und seiner Angehörigen hat die Physiotherapie ihren Platz bei der symptomatischen Behandlung von Parkinson-Kranken. Wir Therapeuten/Innen sollten uns aufgerufen fühlen, Menschen mit dieser chronischen neurologischen Erkrankung zu begleiten und bei realistischen Zielvorstellungen dazu beitragen, daß ihren Jahren »Leben« hinzugefügt wird.

München, Januar 1998   *Ingeborg Liebenstund u. Wolfgang Fries*

Einleitung

Noch vor wenigen Jahrzehnten galt die Diagnose einer Parkinson-Erkrankung als ein schwerer Schicksalsschlag. Die Prognose war düster, die Patienten hatten eine zunehmende motorische Behinderung und Bewegungseinschränkung zu erwarten. Die Lebenserwartung war verkürzt. Am Ende stand oft Bewegungsunfähigkeit und volle Pflegebedürftigkeit.

Um so größer waren die Hoffnungen, als vor mehr als zwei Dekaden die pathobiochemischen Grundlagen der motorischen Störung aufgeklärt wurden. In den Gehirnen verstorbener Patienten fand man eine auffällig niedrige Konzentration des neuronalen Überträgerstoffes Dopamin. Diese Verarmung an Dopamin konnte auf einen fortschreitenden Untergang derjenigen Nervenzellen der Substantia nigra pars compacta zurückgeführt werden, in denen dieser Überträgerstoff synthetisiert wird. Betroffen hiervon sind besonders die Basalganglien, aber auch Teile der frontalen Hirnrinde.

Den fehlenden Überträgerstoff mit der Gabe von L-Dopa zu ersetzen, führte zu bemerkenswerten Erfolgen und ist noch immer das Fundament der pharmakologischen Therapie. Die Erkrankung hat hierdurch sicherlich einen großen Teil ihres Schreckens verloren. Nach mehr als zwanzig Jahren weltweiter Anwendung folgte der anfänglich großen Hoffnung, durch die Medikamentengabe den Transmitterdefekt »reparieren« und damit die Krankheit heilen zu können, eine gewisse Ernüchterung. Die Wirksamkeit der L-Dopa-Behandlung läßt über die Jahre nach, es treten Wirkungsschwankungen auf, und letztlich läßt sich der Gesamtverlauf der Erkrankung nicht aufhalten.

In der Möglichkeit, durch *pharmakologische* Therapie die zentrale Bewegungsstörung bessern zu können, liegt vermutlich der Grund dafür, daß die Rolle der Krankengymnastik in der Parkinson-Behandlung als eher nebenrangig gesehen wurde. So wurde bisher beim Parkinson-Syndrom, im Gegensatz zur spastischen Halbseitenlähmung, kein eigenes krankengymnastisches Konzept zur Bewegungstherapie entwickelt, obwohl es sich auch hier um eine Störung der zentralen Motorik handelt.

Bei der Durchsicht der Literatur fällt eine gewisse Orientierungslosigkeit in der Aufgabenstellung der Krankengymnastik auf. Die Rolle der Bewegungstherapie wird überwiegend in der »Erhaltung der Freude an der Bewegung« gesehen, Krankengymnastik als unterhaltsame Beschäftigungstherapie. Häufig wird auch das Wiedererlernen verlorengegangener automatischer Bewegungsabläufe als Ziel angegeben. Es erscheint jedoch fraglich, ob dies aufgrund der Natur der Erkrankung überhaupt möglich ist (s. Kap. 2.6.1). In anderen Ansätzen wird die krankengymnastische Aufgabe auf ein Teilproblem reduziert, nämlich die Verschiebung der Körperachse bei Stand und Gang zu behandeln. Es fehlte jedoch ein Behandlungskonzept, das an den pathophysiologischen Grundlagen der Erkrankung orientiert ist.

Wir haben versucht, diese Lücke zu schließen und legen hier ein Behandlungsprogramm vor, dem wir auch neuere Ergebnisse der experimentellen und klinischen Forschung zugrunde gelegt haben. Nur eine genaue Kenntnis der Erkrankung mit all ihren Facetten motorischer und mentaler Störungen, eine sorgfältige Beobachtung und Befunderhebung und nicht zuletzt eine verläßliche Dokumentation können zu einem wirksamen Behandlungsplan führen. Schließlich gilt es, nicht nur »den Rigor« oder »die Gangstörung« zu behandeln. Allerdings kann die Krankengymnastik weder die medikamentöse Therapie ersetzen, noch den Verlauf der Krankheit aufhalten. Als ihre wesentliche Aufgabe sehen wir es an, das bestehende Repertoire motorischer Fähigkeiten zu erhalten und dem Zerfall der Bewegungsabläufe entgegenzuwirken, die Haltungsregulation gezielt zu aktivieren und den Bewegungsantrieb und -fluß durch innere und äußere Taktgebung zu verbessern. Ein früher Beginn der Behandlung, möglichst vom Zeitpunkt der Diagnosestellung, ist sinnvoll. Wünschenswert wäre die Ergänzung durch Ergotherapie sowie kognitives Training und psychosoziale Beratung. Eine realistische Zielsetzung und enge Kooperation mit dem behandelnden Arzt und den anderen nichtärztlichen Therapeuten sind vonnöten. Wir hoffen, daß das vorliegende Buch einen Beitrag hierzu liefern kann.

1 Theoretische Grundlagen

1.1 ANATOMIE, PHYSIOLOGIE UND BIOCHEMIE DER BASALGANGLIEN

Der Begriff »Basalganglien«, im älteren deutschsprachigen Schrifttum »Stammganglien«, wird uneinheitlich gebraucht. Heute werden hiermit in der Regel Nucleus caudatus, Putamen (zusammen als Striatum) und Pallidum sowie der Nucleus subthalamicus und die Substantia nigra gemeint, die sich in eine Pars compacta und eine Pars reticulata unterteilen läßt (Abb. 1 A). Erkrankungen der Basalganglien, zu denen neben dem Parkinson-Syndrom die Huntington-Erkrankung, der Morbus Wilson und die striatonigrale Degeneration gehören, führen zu extrapyramidalen Bewegungsstörungen. Daher wird den Basalganglien eine wesentliche Funktion in der Steuerung der »extrapyramidalen« Motorik zugeschrieben. Allerdings sprach C. D. MARSDEN noch 1982 von »The mysterious function of the basal ganglia«. Der Titel dieser »Robert Wartenberg Lecture« läßt erkennen, wie unklar auch heute das Verständnis von der Aufgabe dieser Hirnstrukturen innerhalb und außerhalb der zentralen Motorik ist.

Die wesentlichen anatomischen Verbindungen sind schematisch in Abb. 1 B dargestellt. Der Nucleus caudatus erhält über direkte axonale Verbindungen Information von der gesamten Großhirnrinde, während das Putamen überwiegend Information von sensomotorischen Rindenfeldern (primärmotorischer Kortex, prämotorischer Kortex und supplementärmotorische Area, somatosensorischer

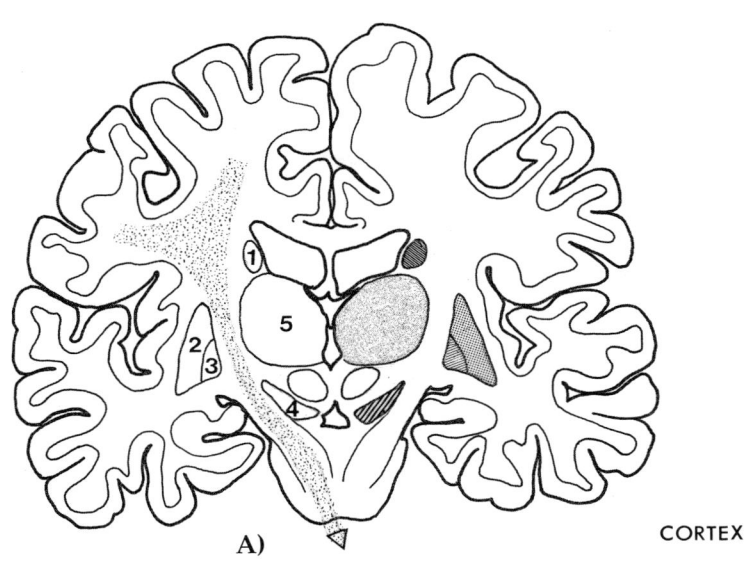

A)

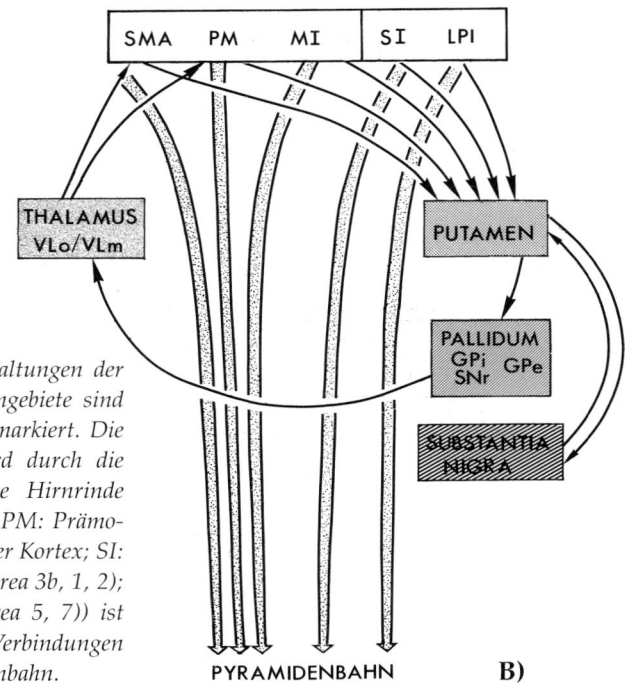

CORTEX

B)

Abb. 1A und B: Topographie und anatomische Verschaltung der Basalganglien. – A) Umrißzeichnung eines koronaren Hirnschnittes mit Darstellung der wesentlichen Kerngebiete, die durch Ziffern und unterschiedliche Schraffur gekennzeichnet sind: 1 Nucleus caudatus, 2 Putamen (1+2 zusammen: Striatum), 3 Pallidum, 4 Substantia nigra, 5 Thalamus. – B) Schematische Darstellung der wesentlichen anatomischen Verschaltungen der Basalganglien. Die verschiedenen Kerngebiete sind durch die gleiche Schraffur wie in A) markiert. Die Richtung des Informationsflusses wird durch die Pfeile angezeigt. Die sensomotorische Hirnrinde (SMA: Supplementärmotorische Area; PM: Prämotorischer Kortex; MI: Primär motorischer Kortex; SI: Primärer somatosensorischer Kortex (Area 3b, 1, 2); LIP: Posteriorer parietaler Kortex (Area 5, 7)) ist Ursprung der wichtigsten afferenten Verbindungen zum Putamen, wie auch der Pyramidenbahn.

17

Kortex) erhält. Der Informationsfluß läuft weiter über das Pallidum zum Thalamus und von dort zurück über thalamokortikale Verbindungen zur motorischen Hirnrinde und zur präfrontalen Hirnrinde. Wesentliches Zielgebiet dieser thalamokortikalen Verbindungen ist die supplementärmotorische Area (SMA) der motorischen Rinde. Aus diesem grob vereinfachten Schema kann zumindest abgeleitet werden, daß das Striatum ein Integrationszentrum für die Information aus der gesamten Großhirnrinde darstellt, dessen »Rechenergebnis« die Zentren der Willkürmotorik beeinflußt. Außerdem ergibt sich daraus, daß die Störungen der Basalganglienfunktion über die Pyramidenbahn vermittelt werden.

Den kortikalen Verbindungen zum Striatum dienen die Aminosäuren Glutamat (GLUT) und Aspartat (ASP) als Überträgerstoff (Neurotransmitter) in der synaptischen Informationsübertragung; damit hat die Großhirnrinde einen erregenden Einfluß auf das Striatum. Die Neurone im Striatum sind zum überwiegenden Teil GABAerg, d. h. sie benutzen den hemmenden Überträgerstoff Gamma-Amino-Buttersäure (GABA) in ihrer Verbindung mit dem Pallidum. Ein kleiner Prozentsatz von Neuronen hat Acetylcholin (ACh) als Neurotransmitter; diese Neurone sind nur intern im Striatum verschaltet. Die Neurone des Pallidum sind ebenfalls GABAerg und haben damit auch einen hemmenden Einfluß auf den Thalamus. Die Neurone der Substantia nigra *pars compacta* haben Dopamin als Überträgerstoff und stellen synaptischen Kontakt mit GABAergen Neuronen im Striatum her. Der Einfluß des Dopamin auf diese Neurone ist hemmend. Die Aktivität striataler Neurone wird somit in der Summe von der Hirnrinde erregend moduliert und von der Substantia nigra pars compacta hemmend. Die Netto-Aktivierung der motorischen Rinde über die pallidothalamische Schleife wird wegen der zweimaligen Hemmung über GABAerge Synapsen disinhibitorisch moduliert. Dabei kann es über die verschiedenen anatomischen, als Regelschleifen angelegten Verbindungen zu einer feinen Austarierung hemmender und erregender Aktivität kommen. Auch die Aktivität des cholinergen Systems in der intrinsischen striatalen Verschaltung hat einen wichtigen Einfluß.

Aus tierexperimentellen Untersuchungen ist bekannt, daß Aktivitäts-

18

änderungen einzelner Neurone in Abhängigkeit von motorischen Funktionen nur im Putamen zu finden sind; elektrische Mikrostimulation führt hier, aber nur hier, zur Auslösung von Bewegungen. Die Aktivierung von Neuronen im Putamen im Zusammenhang mit motorischer Aktivität betrifft alle Typen von Bewegungen: sowohl selbstinitiierte Extremitätenbewegungen (»ballistische« wie langsame »rampenförmige« Bewegungen), visuell oder kinaesthetisch ausgelöste Zielbewegungen, isometrische Muskelkontraktionen, als auch Bewegungen im Rahmen von Haltungs- und Stellreflexen. Die Vorstellung, daß die Basalganglien funktionell auf »extrapyramidale« Bewegungsformen beschränkt sind, wird durch neurophysiologische Befunde nicht gestützt. Während sich in der Substantia nigra pars reticulata ebenfalls eine Modulation neuronaler Aktivität im Zusammenhang mit Extremitätenbewegungen und Augenbewegungen finden läßt, ist dies für die *pars compacta*, d. h. die dopaminergen Neurone, die zum Striatum projizieren, bisher nicht gelungen. Es bleibt somit unklar, welchen Einfluß diese Struktur, deren Degeneration die extrapyramidale Bewegungsstörung bei dem Parkinson-Syndrom verursacht, auf die bewegungsrelevanten Neurone im Striatum nimmt, und wodurch dieser Einfluß moduliert sein könnte. Ebenso ist die neurophysiologische Funktion des Nucleus caudatus noch umstritten. Es wurden Neurone mit gewissermaßen sensorischen Eigenschaften gefunden, die auf visuelle, somatosensible oder akustische Reize reagieren; unter diesen befinden sich eine hohe Anzahl von multisensorischen Neuronen, die auf Reize in verschiedenen Sinnesqualitäten reagieren. In einem anderen tierexperimentellen Ansatz fand sich ein Zusammenhang der neuronalen Aktivierung im Nucleus caudatus mit der Darbietung von Reizen, die für die Tiere affektiv von Bedeutung oder verhaltensrelevant waren; z. B. wenn das Auftreten eines an und für sich neutralen Reizes immer mit Belohnung oder Futter gekoppelt war.

1.2 ÄTIOLOGIE UND PATHOGENESE

Trotz großer Forschungsanstrengungen sind die auslösenden Ursachen des idiopathischen Parkinson-Syndroms nicht bekannt. Untersuchungen an eineiigen Zwillingen sowie Familienuntersuchungen von Parkinson-Patienten haben die früher oft geäußerte Vermutung über eine familiäre Belastung nicht bestätigen können. Die Häufigkeit des Auftretens von Parkinson-Syndrom in der Familie eines Patienten liegt bei ca. 3%; diese Zahl entspricht annähernd der Wahrscheinlichkeit eines statistisch zufälligen Auftretens der Erkrankung. Ebenso fanden sich zum Beispiel in einer Untersuchung von 43 homozygoten (eineiigen) Zwillingspaaren nur ein Paar, bei dem beide Zwillinge erkrankt waren. Da die Konkordanz, d. h. die *beide* Zwillinge erfassende Krankheitsrate, mit 6,3% und 6,7% für *genetisch identische* homozygote Zwillinge wie für heterozygote (zweieiige) Zwillinge nahezu gleich (gering) ist, scheint ein genetischer Faktor in der Entstehung der Erkrankung keine wesentliche Rolle zu spielen. Allerdings wird in Japan ein familiäres Parkinson-Syndrom beschrieben.

Nachdem in früheren Jahren dem durch Intoxikationen (Mangan, Quecksilber, Kohlenmonoxyd) ausgelösten symptomatischen Parkinson-Syndrom wenig Aufmerksamkeit gezollt wurde, hat die Auslösung der Erkrankung durch die Substanz MPTP (1-Methyl-4Phenyl-1,2,3,6,Tetrahydropyridin) großes klinisches und wissenschaftliches Interesse erregt. Diese Substanz tauchte als Verunreinigung einer Charge des Rauschgiftes Meperidin (MPPP) in Kalifornien auf und verursachte bei jugendlichen Drogensüchtigen ein klassisches Parkinson-Syndrom mit allen motorischen Symptomen, jedoch ohne kognitive Störungen oder Demenz. Durch Gabe von MPTP kann bei Affen die Erkrankung induziert werden. Somit liegt nun ein anerkanntes experimentelles Modell zur weiteren Erforschung der Krankheit vor. Es hat sich gezeigt, daß es auch hier zu einem Untergang von dopaminergen Neuronen in der pars compacta der Substantia nigra kommt, die der beim idiopathischen Parkinson-Syndrom vergleichbar ist.

Es erscheint daher als wahrscheinlich, daß die Exposition zu toxi-

schen Substanzen von wesentlicher Bedeutung für die Krankheits-
entstehung ist. Obwohl spezielle Stoffe noch nicht identifiziert sind,
ist auf die Stoffklasse der Pyridine (zu denen auch das MPTP gehört),
ein besonderes Augenmerk gerichtet. Viele Substanzen dieser Stoff-
gruppe sind im täglichen Leben ubiquitär verbreitet und Bestandteil
der normalen Umwelt, wie der Nahrung. Die Kenntnisse reichen
jedoch nicht aus, um pauschal von einer »Umweltkrankheit« zu
sprechen. Es ist aber zu erwarten, daß im Laufe der nächsten Jahre
(bis Jahrzehnte) hier weitere Erkenntnisse gewonnen werden.

1.3 PATHOLOGIE

Im Rahmen des normalen Alterns kommt es zu einem zunehmenden
Untergang dopaminerger Neurone in der pars compacta der Substantia nigra. Dieser physiologische Alterungsprozeß ist zu unter-
scheiden von der Degeneration bei dem Parkinson-Syndrom. Hier
kommt es zu einem Verlust nahezu aller dieser Zellen. Eine klinisch
faßbare Symptomatik tritt erst nach Verlust von 70–80% der dopaminergen Neurone auf. Typischerweise schreitet die Degeneration in der
Substantia nigra von lateral nach medial fort. Dieses Detail ist von
Bedeutung, da die neuronalen Verbindungen der lateralen Anteile
zum Putamen ziehen, das gewissermaßen den »motorischen« Anteil
der Basalganglien darstellt, während die medialen Anteile zum Nucleus caudatus ziehen, der möglicherweise mehr an »kognitiven«
Aufgaben beteiligt ist. Neben der Degeneration in der Substantia
nigra werden jedoch auch Zelluntergänge in den anderen Strukturen
beobachtet. Es finden sich Degenerationen der ventralen tegmenta-
len Area, der Quelle ebenfalls dopaminerger Verbindungen zum
mesolimbischen Kortex. Weiterhin betroffen sind insbesondere der
Locus coeruleus im Hirnstamm, die wichtigste Quelle noradrenerger
Innervation der Großhirnrinde, die Raphekerne des Mittelhirns und
der Brückenregion, der Nucleus dorsalis nervi vagi und spinale
dopaminerge Strukturen. Bei einer Reihe von Patienten finden sich
zusätzlich Veränderungen der Großhirnrinde, wie sie für die Alzheimer-Erkrankung typisch sind, mit Amyloidablagerungen (»Pla-

ques«) und Neurofibrillen (»Tangles«). Ob hier ein Zusammentreffen zweier häufiger Alterskrankheiten vorliegt, oder ob es sich um eine Sonderform des Parkinson-Syndroms mit dementieller Entwicklung handelt, ist noch nicht entschieden. Histopathologisch finden sich sogenannte Lewy-Körperchen, das sind Protein-Einschlüsse in pigmenthaltigen Neuronen, vorwiegend in der Substantia nigra, aber auch dem Locus coeruleus und der Großhirnrinde. Ihr Nachweis ist zwar nicht beweisend, aber ein gehäuftes Auftreten typisch für das Parkinson-Syndrom. Ob sie eine pathophysiologische Rolle spielen, und wenn ja, welche, ist nicht geklärt.

2 Klinik

2.1 EPIDEMIOLOGIE

2.1.1 Inzidenz und Prävalenz

Die Häufigkeit des Auftretens des Parkinson-Syndroms ist aus langjährigen Untersuchungen in mehreren Gemeinden oder Bezirken mit stabiler Population in Dänemark, England und den USA bekannt. Diese Inzidenzrate liegt pro Jahr zwischen 12 auf 100 000 Einwohner in Carlisle, England, und 19 auf 100 000 in Rochester, Minnesota, USA. Es ist unklar, ob solche Unterschiede in der Häufigkeit des Auftretens von Parkinson-Syndrom auf methodischen Unterschieden in der Untersuchung beruhen, oder ob es regionale, geographische Unterschiede für das Erkrankungsrisiko gibt. Übereinstimmend haben die Untersuchungen in allen Gebieten bestätigt, daß die Inzidenzrate vom Alter abhängig ist, mit 50 Jahren steil ansteigt, ein Maximum mit etwa 70–80 Jahren erreicht und danach steil abfällt. Die Inzidenzrate blieb – zumindest in der Region von Rochester, Minnesota – über die letzten 30 Jahre annähernd konstant.

Die Prävalenzrate beschreibt dagegen die Anzahl der Erkrankungen zu einem gegebenen Zeitpunkt (Stichtag) in einer gegebenen Population. Für die oben genannten Bezirke lagen sie zwischen 112/100 000 in Carlisle, England, und 156/100 000 in Rochester, Minnesota. Wegen der klaren Altersabhängigkeit des Erkrankungsrisikos ist die Prävalenz von der Altersstruktur einer Gesellschaft abhängig. Genaue Zahlen liegen für die Bundesrepublik Deutschland nicht vor;

% Häufigkeit

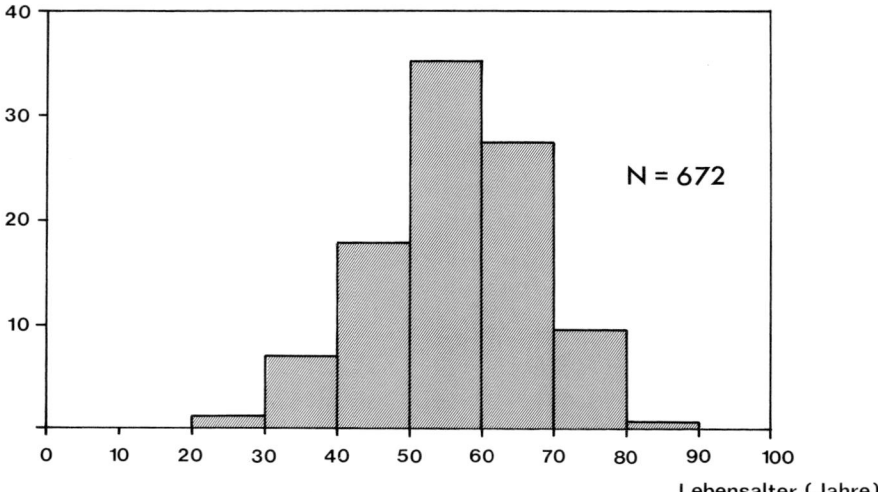

Abb. 2: *Altersverteilung (zum Zeitpunkt der Diagnosestellung) einer relativ großen Patientenstichprobe mit idiopathischem Parkinson-Syndrom (N = 673). Die Verteilung erstreckt sich vom 30. bis zum 90. Lebensjahr, der Gipfel liegt bei etwa 55 Jahren (Nach Hoehn und Yahr, 1967).*

man nimmt derzeit eine Zahl von 100 000–200 000 Parkinson-Patienten an. Bei zunehmender Lebenserwartung in der Bundesrepublik Deutschland ist daher mit einer steigenden Erkrankungshäufigkeit zu rechnen.

Die Zahlen aus den USA, Japan und China lassen vermuten, daß Weiße häufiger an Parkinson-Syndrom erkranken als Schwarze oder Asiaten.

2.1.2 Erkrankungsalter und Mortalität

Das Erkrankungsalter liegt zwischen 30 und 80 Jahren mit einem Gipfel zwischen 55 und 60 Jahren (Abb. 2). Die Verteilung des Erkrankungsalters ist für Männer und Frauen annähernd gleich.

Obwohl das Parkinson-Syndrom selbst zu keinen Störungen vitaler

Funktionen führt, liegt das Mortalitätsrisiko, d. h. das Risiko, im Vergleich zur gesunden Bevölkerung verfrüht zu sterben, für Parkinson-Patienten höher. Vor Einführung der L-Dopa-Therapie bestand eine um den Faktor 3 höhere Sterblichkeit; neuere Arbeiten geben einen Faktor von 1,6 an. Somit muß das Parkinson-Syndrom immer noch als eine lebensverkürzende Erkrankung angesehen werden. Eine umfangreiche neue Studie über die Behandlung mit dem MAO-B-Hemmer Selegilin (Movergan®; s. Kap. 3.1) konnte eine statistische Lebensverlängerung als (unerwartete) Nebenwirkung der medikamentösen Therapie zeigen. Als Todesursachen werden an erster Stelle kardiovaskuläre Erkrankungen angegeben, gefolgt von Bronchopneumonien und erst an dritter Stelle von Malignomen.

2.2 KARDINALSYMPTOME

2.2.1 Tremor

Der Tremor gilt in der Literatur als das häufigste neurologische Symptom des Parkinson-Syndroms, das bei ca. 70% aller Patienten auftritt. Dabei herrscht ein sogenannter Ruhetremor vor, der sich bei muskulärer Entspannung zeigt und – vor allem in den Frühphasen der Erkrankung – durch aktive Bewegung unterdrückt werden kann. In ausgeprägter Form lagert sich der Tremor jedoch auch allen Willkürbewegungen auf, so daß phänomenologisch neben dem Ruhetremor auch ein Halte- und Aktionstremor besteht. Elektromyographisch findet sich eine rhythmische, *alternierende* Aktivierung von Agonisten und Antagonisten der oberen Extremität mit einer Frequenz von 4–6 Sek. Sowohl die Extremitäten, und hier insbesondere die Hände, wie auch der Kopf können betroffen sein. Typisch für den distal betonten Extremitätentremor ist die Bewegung des »Geldzählens«. Psychische Anspannung und Angst verstärken den Tremor. Im Schlaf wird er nicht beobachtet. Im Gegensatz zum Ruhetremor besteht der familiäre essentielle Tremor wie auch der sogenannte Alterstremor aus einer *gleichzeitigen* Koaktivierung antagonistischer Muskelgruppen.

Funktionell sind die Patienten stark behindert, wenn der Ruhetremor durch Willkürinnervation nicht mehr unterdrückt werden kann. Insbesondere die Feinmotorik, wie z. B. beim Schreiben, ist erheblich gestört; beim Trinken wird die Flüssigkeit verschüttet. In schwerer Form können das Essen mit Messer und Gabel und das Ankleiden unmöglich sein.

Die pathophysiologischen Grundlagen des extrapyramidalen Tremors sind noch nicht gänzlich geklärt. Intraoperative Registrierung von neuronaler Aktivität aus dem Thalamus hat rhythmische Entladungsmuster gezeigt, die mit dem Tremor assoziiert waren. Man vermutet, daß ein solcher thalamischer Oszillator durch die somatosensiblen Afferenzen zum Thalamus »angestoßen« und beeinflußt wird. Er stellt dann einen Teil einer überaktiven transkortikalen Reflexschleife dar, die von den Muskelspindeln über IA-Afferenzen zum Thalamus, Motorkortex und zurück über die Pyramidenbahn zu den Muskelspindeln geht.

2.2.2 Rigor

Unter Rigor verstehen wir eine Zunahme des Muskeltonus. Die vermehrte Muskelsteifigkeit fällt bei passiver Prüfung der Gelenkbeweglichkeit als sogenannte wächserne Starre auf. Sie bietet einen zähen, elastischen Widerstand, der oft unabhängig von der Geschwindigkeit der Dehnung, bei manchen Patienten jedoch ausgeprägter bei langsamen Bewegungen ist. Die Tonussteigerung betrifft die gesamte quergestreifte Muskulatur, allerdings läßt sich der Rigor im Bereich der Nackenmuskulatur und der langen Unterarmmuskeln oft leichter erfassen. Streß und psychische Belastung, wie etwa Angst, verstärken den Rigor. Ebenso kommt es zu einer Zunahme des Tonus bei aktiver Bewegung der *kontralateralen* Extremitäten – im Stehen ausgeprägter als im Sitzen und bei Bewegung proximaler Muskelgruppen stärker als bei der Bewegung distaler Muskeln. Das Ausmaß der Tonussteigerung läßt sich schwer quantitativ erfassen; eine verbindliche Skalierung gibt es nicht, allerdings wird der Rigor in der Webster-Skala mit berücksichtigt (s. Kap. 4.). Im Unterschied zur spastischen Tonussteigerung kommt es beim Rigor weder zu

einem plötzlichen Zusammenbrechen des Widerstands (»Taschen-
messerphänomen«), noch zu einer plötzlichen Erhöhung (»Einschie-
ßen«). Oft ist dem Rigor eine rhythmische Aktivitätsänderung der
antagonistischen Muskelgruppen unterlegt, die sich bei passiver
Gelenkbewegung als ruckartige Widerstandsänderung äußert, dem
sogenannten Zahnradphänomen. Dies läßt sich am besten an distalen Gelenken der oberen Extremität prüfen. Auch beim Achsenrigor,
der sich am besten in der Nackenmuskulatur durch passives Vor-
und Rückbeugen des Kopfes untersuchen läßt, ist häufig ein deutliches Zahnradphänomen spürbar.

In fortgeschrittenen Stadien der Erkrankung kommt es auch zu
mechanischen Änderungen in der quergestreiften Muskulatur, die
die Elastizität und möglicherweise auch die Kontraktilität des Muskels beeinträchtigen. Schwerer Rigor kann zu Gelenkkontrakturen
führen und Ursache quälender, meist nächtlicher Schmerzen sein.
Der Nackenrigor kann so ausgeprägt sein, daß die Anteflexion der
Halswirbelsäule auch beim Hinlegen in Rückenlage zunächst beibehalten wird und der Kopf nur ganz langsam zurücksinkt. Dieses
Phänomen wird als »psychisches Kopfkissen«, im angelsächsischen
Schrifttum als »psychic cushion«, beschrieben. Der Achsenrigor wird
für die Behinderung beim Umwendemanöver, insbesondere für die
fehlende Rotation sowohl bei der Drehung im Stand wie auch im
Liegen, verantwortlich gemacht (s. Kap. 2.3). Bei Hemiparkinson
wird die einseitige Tonussteigerung als Ursache einer Skoliose angesehen. Die Tonussteigerung der Interkostalmuskeln führt zu einem
verminderten Atemzugsvolumen, die der quergestreiften Schlund-
und Rachenmuskulatur kann eine obstruktive Ventilationsstörung
bewirken. Über den Beitrag des Rigors zur allgemeinen funktionellen
Bewegungsstörung ist wenig Genaues bekannt. Es erscheint plausi-
bel anzunehmen, daß die motorische Reaktionsverlangsamung und
die Bradykinese zum Teil hierdurch bedingt sind, zumal, wenn es zu
Änderungen der mechanischen elastischen Eigenschaften der Muskulatur gekommen ist.

Welche pathophysiologischen Mechanismen dem Rigor zugrunde
liegen, ist bislang nicht sicher geklärt. FOERSTER hat 1921 gezeigt, daß
die Durchschneidung der Hinterwurzeln den Rigor beseitigt; aller-

dings kehrt er nach Monaten wieder zurück. Es gilt allgemein als gesichert, daß die neuronale Aktivität im myotatischen Reflexbogen nicht gesteigert ist. Die Muskeldehnungsreflexe haben eine normale Amplitude, aus dem Quotienten von H-Reflex und M-Reflex läßt sich ableiten, daß die Erregbarkeit der Alpha-Motoneurone nicht gesteigert ist. Ebenso scheint die Aktivität der Gamma-Motoneurone nicht gesteigert zu sein. In jüngerer Zeit hat sich bestätigen lassen, daß bei den sogenannten long-loop-Reflexen, bei denen durch eine Standdestabilisation eine komplexe Reflexantwort in der distalen Beinmuskulatur ausgelöst wird, die Komponente M2 bei Parkinson-Patienten deutlich gesteigert gegenüber gesunden Personen ist. Diese Steigerung korreliert signifikant mit dem Ausmaß des Rigors. Nicht ganz unumstritten wird die Komponente M2 als Ausdruck einer transkortikalen Erregungsschleife angesehen. Somit würde der Rigor das Ergebnis einer gesteigerten kortikalen Erregbarkeit oder Folge einer gesteigerten Übertragung normaler kortikaler Aktivität darstellen. Diese letztere Theorie nimmt an, daß es durch den Wegfall des nigrostriatalen Eingangs zu einer Disinhibition der Aktivität im Globus pallidus und dem Nucleus subthalamicus kommt, die zu der Tonussteigerung führt. Tierexperimentelle Untersuchungen an Affen, bei denen ein Parkinson-Syndrom mit MTPT induziert wurde, und bei denen die chirurgische Entfernung des Globus pallidus und des Nucleus subthalamicus zu einer Beseitigung des Rigors führte, unterstützen diese Vorstellung. Diese Befunde haben jedoch noch nicht zu einer klinischen Anwendung geführt.

2.2.3 Akinese, Hypomimie

Die Motorik der Parkinson-Patienten zeichnet sich durch ein verzögertes »In-Gang-Setzen«, eine Verlangsamung und eine Verarmung von Bewegungen aus. Die Störung erstreckt sich nicht nur auf die Willkürmotorik, sondern auch und insbesondere auf unwillkürlich ablaufende, automatische und reflektorische Bewegungen. Dabei lassen sich verschiedene Teilaspekte differenzieren.

– *Bradykinese.* In Reaktionszeitmessungen, bei denen die Muskelaktivität elektromyographisch registriert wurde, hat sich zeigen lassen, daß die motorische Reaktion auf einen sensorischen, in der Regel visuellen Reiz im Vergleich zu altersentsprechenden gesunden Personen verzögert einsetzt, und daß die Bewegung selbst verlangsamt ausgeführt wird.

– *Hypokinese.* Einfache Zielbewegungen, sog. ballistische Bewegungen fallen zu kurz aus, das Ziel wird nicht direkt erreicht, sondern in zusätzlichen kleinen, »stotternden« Zusatzbewegungen gesucht. Auch hierdurch ist die Bewegung – im Hinblick auf ihre Zielgerichtetheit – verlangsamt.

– *Gestörte Simultanbewegungen.* Die klinische Erfahrung lehrt, daß es den Patienten schwerfällt, zwei Bewegungen *gleichzeitig* durchzuführen, zum Beispiel beim Gehen in der Manteltasche nach dem Schlüssel zu suchen. In experimentellen, elektromyographischen Experimenten wurde festgestellt, daß eine zusammengesetzte Bewegung aus Flexion im Ellenbogen und Extension im Handgelenk von den Patienten nur sehr erschwert und verlangsamt durchgeführt werden kann, obwohl die einzelnen Bewegungskomponenten in isolierter Ausführung weitgehend ungestört waren. Komplexe Bewegungen können daher nur erfolgreich gemeistert werden, wenn sie in einfache Einzelbewegungen zerlegt und *nacheinander* ausgeführt werden.

– *Störung repetitiver Bewegungsautomatismen.* Eine erhebliche Behinderung der Motorik liegt in der Tatsache, daß automatisch ablaufende Bewegungsmuster, die sich ständig in gleicher Form wiederholen und weitgehend unbewußt ablaufen, nach dem »In-Gang-Setzen« rasch auslaufend aufhören, gewissermaßen »versanden«, und immer wieder neu bewußt und gezielt aktiviert werden müssen. Davon betroffen sind vor allem so automatische Bewegungen wie Gehen, Schnürsenkel-Binden, Ankleidebewegungen.

– *Störung rhythmischer, prädiktiver Bewegungen.* Eng assoziiert mit dem oben beschriebenen Verlust automatischer Bewegungsabläufe ist die Störung, zeitlich periodisch wiederkehrende Bewegungen in ihrer Rhythmik beizubehalten. Auch hierfür ist das Gehen ein gutes Beispiel, ebenso das Schreiben. Daß die Störung in der inneren Taktgebung liegt, läßt sich daran zeigen, daß mit einem äußeren Taktgeber, z. B. Tambourinschlagen, das rhythmische Bewegungsmuster sofort wieder aufgenommen werden kann. Experimentelle Untersuchungen haben gezeigt, daß gleichförmige Folgebewegungen der Hand, die von einem sich gleichförmig bewegenden Reiz gesteuert wurden, nach Ausschalten des Lichtreizes stockend und deutlich verlangsamt waren.

Hypomimie. Als eine besondere Form der Akinese ist auch die Hypomimie aufzufassen, bei der es zu einer Verminderung und Verarmung der mimischen Ausdrucksbewegungen der Gesichtsmuskulatur kommt. Der Lidschlag ist vermindert, der Mund dauernd leicht geöffnet; zusammen mit dem »Salbengesicht« (s. Kap. 2.5) trägt dies zum Verlust der Differenziertheit des individuellen Ausdrucks bei. Dabei ist die Willkürinnervation bei der Fazialisprüfung erhalten. Die in fortgeschrittenen Stadien maskenhafte Starre führt zu einer schweren Störung der nonverbalen Kommunikation, nimmt doch das regungslose Gesicht demgegenüber die Möglichkeit, über den mimischen Ausdruckswandel Rückschlüsse auf die seelischen Regungen zu ziehen. Dies führt zu Verunsicherung auf beiden Seiten.

Die pathophysiologischen Grundlagen der Akinese sind noch weitgehend unbekannt. Es ist jedoch generell akzeptiert, daß der »Motorplan«, d. h. der mentale Entwurf der Bewegung wie auch die mentale Koordination der Bewegungselemente gestört sind. Aufgrund der anatomischen Verschaltung (s. Kap. 1.1), wie auch aufgrund klinischer Ähnlichkeiten zwischen dem Parkinson-Syndrom und Akinese nach ischämischen Infarkten im Versorgungsgebiet der A. cerebri anterior ist anzunehmen, daß der supplementärmotorischen Area hier eine besondere Rolle zukommt.

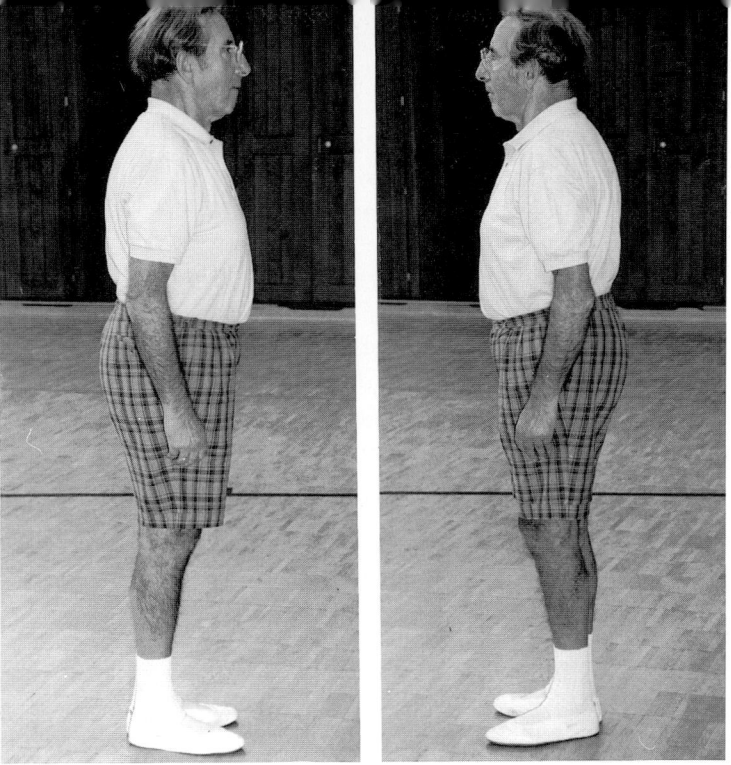

Abb. 3: Haltung eines Patienten mit fünfjähriger Erkrankungsdauer in der Seitenansicht.

2.3 STÖRUNGEN VON STAND UND GANG

Stand und Gang des Patienten bieten in ihrer typischen Ausprägung in der Regel keine diagnostischen Schwierigkeiten (Abb. 3). Allerdings weisen die gangtypischen Probleme des Patienten zahlreiche Facetten auf, deren Kenntnis für eine gezielte krankengymnastische Behandlung wichtig ist.

Stand

Typischerweise ist die Haltung vornübergebeugt. Beim Blick von der Seite und von hinten bzw. vorne lassen sich folgende, je nach Dauer und Schwere der Erkrankung unterschiedlich ausgeprägte Befunde erheben:

- die Halswirbelsäule ist steilgestellt,
- die Brustwirbelsäule ist kyphosiert,
- die Lendenwirbelsäule weist eine Abflachung der physiologischen Lordose auf,
- häufig besteht eine großbogige skoliotische Veränderung der gesamten Wirbelsäule,
- der Schultergürtel ist protrahiert,
- die Schultergelenke sind extendiert-adduziert-innenrotiert,
- die Ellenbogengelenke sind flektiert und proniert,
- die Handgelenke sind in O-Stellung oder in Volarflexion und ulnarer Abduktion,
- die Finger sind in den Grundgelenken leicht flektiert und in den Mittel- und Endgelenken extendiert,
- das Daumensattelgelenk ist in Adduktionsstellung,
- die Hüftgelenke sind leicht flektiert-adduziert-innenrotiert,
- die Kniegelenke sind leicht flektiert,
- das obere Sprunggelenk neigt zur Plantarflexionsstellung.

Gang

Für den Gang des Patienten lassen sich folgende krankheitstypische Störungen nennen:
- geringes Gangtempo;
- geringe Schrittlänge und verminderte Spurbreite;
- die Füße werden nur wenig vom Boden abgehoben, dadurch das typische schlurfende Geräusch; das Bewegungsausmaß in allen Bein- und Fußgelenken ist reduziert;
- fehlendes Mitschwingen der Arme, entweder einseitig oder beidseitig;
- »en bloc«-Bewegungen des Rumpfes beim Gehen und Drehen durch fehlende Gegendrehung zwischen Schultergürtel und Bekkengürtel beim Umwenden. Diese Umwendeschwierigkeit ist nicht an eine aufrechte Körperhaltung gebunden. Auch beim Liegen im Bett sind die Patienten, besonders in fortgeschrittenen Stadien, unfähig, sich zu drehen. Die Unfähigkeit, eine koordinierte, flüssige Rumpfmotorik auszuführen, wird auch »axiale Apraxie« genannt.

- »Starthemmung« zu Beginn des Gehens, d. h. eine Schwierigkeit, den automatischen Ablauf des Gehens »in Gang« zu setzen; dies tritt vor allem nach längerer Erkrankungsdauer auf;
- Schwierigkeit, das Gehen willkürlich wieder stoppen zu können;
- sogenannte Pulsionsphänomene: plötzlicher Verlust des Gleichgewichts, der nicht korrigiert werden kann, mit Fallneigung nach vorne – *Propulsion*, nach hinten – *Retropulsion*, nach seitlich – *Lateropulsion*;
- häufig Gangabweichung nach einer Seite;
- Trippeln beim Durchschreiten von Türen oder anderen Engpässen: sogenanntes Tunnelphänomen;
- abrupte Blockierung beim Gehen: sogenanntes Freezing beim Start oder während des Gehens. Dieses Phänomen tritt auch bei unbehandelten Patienten auf und ist somit zu trennen von der Wirkungsfluktuation bei L-Dopa-Therapie, dem sogenannten On-Off-Phänomen (s. Kap. 3.3.1).

Neurophysiologische Untersuchungen zur Stand- und Gangregulation bei den Patienten lassen eine gestörte Modulation spinaler Reflexe vermuten. Posturographische Untersuchungen auf einer Plattform, auf der die Schwerpunktsverlagerungen bei der Standregulation – insbesondere nach Destabilisierung des Patienten durch ruckartige Kippung oder anteroposteriore bzw. seitliche Verschiebung der Plattform – quantitativ gemessen werden können, haben ein auffälliges, pathologisches Reaktionsmuster erkennen lassen. Im Gegensatz zu gesunden Personen, bei denen es zu einer *sequentiellen* Aktivierung antagonistischer Muskelgruppen, und zwar von distal nach proximal fortschreitend, kommt und dadurch nach Plattformkippung bzw. -verschiebung das Gleichgewicht wieder gefunden wird, findet sich bei Parkinson-Patienten eine *simultane* Aktivierung antagonistischer Muskelgruppen von distal und proximal. Obwohl die Aktivierung nicht verzögert ist und ihr Zeitverlauf wie Ausbreitungsmuster von distal nach proximal normal sind, kann hierdurch eine angepaßte Schwerpunktverschiebung nicht erfolgen – der Patient hat keine angemessene Gleichgewichtsreaktion. Diese Befunde legen nahe, daß es sich hierbei *nicht* um ein Problem einer verzögert einsetzenden Reaktion im Sinne der Akinese handelt, sondern um eine Störung in der zentralen Programmierung vestibulospinaler Reflexe.

Weitere Hinweise auf die besondere Rolle des vestibulären Systems ergeben sich aus Untersuchungen zur subjektiven Raumwahrnehmung. Bei Patienten, die die Aufgabe hatten, in vollständiger Dunkelheit die Richtung der Vertikale und Horizontale anzugeben, ließ sich eine deutliche Abweichung gegenüber den geozentrischen Koordinaten erkennen. Dies bedeutet, daß die innere Repräsentation der vertikalen und horizontalen Raumkoordinaten gestört, d. h. verschoben ist. Selbst die Antworten des peripheren vestibulären Systems fanden sich bei kalorischer Reizung der Labyrinthe vermindert.

Allerdings ist die Bedeutung vestibulärer Mechanismen für Stand und Gang dieser Patienten auch umstritten. »Axiale Apraxie«, Rigor sowohl der Rumpfmuskulatur wie auch der Extremitäten und die generelle Akinese tragen sicherlich zu dem klinischen Gesamtbild bei.

2.4 BULBÄRE SYMPTOME: DYSARTHROPHONIE UND SCHLUCKSTÖRUNGEN

2.4.1 Dysarthrophonie

Bei dem Parkinson-Syndrom ist auch die Fähigkeit zu sprechen betroffen. Dabei können Artikulation, Stimmgebung, Sprachmelodie und Lautstärke beeinträchtigt sein. In ca. 30% der Fälle treten Sprechstörungen als Frühsymptom, d. h. als erste klinisch manifeste Störung auf. Da die Sprechmotorik sowohl in der Artikulation als Dysarthrie, wie auch in der Phonation als Dysphonie behindert ist, wird die Störung als »Dysarthrophonie« zusammengefaßt. Zu dieser Störung der laryngealen Muskulatur wie der buccofazialen Sprechmuskulatur kommt ein respiratorisches Problem mit verminderter Vitalkapazität und Stimmdruckentwicklung. Weiterhin sind Sprachantrieb und Prosodie, d. h. die Melodiegebung, gestört. Die Spontansprache kann vermindert sein; manche Patienten klagen auch über Wortfindungsstörungen. Durch einen Tremor der orofazialen Muskulatur, Gaumensegel oder Atemmuskulatur kann es zu einem Stimmtremor kommen. Klinisch zeichnet sich die Sprache des Patienten durch Heiserkeit, eine leise, bis zum unverständlichen Flüstern abnehmende Stimmgebung und zunehmende Undeutlichkeit aus. Die häufig erst spät einsetzende Aprosodie fällt bei dem geringen Stimmvolumen nicht mehr auf.

Da es sich bei der Dysarthrophonie des Parkinson-Patienten um eine komplexe, zusammengesetzte Symptomatik handelt, lassen sich die Beiträge von Rigor, Akinese und Tremor zur Gesamtstörung nicht näher abgrenzen. Eine Verminderung des Sprachantriebes wie der Melodiegebung kann auch nach ischämischen Läsionen im Bereich der supplementärmotorischen Area, d. h. nach Infarkten im Versorgungsgebiet der A. cerebri anterior, auftreten. Dies illustriert nochmals den engen anatomischen und funktionellen Zusammenhang von Nucleus caudatus und Putamen mit der SMA (s. Kap. 1.1).

2.4.2 Schluckstörungen

Als eine eher seltene Störung wird auch eine Behinderung des Schluckens angegeben. Vor allem bei der Aufnahme von festen Speisen kommt es zu einem Gefühl des »Steckenbleibens« der Speisen im Schlund und selten auch zu Regurgitation. Auch hier sind als Ursachen die Akinese der Schlundmuskulatur sowie der vermehrte Rigor anzunehmen. Möglicherweise kommt es auch zu einer Inkoordination der komplexen Bewegungsabfolge während des Schluckaktes. In fortgeschrittenen Stadien der Erkrankung kann die Schluckstörung zu erheblichen Behinderungen der Nahrungsaufnahme führen und erfordert in schweren Fällen die Ernährung über eine Nasensonde.

2.5 VEGETATIVE SYMPTOME

Seborrhoe. Bei vielen Patienten zeigt sich als äußerlich erkennbare vegetative Funktionsstörung eine vermehrte Talgabsonderung der Gesichtshaut. Das hierdurch bedingte fettige Aussehen, »Salbengesicht«, genannt, wird als diagnostisches Zeichen gewertet und ist in die Webster Rating Scale (s. Kap. 4) aufgenommen. Hinzu kommt häufig eine leichte Akne, eine vermehrte Schuppenbildung am behaarten Kopf und eine Blepharo-Konjunktivitis.

Hypersalivation. Die Patienten bemerken im Verlauf der Erkrankung häufig einen vermehrten Speichelfluß, wobei ihnen der Speichel ständig zum Mund herausläuft. Ursache dieser Störung scheint weniger eine vermehrte Speichelproduktion zu sein, als vielmehr eine Verminderung reflektorischer Schluckbewegungen; durch den ständig geöffnet gehaltenen Mund fließt der Speichel leichter ab.

Atemstörungen. Bei etwa 30% der Patienten werden Störungen der Atmung beschrieben. Am häufigsten tritt eine Tachypnoe auf, selten auch eine Bradypnoe. Bei vermindertem Atemminutenvolumen kommt es zu einer Hypoventilation. Durch den verminderten Atemstoß kann das Sekret in den oberen Atemwegen oft nicht ausreichend abgehustet werden. Es kann nur ein verminderter Stimmdruck entwickelt werden, wodurch die Dysarthrophonie (s. Kap. 2.4) mitbedingt ist.

Für diese Störungen wird sowohl der Rigor der Atemmuskulatur, insbesondere der Interkostalmuskeln, verantwortlich gemacht, aber auch eine Störung der zentralen neuronalen Steuerung der Atemregulation. Zusätzlich scheinen auch L-Dopa-induzierte Dyskinesien der Atemmuskulatur und der oberen Atemwege hierzu beizutragen.

Schlafstörungen. Über Schlafstörungen wird von den Patienten oft geklagt; die Häufigkeit wird mit 80% angegeben. Dabei handelt es sich vorwiegend um eine primäre Schlafstörung im Sinne einer Durchschlafstörung. Inwieweit ein Zusammenhang mit dem ebenfalls häufigen depressiven Syndrom besteht, bei dem auch Schlafstörungen auftreten, ist unklar. Der Schlaf wird zusätzlich sekundär behindert durch Zunahme von Rigor und Akinese während der Nachtstunden, wenn der Dopaminspiegel sinkt.

Orthostatische Hypotonie. Im Gegensatz zu älteren Arbeiten, in denen eine orthostatische Hypotonie bei Parkinson beschrieben und diese für die Neigung zum Hinstürzen verantwortlich gemacht wurde, haben neuere Untersuchungen gezeigt, daß der Ruheblutdruck bei den Patienten normal ist. Auch der Blutdruckabfall im Orthostaseversuch ist nicht oder nur unwesentlich größer als bei altersentsprechenden Gesunden. Allerdings kann es unter der Behandlung mit L-Dopa zu orthostatischen Regulationsstörungen kommen (s. Kap. 3.3.3).

Obstipation. Viele Patienten berichten über eine verstärkte Darmträgheit. Motilitätsstörungen des oberen Verdauungstraktes konnten auch radiologisch nachgewiesen werden. Bei einer Behandlung mit Anticholinergika (s. Kap. 3.1) kann die Obstipation noch verstärkt werden.

Miktionsstörungen. Über Störungen der Blasenkontrolle wird selten spontan berichtet. LUDIN und Mitarbeiter fanden jedoch in einer Untersuchung von 70 Patienten bei der Hälfte Blasenstörungen. Diese wurden in den meisten Fällen als imperativer Harndrang und Dranginkontinenz angegeben. Urodynamische Messungen zeigten bei vielen Patienten eine Detrusorhyperreflexie mit ungehemmten Detrusorkontraktionen.

Potenzstörungen. Männliche Patienten geben in etwa der Hälfte der Fälle eine Verminderung der Libido wie der Potenz an. Unter der Therapie mit L-Dopa kann es vereinzelt zu einer Steigerung der Libido kommen.

2.6 KOGNITIVE STÖRUNGEN

JAMES PARKINSON stellte in seiner grundlegenden Abhandlung über die Schüttellähmung (»Essay on the shaking palsy«, 1817) fest, daß es bei dieser Krankheit zu keiner Störung des Intellekts käme. Jedoch gilt heute als unumstritten, daß diese Patienten nicht nur in ihrer Motorik, sondern auch in ihren geistigen Leistungen beeinträchtigt sind. Einbußen kognitiver Fähigkeiten lassen sich nach entsprechender formaler, psychomotorischer Testung bei etwa 45% der Patienten zum Zeitpunkt der Diagnosestellung feststellen. Offenbar hängt das Ausmaß der kognitiven Störungen vom Erkrankungsalter ab; je älter der Patient zum Zeitpunkt der Erkrankung ist, desto höher liegt die Wahrscheinlichkeit, daß auch kognitive Leistungen gestört sind. Diese Störungen betreffen allerdings nicht immer das intellektuelle Leistungsniveau in diffuser Weise (»Demenz« s. Kap. 2.6.4), sondern es kommt zu eher »fokalen« Einbußen in bestimmten geistigen Funktionsbereichen, die im folgenden dargestellt werden. Die formale Intelligenz ist dabei oft lange erhalten. Dies gilt nicht für das Krankheitsbild mit dementieller Entwicklung, das gesondert behandelt wird.

2.6.1 Räumlich-konstruktive Störungen

Bei Parkinson-Patienten läßt sich häufig beobachten, daß beim Eintritt in einen unbekannten Raum der Bewegungsfluß plötzlich stoppt. Dieses als »Schwellenphänomen« bezeichnete Verhalten wird auch mit der Schwierigkeit in Zusammenhang gebracht, motorische Programme zur Bewegung im visuell wahrgenommenen Raum auszuführen. Derartige räumlich-konstruktive, oder, wie in der Literatur auch genannt, visuospatiale Störungen werden unter anderem mit dem sogenannten Mosaik-Test erfaßt, bei dem Würfel mit unterschiedlich farbigen Flächen so zusammengelegt werden müssen, daß das entstehende Muster der Vorlage entspricht. Die Patienten machen hier, im Vergleich zu einer altersentsprechenden Kontrollgruppe, signifikant mehr Fehler und brauchen mehr Zeit zur Bewältigung. Offen bleibt dabei die Frage, ob hier schon die räumliche Vorstellungskraft selbst oder die Weitergabe an entsprechende motorische Programme gestört ist.

2.6.2 Lernen und Gedächtnis

Bei der Beurteilung von Gedächtnisfunktionen der Patienten ist es von großer Bedeutung, die Zweiteilung von Gedächtnis in ein sogenanntes deklaratives Gedächtnis und ein prozedurales Gedächtnis zu beachten. Das deklarative Gedächtnis umfaßt den Bereich der Dinge, die erlebt oder gelernt wurden, und die gewissermaßen »aufgesagt« werden können. Im prozeduralen Gedächtnis werden (motorische) Verhaltensweisen gespeichert, die nach bestimmten Regeln erlernt werden (z. B. die Handschrift; Tennisspielen). Für die unterschiedlichen Gedächtnisfunktionen werden verschiedene Hirnstrukturen aktiviert. Patienten mit nahezu komplettem Verlust des deklarativen Gedächtnisses, z. B. nach beidseitiger Temporallappenabtragung, können noch Züge komplizierter Brettspiele erlernen, obwohl sie sich an den stattgefundenen Unterricht nicht erinnern; d. h., das prozedurale Lernen ist intakt.

Beim Parkinson-Syndrom dagegen scheint in den frühen Erkrankungsstadien selektiv das prozedurale Lernen, nicht jedoch das deklarative Gedächtnis betroffen zu sein. Eine Untersuchung an 40 Patienten in den Frühstadien der Erkrankung konnte zeigen, daß das prozedurale Lernen bei allen untersuchten Kranken gegenüber altersentsprechenden Gesunden gestört war. Obwohl weiterführende Untersuchungen noch fehlen, kann aufgrund dieser Ergebnisse angenommen werden, daß diese Patienten zunehmend Schwierigkeiten haben, neue Bewegungsabläufe zu lernen und sie zu »automatisieren«. In fortgeschrittenen Stadien der Erkrankung ist auch das deklarative Gedächtnis betroffen. Zahlreiche, sorgfältige psychomotorische Tests lassen eine verminderte Merkfähigkeit und Lernfähigkeit für verbales Material (z. B. für Einkaufslisten) erkennen.

Ursachen für diese Gedächtnisstörungen, und ihre Zuordnung zu den neuropathologischen oder pathobiochemischen Veränderungen sind noch völlig unklar. Eine attraktive, aber noch nicht weiter belegte Hypothese besagt, daß die Basalganglien möglicherweise direkt an dem Speicherungsvorgang bei motorischem Lernen beteiligt sind, sie sogar möglicherweise das neuronale Substrat für prozedurales Lernen darstellen. Die Störungen des deklarativen Gedächtnisses werden mit der Dopaminverarmung im mesolimbischen System (s. Kap. 1.3) in Zusammenhang gebracht; denn für diese Gedächtnisleistungen sind limbische Strukturen des Zwischenhirns und der limbische Kortex verantwortlich.

2.6.3 Störungen exekutiver Funktionen

In den meisten Untersuchungen, in denen die Patienten große neurophysiologische Testbatterien bewältigen mußten, zeigte sich übereinstimmend eine auffällige Störung in dem sogenannten Wisconsin-Card-Sorting-Test (WCST). In diesem Test müssen mit verschiedenen Symbolen unterschiedlicher Farbe und Anzahl bedruckte Karten nach Kriterien, die dem Probanden nicht mitgeteilt werden, sortiert werden. Es wird damit die Fähigkeit geprüft, durch Versuch und Irrtum (»trial and error«) das Konzept des Tests zu erfassen und sich den Kriterien flexibel, d. h. entsprechend den Änderungen, die der Versuchsleiter ohne Vorwarnung oder sprachliche Mitteilung einführt, anpassen zu können. Das hier verlangte Abstraktionsvermögen und die Möglichkeit, die Konzeptbildung wechselnden äußeren Gegebenheiten anpassen zu können, wird generell als eine typische Leistung des Frontallappens angesehen. Diese Fähigkeit hat kein direktes Korrelat in unmittelbar beobachtbarem Verhalten; sie ist jedoch eine wesentliche Voraussetzung für selbstinitiiertes Handeln in einer strukturierten Umwelt.

2.6.4 Demenz

Demenz ist kein eigenständiges Syndrom, sondern eine international festgelegte, operationale Definition (Diagnose-Schlüssel nach DSM-III-R). Demnach müssen die Kriterien eines generalisierten intellektuellen Abbaus, verbunden mit einem beruflichen und/oder sozialen Abstieg, einer hochgradigen Merkfähigkeitsstörung und noch mindestens eines weiteren neuropsychologischen Defizits erfüllt sein, um die Diagnose zu stellen. Ein ausgeprägter Antriebsmangel, Akinese und eine schwere Depression können das Vorliegen einer Demenz vortäuschen; die Symptome einer solchen »Pseudodemenz« sind, im Gegensatz zu einer echten Demenz, therapeutisch angehbar. Ebenso können die psychischen Nebenwirkungen der medikamentösen Parkinson-Behandlung (s. Kap. 3.3.2) fälschlich als Demenz eingeordnet werden. In einer kritischen Bewertung wird die Häufigkeit von echten Demenzen bei Parkinson-Patienten mit 15–20% eingeschätzt.

Eine dementielle Entwicklung tritt häufiger bei alten Patienten auf. Inwieweit es sich dabei um ein Zusammentreffen zweier häufiger Alterskrankheiten (s. auch Kap. 2.9.3) handelt, ist unklar. Allerdings kann nach unseren eigenen Erfahrungen eine Demenz auch bei jüngeren Patienten, nach nur relativ kurzer Krankheitsdauer von wenigen Jahren, einsetzen. Es ist offensichtlich, daß das Auftreten einer Demenz bei diesen Patienten erhebliche Probleme in der Versorgung und Pflege schafft.

2.7 DEPRESSION

Zahlreiche Patienten leiden unter psychischen Veränderungen. Im Vordergrund steht eine Verarmung des Antriebs. Der Affekt ist nivelliert, die Stimmung ist ängstlich, freudlos getönt und kann auch eine paranoide Färbung annehmen. Weiterhin wird durch ausgeprägte Schlafstörungen die Befindlichkeit erheblich beeinträchtigt. Derartige depressive Störungen können motorischen Symptomen um Jahre vorausgehen.

Die Angaben über die Häufigkeit von depressiven Begleitsymptomen beim Parkinson-Syndrom schwanken in den Untersuchungen, in denen quantitative psychiatrische Beurteilungsskalen zur Erfassung der Depressivität angewandt wurden, zwischen 20% und 90%. In diesen Skalen werden auch körperliche Symptome in unterschiedlicher Gewichtung bewertet, wie z. B. mimische Starre, Bewegungsarmut, gebeugte Haltung, die bei diesen Patienten erkrankungstypisch sind. Es kann aber in der Praxis davon ausgegangen werden, daß bei mindestens 40% aller Patienten depressive Störungen vorliegen.

Die Frage, ob es sich bei dem depressiven Syndrom eher um eine »organische«, d. h. durch den Dopaminmangel in den Basalganglien bedingte, endogene Depression, oder um eine »reaktive« Depression handelt, ist nicht entschieden. Die psychischen Symptome werden durch die L-Dopa-Therapie gelegentlich gebessert, es kann zu einer Stimmungsaufhellung kommen. Eine Therapie mit trizyklischen Antidepressiva kann ebenfalls zu einer Besserung der Symptome führen; die anticholinerge Wirkung dieser Medikamente kann auch die extrapyramidale Symptomatik positiv beeinflussen.

Die psychischen Störungen haben neben der erheblichen Beeinträchtigung des Affekts und der Stimmungslage auch Folgen für die motorischen und kognitiven Leistungen der Patienten. Es liegt auf der Hand, daß Antriebsmangel die Akinese erheblich verstärken kann. Auch ein großer Teil der neuropsychologischen Defizite wird in jüngeren Untersuchungen auf die Depression zurückgeführt. Hier wird die depressive Störung insbesondere für die verminderte Aufmerksamkeitsspanne verantwortlich gemacht und für die Erschwernis, die Aufmerksamkeit *rasch* auf ein neues Ziel zu richten.

2.8 VERLAUF

Der Beginn der Erkrankung liegt im Mittel in der 5. Dekade, die Verteilung des Erkrankungsalters reicht allerdings vom 30. bis zum 80. Lebensjahr. In Abbildung 2 ist die Verteilung des Erkrankungsalters in der Patientenstichprobe von HOEHN und YAHR (1967) dargestellt. Die ersten Beschwerden stellen sich oft schleichend ein und werden von den Patienten für längere Zeit bagatellisiert. In der Literatur wird als häufigstes initiales Symptom mit 70% der Tremor angegeben, gefolgt von Gangstörungen, Rigor, Akinese und Muskelschmerzen. Allerdings können auch sogenannte Nebensymptome wie Dysarthrophonie (s. Kap. 2.4), Schreibstörungen oder psychische Störungen (Depression, s. Kap. 2.6.4) am Beginn der Erkrankung stehen.

Tabelle 1: Progression der Erkrankung nach Hoehn u. Yahr (1967) in Abhängigkeit von der Erkrankungsdauer. Angegeben sind die Patientenzahlen in Prozent (N = 183).

Stadien	Dauer der Erkrankung						
	0–4 J.	5–9 J.	10–14 J.	15–19 J.	20–24 J.	25–29 J.	> 30 J.
I	64,5	19,3	9,6	3,2	0	0	3,2
II	42,5	26,4	16,9	5,6	1,8	1,8	1,8
III	34,8	32,5	20,9	9,3	0	0	2,3
IV	23,4	38,2	21,2	8,5	4,2	2,1	2,1
V	0	22,2	55,5	22,2	0	0	0

Der Verlauf der Erkrankung und das Fortschreiten der Symptome, gemessen an der funktionellen Behinderung, variiert stark. In der oben genannten Untersuchung (die vor Einführung der medikamentösen Therapie durchgeführt wurde) wird die Progression tabellarisch ausgedrückt (Tabelle 1). Die hohen Standardabweichungen weisen auf erhebliche Unterschiede in den Verläufen hin. Eine sichere (statistische) Beziehung zum Erkrankungsalter, Geschlecht, oder medizinischer Vorgeschichte ließ sich nicht finden. Die durchschnittliche Gesamtdauer der Erkrankung lag bei 9 Jahren. Diese Zahl ist im wesentlichen von der statistischen Lebenserwartung bei Beginn der Erkrankung bestimmt. Das Parkinson-Syndrom führt jedoch zu einer (statistischen) Lebensverkürzung (s. Kap. 2.1.2). Allerdings sind auch Verläufe von mehr als 20 Jahren keine Seltenheit; solche bis zu 30 Jahren wurden ebenfalls beschrieben.

Daraus ergibt sich, daß es am Beginn der Erkrankung keine sicheren prognostischen Kriterien über den weiteren Verlauf gibt. Ein relativ früher Eintritt der Erkrankung in der 4. Dekade kann von einem relativ benignen, langjährigen Verlauf mit nur geringer Progredienz der Symptomatik und erst sehr spät, nach mehreren Jahrzehnten, einsetzender Behinderung einhergehen. Ebenso ist es möglich, daß nach wenigen Jahren schon eine schwere Behinderung vorliegt und rasch eine dementielle Entwicklung einsetzt. Alle Formen zwischen diesen beiden Extremen sind möglich. Das Geschlecht der Patienten spielt prognostisch keine Rolle.

Obwohl die Anti-Parkinson-Therapie mit L-Dopa besonders anfänglich eine deutliche Verbesserung der motorischen Symptomatik zur Folge hat, kommt es im weiteren Verlauf zu einer kontinuierlichen Verminderung des Wirkungserfolges. Die Progredienz der Erkrankung wird nicht aufgehalten. Statistische Untersuchungen haben gezeigt, daß es seit Einführung der medikamentösen Therapie mit L-Dopa zu keiner wesentlichen Änderung der Verlaufsdauer und der Mortalitätszahlen gekommen ist. Die Zeitspanne der pharmakologischen Beeinflußbarkeit der motorischen Defizite liegt im Schnitt bei etwa 7 Jahren. Danach setzen in der Regel erhebliche Fluktuationen der Medikamentenwirkung ein. Die Patienten werden zunehmend funktionell behindert, es kann zu Bettlägrigkeit und zur völligen Pflegebedürftigkeit kommen (s. Kap. 3.3.1).

Allerdings zeigen jüngste Untersuchungen über eine Behandlung mit dem MAO-B-Hemmer Selegilin (Movergan®), in Kombination mit L-Dopa, eine signifikante Verlängerung des Krankheitsverlaufs mit einem späteren Einsetzen der Behinderung. Ebenso zeigt sich auch eine Verlängerung der Lebenserwartung gegenüber nur mit L-Dopa behandelten Patienten, ohne daß das Medikament, statistisch gesehen, eine bessere Wirkung auf die aktuelle Symptomatik selbst hatte. Man kann daher annehmen, daß Selegilin eine protektive Wirkung auf die dopaminergen Neurone der Substantia nigra hat und die fortschreitende Degeneration dieser Neurone aufhalten kann. Dies wurde auch im Tierexperiment bei Affen mit durch MTPT erzeugtem Parkinson-Syndrom histopathologisch nachgewiesen.

2.9 DIFFERENTIALDIAGNOSE

2.9.1 Symptomatische Parkinson-Syndrome

Von dem *idiopathischen* Parkinson-Syndrom, bei dem die Ursache der Erkrankung (s. Kap. 1.3) letztlich unklar ist, müssen einige *symptomatische* Formen abgegrenzt werden. Einen Überblick gibt Tabelle 2.

Tabelle 2: Differentialdiagnose des Parkinson-Syndroms (in Anlehnung an Scholz 1988)

PRIMÄR

   Idiopathisches Parkinsonsyndrom (67,4%[1])

SEKUNDÄR
   Infektiös und postinfektiös (4,3%)
      postenzephalitisch (E. lethargica)
      andere Enzephalitiden
      luetisch
   Toxisch (Mangan, CO, CS_2, Cyanid, Methanol) (0,6%)
   Medikamenten-induziert
      Neuroleptika (Butyrophenone, Phenothiazine, Reserpin, Tetrabenazin)
      Alpha-Methyldopa
      Andere (Antiphlogistika? Flunarizin)
   Posttraumatisch
   Vaskulär/Hypoxisch (7,7%)

SYSTEMERKRANKUNGEN

   Striatonigrale Degeneration (2%)
   Olivopontozerebelläre Atrophie (2,3%)
   Progressive supranukleäre Blicklähmung (1,4%)
   Shy-Drager-Syndrom (primäre orthostatische Hypotonie)
   Demenzprozesse (0,6%)
      Alzheimer-Demenz
      Normaldruck-Hydrozephalus

---

[1] alle Prozentangaben aus Jellinger, 1986.

Das **postenzephalitische Parkinson-Syndrom** trat als Folge der Enzephalitis lethargica (von Economo) während und nach dem ersten Weltkrieg in den Jahren 1916–1926 verbreitet auf, als es zu mehreren, von Rußland ausgehenden Epidemiewellen in Mitteleuropa kam. Im Gegensatz zum idiopathischen Parkinson-Syndrom werden überwiegend junge Menschen befallen; das durchschnittliche Erkrankungsalter in der Stichprobe von HOEHN und YAHR lag bei 28 Jahren (N = 96). Zusätzlich kommt es noch zu weiteren neurologischen

45

Störungen wie Hirnnervenausfällen, Dystonien und Choreoathetosen. In der Praxis spielt diese Erkrankung heute kaum noch eine Rolle.

Unter einem **vaskulären Parkinson-Syndrom** werden extrapyramidale Bewegungsstörungen zusammengefaßt, die oft zusammen mit einem dementiellen Syndrom Ausdruck eines Multi-Infarktsyndroms bei entsprechenden zerebrovaskulären Risikofaktoren sind. Die Abgrenzung als eigenes Krankheitsbild ist umstritten. Die Computertomographie des Schädels läßt in der Regel typische periventrikuläre hypodense Marklagerveränderungen erkennen sowie lakunäre Infarkte. Auffälligkeiten und Störungen des Ganges werden hier auch als Gangapraxie bezeichnet. Der Begriff ist unglücklich gewählt, da es keine Apraxie nur für ein Bewegungsmuster gibt. Kennzeichen sind ein kleinschrittiger Gang, Pro- oder Retropulsionstendenz, häufig auch ausgeprägte Fallneigung. Obwohl vom Erscheinungsbild Ähnlichkeiten mit dem Gang von Parkinson-Patienten bestehen (s. S. 32), kann eine darüber hinausgehende extrapyramidale Symptomatik fehlen. Häufig finden sich noch zusätzliche (diskrete) fokalneurologische Defizite (z. B. Aphasie und Apraxie), Spastik und pseudobulbäre Störungen. Bei manchen Patienten beobachtet man eine überraschende, oft paradox oder bizarr wirkende Beweglichkeit der Beine. So präsentierte sich zum Beispiel eine Patientin, die in ihrer Jugend Ballet getanzt hatte, mit einer ausgeprägten Gangstörung mit deutlicher Starthemmung, kleinschrittigem Gang, verminderter Schrittfrequenz und einem »freezing«-Phänomen. Sie konnte jedoch leichtfüßig, flüssig und in rascher Schrittfolge *tanzen*, wenn sie sich die entsprechende Melodie vorstellte und genügenden Raum zu Verfügung hatte. Ein sicheres Parkinson-Syndrom lag nicht vor. In der Computertomographie des Schädels stellten sich multiple kleine vaskuläre Läsionen im Marklager und in den Basalganglien dar. Derartige Gangstörungen werden nicht selten von einer phobischen Komponente verstärkt, so daß auch gelegentlich die (unzutreffende) Diagnose einer psychogenen Gangstörung gestellt wird.

Bei den **toxischen Parkinson-Syndromen** sind eine Vielzahl von schädigenden Substanzen bekannt. Eine Übersicht findet sich in

Tabelle 2. Intoxikationen sind eher selten; wichtig ist hier der Zusammenhang mit einer beruflichen, chronischen Exposition (Batteriefabrik, Manganbergbau). Großes wissenschaftliches Interesse fand die Intoxikation mit MPTP (s. Kap. 1.2).

Neuroleptikainduzierte Parkinson-Syndrome

Die Medikamentengruppe der Neuroleptika, im wesentlichen Phenothiazine und Butyrophenone, sind biochemisch als D1- und D2-Rezeptorenblocker charakterisiert. Die Mehrzahl dieser Medikamente hat eine antipsychotische Wirkung und wird daher bei psychiatrischen Krankheitsbildern eingesetzt. Allerdings kam es in den vergangenen Jahren zu einem vermehrten, gelegentlich auch kritiklosen Einsatz einiger Präparate als sogenannte Tranquillizer im Sinne von »Beruhigungsmittel«. Da durch sie auch die nigrostriatale Dopamin-Übertragung blockiert wird, kann es zu extrapyramidalen Bewegungsstörungen kommen, sowohl als frühe Nebenwirkung wie auch als Spätkomplikation nach Jahren der Medikamenteneinnahme. Auch Phenothiazin-Derivate *ohne* antipsychotische Wirkung wie z. B. Mecloprobamat (Paspertin®), das als Antiemetikum in der Gastroenterologie eingesetzt wird, haben diese Nebenwirkung.

Als frühe Nebenwirkung kann nach zwei- bis dreiwöchiger Einnahme von Neuroleptika ein sogenanntes Parkinsonoid, oder pharmakogenes Parkinson-Syndrom, auftreten mit verminderten Mitbewegungen, Störung der Feinmotorik, Hypomimie , Rigor und Akinese; das Auftreten von Tremor gilt als selten. Häufiger sind, als frühe Nebenwirkung, jedoch sogenannte Frühdyskinesien vorwiegend der orofazialen und Schlundmuskulatur mit grimassierenden Bewegungen und typischen Wälzbewegungen der Zunge.

Diese Nebenwirkungen sind reversibel, wenn das verursachende Medikament abgesetzt wird. Die Symptome lassen sich mit Anticholinergika (z. B. Akineton®) bessern.

Neuroleptikainduzierte Spätdyskinesien treten als Spätfolge nach langjähriger Neuroleptikagabe auf und sind durch eine choreoathetotische Bewegungsunruhe und dystone Bewegungsstörungen (besonders Torsionsdystonien) gekennzeichnet. Ein frühes Symptom sind dyskinetische Störungen der Zunge. Spätdyskinesien sind relativ therapierefraktär und haben hinsichtlich ihrer Rückbildung eine schlechte Prognose.

2.9.2 Systemdegenerative Erkrankungen

Bei der **supranukleären Blicklähmung** (Steele-Richardson-Olszewski-Syndrom) kommt es histopathologisch zu einer fibrillären Degeneration multipler Hirnstammstrukturen einschließlich der Substantia nigra, deren Ätiologie und Pathogenese ebenfalls unbekannt sind. Klinisch besteht neben einem hypokinetisch-rigiden Syndrom, häufig mit ausgeprägtem Achsenrigor, eine Blickparese. Diese betrifft zunächst vertikale Blickbewegungen, im weiteren Verlauf auch die horizontalen Blickbewegungen, so daß die Sakkadengeschwindigkeit verlangsamt ist und im weiteren Verlauf dem Patienten willkürliche Blickwendungen nicht mehr möglich sind. Um eine visuelle Szenerie zu erfassen, muß der Patient Kopf- und Rumpfbewegungen ausführen. Weiterhin treten bulbäre Symptome mit Sprech- und Schluckstörungen auf. Es kommt häufig zu einer im Krankheitsverlauf früh einsetzenden, rasch progredienten dementiellen Entwicklung. Insgesamt ist die klinische Symptomatik, im Vergleich zu den Krankheitsverläufen beim idiopathischen Parkinson-Syndrom, rasch progredient. Eine medikamentöse Therapie mit L-Dopa ist nicht wirksam.

Die **primäre orthostatische Hypotonie** (Shy-Drager-Syndrom) ist durch die Kombination eines hypokinetisch-rigiden Syndroms mit ausgeprägten autonomen Störungen gekennzeichnet. Hier steht eine ausgeprägte Orthostase-Symptomatik im Vordergrund, bei der es beim Aufrichten vom Liegen zum Stehen zu einem Blutdruckabfall ohne kompensatorischen Anstieg der Herzfrequenz kommt. Weiterhin finden sich Blasenstörungen und Impotenz. Bei der neurologischen Untersuchung finden sich häufig Pyramidenbahnzeichen ohne sichere Spastik oder zentrale Paresen. Anti-Parkinson-Medikamente sind hier ebenfalls nicht wirksam. L-Dopa verstärkt die Orthostase-Symptomatik. Wegen der gestörten Kreislaufregulation ist hier eine krankengymnastische Behandlung nicht indiziert.

Unter den systemdegenerativen Erkrankungen ist noch die **olivo-ponto-zerebelläre Atrophie** zu nennen, die als hereditäre Form auftritt, aber auch sporadisch vorkommt. Im Vordergrund der klinischen Symptomatik stehen zerebelläre Zeichen (Ataxie, Intentionstremor, Blickrichtungsnystagmus), jedoch tritt bei ca. 40% der Patienten auch ein akinetisch-rigides Syndrom auf. Hinzu können Pyramidenzeichen, Hirnstammsymptomatik mit Okulomotorikstörungen und Schluckstörungen treten.

Ein seltenes Krankheitsbild ist die **striatonigrale Degeneration,** bei der sich histopathologisch eine Degeneration sowohl des Striatums wie der Substantia nigra finden läßt. Klinisch ist eine Abgrenzung von einem idiopathischen Parkinson-Syndrom oft schwierig. Da hier nicht nur die nigrostriatalen Bahnen betroffen sind und somit der Überträgerstoff Dopamin fehlt, sondern auch das Striatum, und somit der postsynaptische Dopaminrezeptor, hat eine Substitutionstherapie mit L-Dopa keine Wirkung.

2.9.3 Morbus Alzheimer

Bei der **Alzheimer-Erkrankung** liegt eine diffuse Degeneration der Hirnrinde vor mit typischen histopathologischen Veränderungen, den sogenannten Amyloid-Plaques und vermehrtem Auftreten von Neurofibrillen. Wie beim idiopathischen Parkinson-Syndrom steigt die Erkrankungshäufigkeit mit zunehmenden Alter. Führende Symptome sind klinisch der progrediente intellektuelle Abbau, eine hochgradige Gedächtnisstörung und zusätzliche Störungen höherer Hirnleistung wie z. B. aphasische Störungen (Demenz nach den Kriterien von DSM III). Es können dabei auch extrapyramidale Bewegungsstörungen auftreten. In der Regel bietet die diagnostische Unterscheidung vom Parkinson-Syndrom keine Schwierigkeiten. Es ist jedoch noch offen, ob es nicht wegen der altersspezifischen Verteilung der Erkrankungen, die beide relativ häufig sind, zu einem kombinierten Auftreten kommen kann. So haben sich histopathologisch bei Gehirnen von Parkinson-Patienten, bei denen ein dementieller Abbau klinisch beobachtet worden war, post mortem Alzheimer-typische Veränderungen finden lassen.

2.9.4 Normaldruck-Hydrozephalus

Vor allem wegen der Gangstörung ist auch der Normaldruck-Hydrozephalus eine wichtige Differentialdiagnose. Bei diesem Krankheitsbild handelt es sich um einen kommunizierenden Hydrozephalus, der im höheren Lebensalter auftritt. Pathogenese und Ätiologie sind unbekannt. Die Symptomen-Trias aus Gangstörung, Demenz und Harninkontinenz bestimmt das klinische Bild. In der Computertomographie finden sich erweiterte innere Liquorräume, oft mit Liquorresorptionszonen (»Polkappen«) an den Vorderhörnern mit erniedrigten Dichtewerten, wie auch weite Windungsfurchen, im Bereich der Sylvischen Fissur, bei verstrichenen Windungsfurchen in den hochparietalen Schichten. Die Gangstörung wird oft als »Gangapraxie« bezeichnet. Der Gang ist unsicher, kleinschrittig und wirkt steif und ungelenk. Die Patienten stürzen oft. Ebenso ist das Umwenden erschwert (»axiale Apraxie«). Allerdings fehlen Rigor und Ruhetremor; gelegentlich besteht Hypomimie und Mikrographie. Therapeutisch wird hier eine Shunt-Operation des Hydrozephalus empfohlen, die jedoch wegen nicht gesicherter Daten zur Wirksamkeit auch umstritten ist.

3 Grundzüge der pharmakologischen Therapie

3.1 MEDIKAMENTENGRUPPEN

Neurochemisch handelt es sich beim Parkinson-Syndrom um einen Mangel des Überträgerstoffes Dopamin durch Degeneration und Absterben der dopaminergen Neurone in der Substantia nigra, pars compacta. Die Grundstrategie der pharmakologischen Therapie besteht demnach in der Substitution dieses Stoffes. Da Dopamin selbst die Blut-Hirn-Schranke nicht passiert, verwendet man den biochemischen Vorläufer dieser Substanz, nämlich *L-Dopa*. L-Dopa wird von präsynaptischen Nervenendigungen dopaminerger Neurone im Zentralnervensystem aufgenommen und von dem Enzym Dopa-Decarboxylase zu Dopamin abgebaut (Abb. 4, s. auch Kap. 1.1). Da bei oraler Gabe ca. 90% des L-Dopa bereits im Magen-Darm-Trakt zu Dopamin abgebaut werden, kombiniert man L-Dopa-Präparate heute mit einem Decarboxylase-Hemmer, der die Blut-Hirn-Schranke nicht passieren kann. Dadurch wird das L-Dopa-Angebot im ZNS erhöht und *periphere* Dopamin-Nebenwirkungen (vorwiegend gastrointestinale Beschwerden) reduziert.

Neben der direkten Substitution sind auch Substanzen eingeführt worden, die den Dopaminrezeptor aktivieren, obwohl sie chemisch unterschiedlich zu Dopamin sind. Es handelt sich hier um die sogenannten Dopaminagonisten Bromocriptin und Lisurid. Sie wirken agonistisch auf den Dopamin-Rezeptor D2 und partiell antagonistisch auf den Dopamin-Rezeptor D1. Ein weiterer Dopamin-Agonist

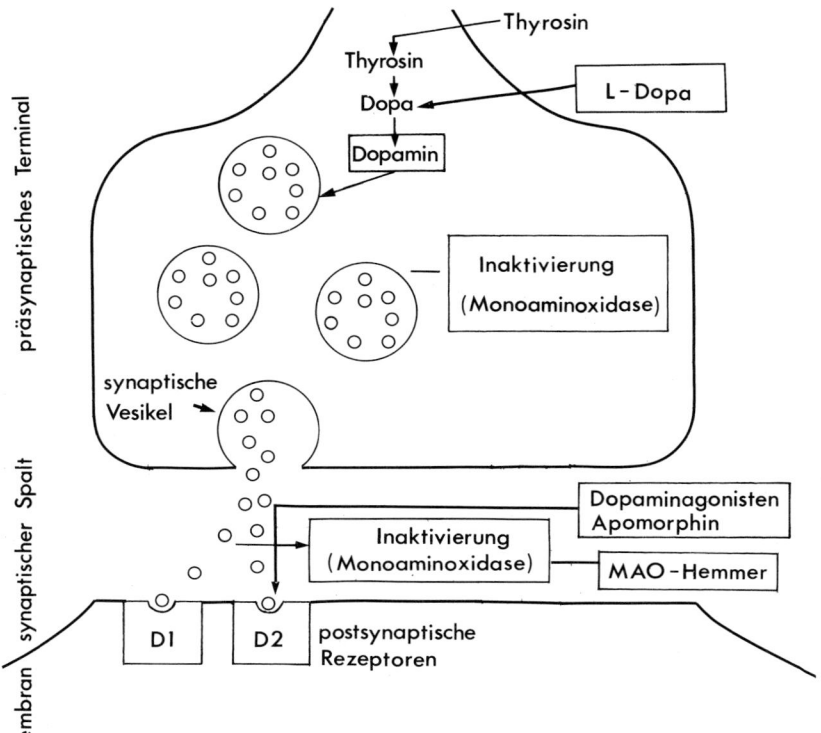

Abb. 4: *Schematische Darstellung der neurochemischen Transmission in einer dopaminergen Synapse und der Möglichkeit ihrer pharmakologischen Beeinflussung. Präsynaptisch ist ein Axonterminal (eines dopaminergen Neurons der Substantia nigra) dargestellt. In diesem wird Dopamin aus endogenem Thyroxin oder exogen zugeführtem L-Dopa synthetisiert und in Vesikeln (große Kreise) gespeichert. Es kann bereits präsynaptisch durch Monoaminoxidase (MAO) inaktiviert werden. Dopamin wird durch neuronale Impulse aus den Vesikeln in den synaptischen Spalt freigesetzt und lagert sich dann an den postsynaptischen Rezeptoren (D1 und D2) an. MAO-Hemmer hemmen seine Inaktivierung im synaptischen Spalt. Dopamin, Dopaminagonisten und Apomorphin aktivieren die postsynaptischen Rezeptoren; dadurch kommt es zur Impulsfortleitung von der postsynaptischen Membran zum postsynaptischen Neuron (im Striatum). Modifiziert nach Neher (1990).*

ist Apomorphin; diese Substanz wird derzeit experimentell zur Diagnostik, insbesondere zur Prüfung der Ansprechbarkeit auf L-Dopa eingesetzt und therapeutisch als kurz wirksames Medikament zur Überbrückung von Akinesen bei Wirkungsfluktuation (siehe unten) der L-Dopa-Therapie eingesetzt.

Eine Erhöhung der Dopaminkonzentration am Rezeptor kann auch durch eine Blockierung abbauender Enzyme des Dopamins erzielt werden. In die Klinik Eingang gefunden hat hier der selektive Monoaminoxidase (MAO)-B-Hemmer Selegilin (Movergan®).

Eine Anti-Parkinson-Wirkung wurde auch für die Substanz Amantadin gefunden. Es kommt hier zu einer vermehrten Freisetzung von Dopamin; der Wirkungsmechanismus ist jedoch nicht restlos geklärt.

Weiterhin werden, vor allem zur Behandlung des Tremors, Medikamente aus der Gruppe der sogenannten Anticholinergika eingesetzt. Azetylcholin ist neben Dopamin eine wichtige neuronale Überträgersubstanz (Transmitter) in den Basalganglien. Durch die Verminderung des Dopamingehaltes infolge der nigrostriatalen Degeneration kommt es zu einem relativen Überwiegen der cholinergen Aktivität. Hier greifen die anticholinergen Medikamente an. Anticholinergika können bei bereits bestehenden kognitiven Störungen durch eine Verminderung des Überträgerstoffes Azetylcholin in der Hirnrinde eine dementielle Entwicklung verstärken. Eine Übersicht über verschiedene Substanzgruppen und in der Bundesrepublik Deutschland erhältliche Markenpräparate gibt Tabelle 3.

3.2 MEDIKAMENTÖSE THERAPIE

Grundpfeiler der medikamentösen Therapie bei idiopathischem Parkinson-Syndrom ist unverändert die Gabe von L-Dopa in Kombination mit einem Decarboxylasehemmer. Die Medikamentendosis sollte dem Befund angepaßt sein und so bemessen werden, daß gerade noch eine motorische Störung spürbar ist (»suboptimale

Tabelle 3: Liste der Anti-Parkinson-Medikamente

Klasse	Substanz	Handelsname
L-Dopa	Levodopa	Brocadopa® L-Dopa-ratiopharm® Levodopa-Woelm®
	Levodopa plus Benserazid	Madopar®
	Levodopa plus Carbidopa	Nacom®
Dopaminagonisten	Bromocriptin Lisurid	Pravidel® Dopergin®
MAO-B-Hemmer	Selegilin	Movergan®
Amantadine	Amantadin	Amantadin-ratiopharm® Contenton® PK-Merz® Symmetrel®
Anticholinergika	Biperiden Bornaprin Mexiten Procyclidin Trihexiphenidyl	Akineton® Sormodren® Tremarit® Osnervan® Artane®

Einstellung«). Generell ist eine einschleichende Dosierung zu empfehlen. Eine schematische Behandlungsempfehlung nach OERTEL gibt die Tabelle 4. Umstritten ist der Zeitpunkt, wann mit der medikamentösen Behandlung begonnen werden soll. Befürworter der *Frühbehandlung*, in der L-Dopa von Beginn der Diagnosestellung gegeben wird, argumentieren, daß die Patienten hierdurch früh bzw. sofort eine bessere Lebensqualität gewinnen.

Tabelle 4: Behandlungsschema der medikamentösen Therapie

Schweregrad	Akinese und Rigor	Tremor
leicht	L-Dopa/DDC-Hemmer L-Dopa/DDC-Hemmer (niedrig dosiert) in Kombination mit – Dopaminagonisten – Dopaminagonisten und/oder MAO-B-Hemmer	Anticholinergika L-Dopa/DDC-Hemmer (niedrig dosiert)
mittel	L-Dopa/DDC-Hemmer in Kombination mit – Dopaminagonisten – Dopaminagonisten und/oder MAO-B-Hemmer	Anticholinergika L-Dopa/DDC-Hemmer in Kombination mit Dopaminagonisten
schwer	L-Dopa/DDC-Hemmer in Kombination mit – Dopaminagonisten	Anticholinergika L-Dopa/DDC-Hemmer

In der *Spätbehandlung* wird der Behandlungsbeginn hinausgezögert, bis die Krankheitssymptome beginnen, die Aktivitäten des täglichen Lebens durch motorische und/oder psychische Störungen zu beeinträchtigen. Dadurch soll der Eintritt von Wirkungsschwankungen und dem gefürchteten On-Off-Phänomen als unerwünschte, aber relativ unvermeidliche Medikamentennebenwirkung (siehe unten) solange wie möglich hinausgezögert werden. Mit dem gleichen Ziel wird eine Kombinationstherapie von Dopaminagonisten und/oder MAO-B-Hemmern mit L-Dopa (in niedrigerer Dosierung) empfohlen, um L-Dopa einsparen zu können. Der Eintritt von Wirkungsfluktuationen scheint von der Dauer der Medikation und der Gesamtdosis L-Dopa, die gegeben wurde, abzuhängen.

3.3 NEBENWIRKUNGEN DER MEDIKAMENTÖSEN THERAPIE

3.3.1 Wirkungsfluktuationen

Fluktuationen in der Ausprägung der Symptomatik beim Parkinson-Syndrom können durch psychische Einflüsse bedingt sein. Hierzu gehört die *paradoxe Kinesie;* in Situationen großer Gefahr oder Aufregung können Patienten manchmal eine unerwartet gute Beweglichkeit zeigen, obwohl Momente vorher noch eine ausgeprägte Akinese und Rigor bestand. Als umgekehrtes Phänomen kann das sogenannte *freezing,* d. h. eine plötzlich auftretende Unbeweglichkeit, angesehen werden, das sowohl beim Eintritt in neue Räume (sog. Schwellen- oder Tunnelphänomen, s. Kap. 2.6.1) wie auch bei überraschender Ablenkung auftreten kann. Ängstlich gespannte Erregung führt zu einer Zunahme des Rigors und des Tremors.

Im Verlauf der medikamentösen Therapie nehmen Wirkungsfluktuationen zu. Hierzu können zum einen eine gestörte Resorption des Medikamentes im Magen-Darm-Trakt führen, die auch durch das L-Dopa selbst verstärkt wird, wie auch Nahrungseinflüsse selbst, z. B. eiweißreiche Mahlzeiten. Als weiterer wesentlicher Faktor von Wirkungsschwankungen ist eine Änderung der Rezeptoreigenschaften des Dopaminrezeptors im Zentralnervensystem unter Langzeitgabe von L-Dopa (Desensitivierung) zu nennen. Während in der Frühphase der Erkrankung eine konstante Wirkung von L-Dopa auch bei nur dreimaliger Einnahme pro Tag erzielt wird, treten im weiteren Verlauf Tagesschwankungen auf – bei einem generellen Nachlassen der Medikamentenwirkung (»wearing off«). Der Wirkungsverlust kann in der Endphase sehr stark ausgeprägt sein; die Medikamentenwirkung kann innerhalb von Sekunden bis Minuten eintreten. Ebenso rasch kann ein Wirkungsverlust einsetzen, der von oft hochgradiger Akinese, ohne sichere zeitliche Abhängigkeit vom Zeitpunkt der Tabletteneinnahme, gekennzeichnet ist. Dieses Phänomen ist als *On-Off* oder als »yo-yoing« beschrieben. Therapeutisch kann versucht werden, die Gesamtmenge L-Dopa in viele kleine Einzeldosen aufgeteilt über den Tag hinweg zu geben und somit das Ausmaß

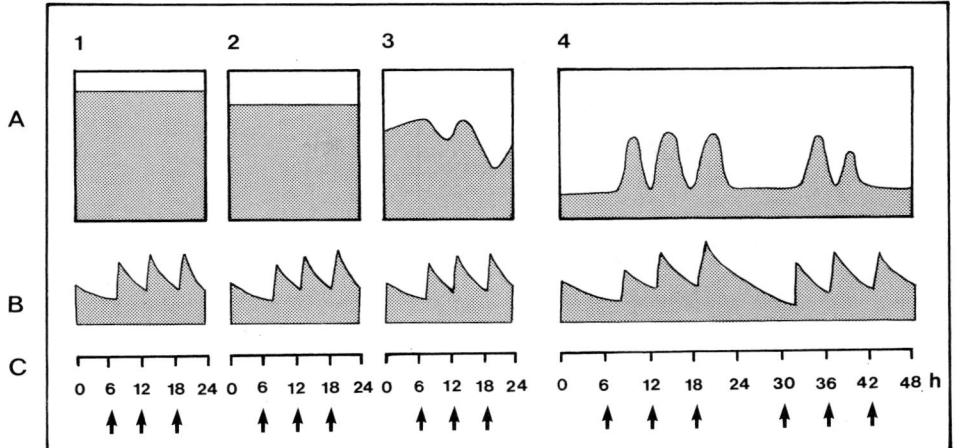

Abb. 5: Schematische Darstellung der Beziehung zwischen Medikamenteneinnahme von L-Dopa (der Zeitpunkt ist jeweils durch die Pfeile unter der Zeitachse in (C) markiert), dem Medikamentenspiegel im Serum (B) und der klinischen Wirksamkeit (A) bei 1. Beginn, 2. frühem Stadium, 3. fortgeschrittenem Stadium und 4. Endstadium der Erkrankung (nach Scholz, 1988).

der Wirkungsschwankung zu reduzieren. Die Entwicklung von Wirkungsverlust und Tagesschwankungen ist schematisch in Abbildung 5 dargestellt. Das Auftreten solcher Wirkungsschwankungen steht in Zusammenhang mit der Dauer der L-Dopa-*Behandlung* und nicht mit der Dauer der *Erkrankung*. Hohe L-Dopa-Dosis und früher Krankheitsbeginn erhöhen das Risiko ihres Auftretens.

Während der On-Phasen kommt es oft zu **Hyperkinesien,** als Ausdruck von Überdosierung als »peak-of-dose«-oder »Plateau«-Hyperkinesien. Seltener kommt es zu biphasischen Hyperkinesien am Beginn und Ende der On-Phase (»end of dose«-Hyperkinesie). Das Verteilungsmuster der Hyperkinesien ist schematisch in Abbildung 6 dargestellt.

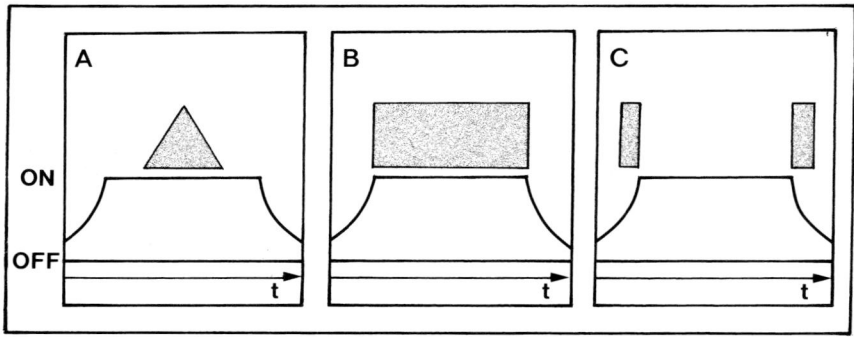

Abb. 6: Graphische Illustration zu den verschiedenen Formen der medikamentös induzierten Hyperkinesien. A) »Peak of dose«-Hyperkinesie, B) Plateau-Hyperkinesie, C) Biphasische Hyperkinesie. Der schraffierte Bereich gibt die Dauer und Intensität der Hyperkinesien an, der helle Bereich darunter die normale Medikamentenwirkung (nach Scholz, 1988).

3.3.2 Psychische Nebenwirkungen

Psychische Störungen unter einer Anti-Parkinson-Behandlung sind häufig; es werden Zahlen zwischen 20% und 60% angegeben. Schwere, beängstigende Träume sind häufig das erste Symptom. Bei stärkerer Ausprägung kommt es zu (medikamentenbedingten) Schlafstörungen und nächtlicher Verwirrtheit. Es können visuelle Halluzinationen auftreten, von denen sich die Patienten jedoch oft gut distanzieren können, so daß hier korrekt von Pseudohalluzinationen zu sprechen wäre. In schweren Fällen kommt es zu schweren exogenen, d. h. medikamenten-induzierten Psychosen. Therapeutisch kann hier die Dosis der Anti-Parkinson-Medikation reduziert werden, auch wenn es dann in der Regel zu ausgeprägter Akinese kommt. Klassische Neuroleptika induzieren selbst extrapyramidale Symptomatik, so daß sie hier kontraindiziert sind. Als Neuroleptikum mit geringer extrapyramidaler Nebenwirkung und guter antipsychotischer Wirkung kann Clozapin (Leponex®; beschränkte Zulassung) gegeben werden.

3.3.3 Vegetative Nebenwirkungen

Bei der Therapie mit allen Anti-Parkinson-Mitteln kann es zu vegetativen Störungen kommen. Häufig wird über gastrointestinale Störungen wie Übelkeit, Erbrechen, und Obstipation geklagt (ca. 30% der Patienten bei Beginn der Erkrankung). Therapeutisch kann Domperidon (Motilium®) gegeben werden.

Unter der Behandlung mit L-Dopa kommen als kardiovaskuläre Nebenwirkungen orthostatische Hypotonie und Tachykardie bzw. (bei vorgeschädigtem Herzen) Tachyarhythmie vor. Da es bei Operationen in Allgemeinanaesthesie zu unerwarteten Blutdruckschwankungen kommen kann, sollte die L-Dopa-Therapie 12 Stunden vorher unterbrochen werden (perioperativ Amantadin-Infusionen).

Als weitere unerwünschte Nebenwirkungen wird über vermehrten Harndrang, Inkontinenz und Impotenz berichtet, bei Männern selten jedoch auch über eine gesteigerte Libido unter L-Dopa.

3.4 NEUROCHIRURGISCHE INTERVENTIONEN

Als anerkannte, heute jedoch weitgehend verlassene neurochirurgische Therapie gilt die stereotaktische Operation mit gezielten Läsionen im Thalamus bei schweren Tremorformen, insbesondere einseitigem Tremor, der medikamentös nicht beherrschbar ist. Als Voraussetzung gilt ein Alter unter 60 Jahren und das Fehlen zerebraler Vorschädigungen. Die Erfolgsrate ist, bei relativ hohem Operations- und Komplikationsrisiko (Mortalität 0,4%; Komplikationsrate 2–4%), mäßig gut. In katamnestischen Untersuchungen sieben Jahre nach der Operation bestand bei 19% der Patienten noch Beschwerdefreiheit, bei 43% eine deutliche Besserung. Neun Prozent der Patienten hatten sich gegenüber dem präoperativen Zustand verschlechtert.

Für die stereotaktische Transplantation von Nebennierenmark (autologe Transplantation) als Therapie des Parkinson-Syndroms haben sich, trotz anfänglicher hoffnungsvoller Berichte, in zweijährigen Verlaufsuntersuchungen keine überzeugenden therapeutischen Effekte zeigen lassen. Daher ist diese Methode auch wieder verlassen worden. In einem experimentellen Stadium befindet sich noch die Methode der Transplantation fetaler dopaminerger Zellen des ventralen Mittelhirns. Derartige Transplantationen wurden an ca. 200 Patienten durchgeführt; endgültige Beurteilungen des therapeutischen Erfolges liegen noch nicht vor.

4 Quantitative Beurteilung und Verlaufskontrolle

Die klinische Einschätzung des Schweregrades des Parkinson-Syndroms hat entscheidende Bedeutung nicht nur für die Beurteilung der Wirksamkeit der medikamentösen, sondern auch der krankengymnastischen Therapie. Voraussetzungen hierfür liegen in einer sorgfältigen Dokumentation des Verlaufes mittels einer hinreichend quantifizierenden, d. h. zahlenmäßigen Erfassung der Ausprägung der Symptome. Dieser Aufgabe dienen Bewertungsskalen, die entweder als subjektive Skalen aufgebaut sein können, bei denen die Untersucher den Schweregrad einzelner Symptome bewerten, oder als objektive Skalen, denen Meßwerte objektiver Tests zugrunde gelegt werden. Da der Wert einer solchen Skala auch davon abhängt, wie praktikabel sie sich in der Praxis anwenden läßt, haben sich objektive Skalen, bei denen aufwendige Tests durchgeführt werden müssen, im klinischen Alltag nicht durchgesetzt.

Für die Beurteilung des Schweregrades des Parkinson-Syndroms gibt es verschiedene Möglichkeiten der Bewertung. Eine relativ grobe, aber brauchbare Stadieneinteilung, die im wesentlichen motorische Störungen erfaßt, wurde von HOEHN und YAHR (Tabelle 5) vorgeschlagen. Seither wurden zahlreiche differenziertere Bewertungsskalen entwickelt. Aus der Literatur wurden kürzlich 21 unterschiedliche Skalen zusammengetragen. Bei der Vielzahl von Symptomen in unterschiedlichen funktionellen Bereichen (wie z. B. Motorik, bulbäre Symptome, vegetative Symptome, kognitive Störung) gibt es Skalen mit unterschiedlichen Schwerpunkten in der Kombination der zu bewertenden Symptome, wie auch mit unterschiedlicher Gewichtung in der Bewertung der Symptome. Neben Skalen, in denen vorwiegend Einzelsymptome beurteilt werden (z. B. Webster-Rating-Scale, Tabelle 6), gibt es auch solche Skalen, bei denen die funktionelle Behinderung in den Aktivitäten des täglichen Lebens erfaßt werden soll (Skala der Aktivitäten des täglichen Lebens nach SCHWAB und ENGLAND, Tabelle 7).

Tabelle 5: Einteilung der Krankheitsstadien nach Hoehn u. Yahr (1967)

Stadium I	Symptomatik einseitig. Keine bis geringe funktionelle Beeinträchtigung.
Stadium II	Symptomatik beidseitig. Keine Gleichgewichtsstörungen.
Stadium III	Erste Anzeichen von gestörten Stellreflexen: Unsicherheit beim Umdrehen. Der Patient kann das Gleichgewicht nicht halten, wenn er mit geschlossenen Augen stehend angestoßen wird. Der Patient ist funktionell eingeschränkt, aber noch teilweise arbeitsfähig (abhängig von der Art der Arbeit). Der Patient kann sich selbst versorgen und unabhängig leben, die Behinderung ist gering bis mäßig stark.
Stadium IV	Vollentwickelte, stark beeinträchtigende Symptomatik. Der Patient kann noch gehen und stehen, ist aber stark behindert.
Stadium V	Der Patient ist ohne Hilfe an den Rollstuhl oder ans Bett gebunden.

Tabelle 6: Skala zur Beurteilung der Schweregrade einzelner Parkinson-Symptome nach Webster (1968)

Bradykinesie der Hände

0   Keine Beeinträchtigung.
1   Angedeutete Verlangsamung der Supinations-Pronationsbewegung, beginnende Schwierigkeiten beim Arbeiten mit Werkzeugen, Zuknöpfen, Essen und Schreiben.
2   Mittelgradige Verlangsamung der Supinations-Pronationsbewegung auf einer oder beiden Seiten, mittelgradige Beeinträchtigung der Feinmotorik. Schreibfluß verlangsamt, Mikrographie.

3   Schwere Verlangsamung und Aufhebung der Supinations-Pronationsbewegung, Unfähigkeit zum Zuknöpfen, Essen und Schreiben. Erhebliche Schwierigkeit bei der Benutzung von Gegenständen.

Rigidität

0   Keine
1   Angedeutete Rigidität in der Nacken- und Schultermuskulatur und in den Arm- und Beinmuskeln einer oder beider Seiten mit oder ohne Zahnradphänomen.
2   Mittelgradige Rigidität in der Nacken- und Schultermuskulatur und in den Arm- und Beinmuskeln einer oder beider Seiten mit deutlichem Zahnradphänomen.
3   Schwere, kaum überwindbare Rigidität in der Nacken- und Schultermuskulatur und in den Arm- und Beinmuskeln einer oder beider Seiten mit ausgeprägtem Zahnradphänomen.

Haltung

0   Normale Haltung, Kopf weniger als 10 cm nach vorne flektiert.
1   Leichte Rumpfbeugung, Kopf nach vorne gebeugt bis zu 10 cm.
2   Deutliche Rumpfbeugung, Kopf nach vorne bis zu 15 cm gebeugt. Ein oder beide Arme angewinkelt, unterhalb der Hüfte.
3   Schwere Rumpfbeugung, Kopf mehr als 15 cm nach vorne gebeugt. Ein oder beide Arme angewinkelt, Hände oberhalb der Hüfte. Finger in Grundgelenken gebeugt, die Endphalangen gestreckt (Thalamushand). Beginnende oder deutliche Flexion der Knie.

Mitschwingen der Arme

0   Beide Arme werden gut mitgeschwungen.
1   Ein oder beide Arme schwingen vermindert mit.
2   Ein Arm schwingt nicht mit.
3   Beide Arme schwingen nicht mit.

Gang

0   Gutes Gehen mit 50–100-cm-Schritten. Müheloses Umdrehen ohne Zwischenschritte.
1   Gehen verlangsamt, Schritte verkürzt auf 30–50 cm, Umdrehen verlangsamt mit 1–2 Zwischenschritten.
2   Schleppender Gang, Schritte verkürzt auf 15–30 cm, Aufschlagen der Fersen, Umdrehen mit mehr als 2–3 Zwischenschritten.
3   Schlurfender Gang mit Schritten unter 15 cm, Startschwierigkeiten, Blockierungen, Pulsionen, Umdrehen mit mehr als 3 Zwischenschritten.

Tremor

0   Kein Tremor
1   Intermittierend auftretender, durch psychische Faktoren aktivierter Tremor mit Amplituden unter 2,5 cm an einem oder beiden Armen und/oder Beinen und/oder Kopf und Gesicht.

2   Konstanter Tremor der Extremitäten, Amplitude schwankend unterhalb 10 cm, durch Willkürinnervation vorübergehende Unterdrückung.
3   Konstanter, nicht unterdrückbarer Tremor der Extremitäten mit Amplituden über 10 cm.

Facies

0   Normal, lebhafte Mimik, keine Starre.
1   Angedeutete Immobilität, Mund bleibt geschlossen. Beginnende Anzeichen von Angst oder Depression.
2   Mäßige Immobilität. Emotionen brechen erst bei einer merklich erhöhten Schwelle durch. Lippen stehen zeitweise offen. Mäßige Anzeichen von Angst und Depression. Speichelfluß kann vorhanden sein.
3   Maskenhaftes Gesicht. Mund offen. Eventuell schwerer Speichelfluß.

Seborrhoe

0   Keine
1   Leichter Fettglanz im Gesicht und auf der Kopfhaut.
2   Deutlich fettige Haut mit Schuppenbildung.
3   Starke Seborrhoe mit dickem Sekret auf der Gesichts- und Kopfhaut.

Sprache

0   Klar, laut, mit Resonanz.
1   Beginnende Heiserkeit mit Verminderung der Modulation und Resonanz. Gutes Stimmvolumen und leichte Verständlichkeit.
2   Deutliche Heiserkeit, monotone Stimme, zögernde und stotternde Sprechweise (Logoklonien), schwer verständlich.
3   Heisere, flüsternde, z. T. ersterbende und unverständliche Sprache.

Selbständigkeit

0   Keine Beeinträchtigung.
1   Noch praktisch vollständige Selbständigkeit, aber in gewissem Maße beim Anklei- den behindert.
2   Alltagsbeweglichkeit deutlich vermindert mit Hilfsbedürftigkeit beim Aufrichten und Umdrehen im Bett. Großer Zeitaufwand für Körperpflege, Ankleiden, Essen etc.
3   Im wesentlichen auf fremde Hilfe angewiesen beim Ankleiden, Körperpflege, Essen, Fortbewegen etc.

Summenwert der Gesamtbeeinträchtigung

1–10 = Frühstadium
11–20 = mäßig starke Beeinträchtigung
21–30 = schwere oder fortgeschrittene Beeinträchtigung

Tabelle 7: Skala für die Aktivitäten des täglichen Lebens (Schwab u. England, 1969)

100%	Völlig selbständig. Erfüllt alle täglichen Verrichtungen ohne Verlangsamung, Schwierigkeiten oder Beeinträchtigung. Im wesentlichen gesund. Ist sich keiner Schwierigkeiten bewußt.
90%	Völlig selbständig. Erfüllt alle Verrichtungen, aber mit einer gewissen Verlangsamung, Schwierigkeit und Beeinträchtigung. Es kann doppelt so lange dauern wie normal. Beginnt, sich der Schwierigkeiten bewußt zu werden.
80%	In den meisten Belangen völlig selbständig. Es dauert doppelt so lange wie normal. Ist sich der Schwierigkeiten und Verlangsamung bewußt.
70%	Nicht mehr ganz selbständig. Vermehrt Schwierigkeiten bei einigen Verrichtungen. Braucht zum Teil drei- bis viermal so lange. Braucht einen großen Teil der Zeit für die täglichen Verrichtungen.
60%	Teilweise von Hilfe abhängig. Kann die meisten täglichen Verrichtungen erfüllen, ist aber sehr langsam und muß sich sehr anstrengen. Einiges geht nicht mehr. Macht Fehler.
50%	Stärker abhängig. Braucht bei der Hälfte der täglichen Verrichtungen Hilfe, noch langsamer. Hat mit allem Schwierigkeiten.
40%	Stark abhängig. Kann bei den meisten täglichen Verrichtungen noch mithelfen, macht nur noch wenige allein.
30%	Macht oder beginnt hin und wieder mit Anstrengung einzelne Verrichtungen. Braucht viel Hilfe.
20%	Macht nichts mehr alleine. Hilft bei einzelnen Verrichtungen noch etwas mit. Schwer invalid.
10%	Völlig abhängig und hilflos. Komplett invalid.
0%	Vegetative Funktionen wie Schlucken, Blase und Mastdarm schwer gestört. Bettlägerig.

Im Hinblick auf die Komplexität der Aufgabe ist es nicht verwunderlich, daß sich keine der bisher vorgeschlagenen Wertungsskalen als 100%ig zufriedenstellend durchsetzen konnte. Dies sollte jedoch nicht zu der Annahme verleiten, daß damit die Notwendigkeit, den Schweregrad und den Verlauf der Erkrankung quantitativ zu erfassen, hinfällig würde. Im deutschen Sprachraum hat sich für den klinischen Alltag die Bewertung nach WEBSTER weit verbreitet. In dieser Skala werden ausschließlich klinische Symptome, nicht jedoch das Ausmaß der funktionellen Behinderung erfaßt. Von Vorteil ist, daß eine komplette Beurteilung rasch, d. h. in drei bis vier Minuten durchzuführen ist und somit vom Zeitaufwand her zumutbar bleibt. Die Skalierung erfaßt eine Vielzahl unterschiedlicher Symptome, die sich nicht nur auf den Aspekt der Motorik, sondern auch auf Mimik und vegetative Symptome erstrecken. Allerdings fehlt der Komplex kognitiver und psychischer Störungen völlig. Wir schlagen daher eine eigene Skalierung, die sich aus der Webster-Scale und der Columbia-University-Rating Scale zusammensetzt und auch kognitive und psychische Aspekte einschließt, vor. Bei Durchführung der quantitativen Bewertung sollte man auf einige Punkte achten und eine möglichst stereotype Durchführung anstreben (Kap. 6.2).

1. Die Bewertung erfolgt nach Inspektion und/oder Durchführung von bestimmten Bewegungsabläufen. Es reicht nicht aus, sich vom Patienten über Verbesserung oder Verschlechterung von Symptomen unterrichten zu lassen.

2. Eine Bewertung der Symptome sollte unter konstanten äußeren Bedingungen, d. h. am gleichen Ort, zur gleichen Zeit und durch dieselbe Person erfolgen. Es ist bekannt, daß die Beweglichkeit eines Parkinson-Patienten an unterschiedlichen Orten und gegenüber unterschiedlichen Personen deutlich differieren kann.

3. Die Bewertung sollte in regelmäßigen zeitlichen Abständen durchgeführt werden. Eine vierteljährliche Dokumentation erscheint uns sinnvoll, um Verlauf und Wirksamkeit therapeutischer Maßnahmen ausreichend zu erfassen. Eine zu häufige Bewertung, z. B. wöchentlich, zeigt letztlich nur das Ausmaß der spontanen Schwankung an. Die wesentlichen Entwicklungen verlieren sich in der Zahlenflut. Eine zu seltene Bewertung, z. B. nur einmal jährlich gibt kaum mehr Auskunft als der unmittelbare klinische Eindruck.

4. Neben dem Schweregrad der Symptome sollte unbedingt auch die Regelmäßigkeit der Tabletteneinnahme sowie die Dosierung der Medikamente dokumentiert werden. Änderungen der Symptome

und Beschwerden, die durch Änderung der ärztlichen Anordnung bedingt sind, oder eigene Dosierungsänderungen des Patienten können so richtig eingeordnet werden.

5. Wir empfehlen, damit die Bewertung nicht nur Selbstzweck bleibt, den in der Webster-Skala errechneten Gesamtwert jeweils in einem Erfassungsbogen für jeden einzelnen Patienten einzutragen. Dies erlaubt nicht nur eine rasche Übersicht über den Verlauf in einem längeren Zeitraum, sondern auch, in diesen Bogen spezielle Ereignisse und Medikamentenänderungen einzutragen. Ein entsprechendes Beispiels geben wir als Vorschlag in Kapitel 6.3.

5 Schlußfolgerungen für die Krankengymnastik

Die Symptomatologie des idiopathischen Parkinson-Syndroms ist Ausdruck einer komplexen Störung von Aktivität in Hirnstrukturen, die eine wichtige Rolle sowohl in der Planung und Initiierung von Bewegungen, aber auch in der Verarbeitung von äußeren Reizen und in der Steuerung der Aufmerksamkeit spielen. Es ist insbesondere wichtig zu erkennen, daß es sich bei den Bewegungsstörungen nicht um eindimensionale, eher »mechanische« Probleme handelt, sondern daß der Patient in seiner gesamten Person und in weiten Bereichen seiner mentalen Fähigkeiten betroffen ist. Daher lassen sich aus den oben beschriebenen Defiziten und Störungen einige Schlußfolgerungen ableiten, die bei der krankengymnastischen Behandlung zu berücksichtigen sind, wenn die Therapie erfolgreich sein soll.

1 Antrieb und Motivation

Da bei mindestens 40% der Patienten eine Depression vorliegt, muß davon ausgegangen werden, daß – unabhängig davon, ob die Depression nun endogener oder reaktiver Natur ist – der Antrieb zur Mitarbeit deutlich eingeschränkt sein kann. Dabei sollte der Mangel an Antrieb nicht mit einem Mangel an Motivation verwechselt werden. Die psychischen Störungen werden von der motorischen Behinderung, d. h. der Schwierigkeit, eine Bewegung in Gang zu setzen, oft noch verstärkt. Sie werden von der L-Dopa-Therapie (und einer medikamentösen antidepressiven Therapie) nicht immer gebessert; so kann trotz pharmakologisch bedingter verbesserter motorischer Beweglichkeit der Antrieb vermindert sein. Externe Taktgebung und gut strukturierte visuelle Umwelt erleichtern die Mitarbeit des Patienten mehr als gutgemeinte Ermahnungen und Ratschläge, die an die Eigeninitiative appellieren.

2 Motorisches Lernen

Offensichtlich kommt es schon in frühen Stadien des Parkinson-Syndroms zu einer Einschränkung des prozeduralen Lernens, während das Gedächtnis für Ereignisse und für verbales Material (deklaratives Gedächtnis) noch intakt ist. In der Praxis bedeutet das, daß der Patient wenige oder nur sehr erschwert neue motorische Programme erlernen kann. Es ist daher auch nicht zu erwarten, daß neue, in der Krankengymnastik erlernte Übungen behalten und z. B. zu Hause selbständig fortgeführt werden. Der Patient weiß dann nicht mehr, »wie es geht«. Wenn in späteren Stadien noch Störungen des deklarativen Gedächtnisses hinzukommen, werden Instruktionen für Bewegungsübungen auch verbal nicht mehr erinnert.

3 Stand- und Gangstabilisation

Durch die Pulsionsphänomene werden Gang und Stand stark behindert. Da die Patienten das Hinstürzen nicht vorhersehen und auch nicht kontrollieren können, kommt es zu Ängstlichkeit und Verunsicherung, die die Behinderung verstärken. Die Ursache scheint eher in der gestörten vestibulären Kontrolle der Stützmuskulatur und einer Störung vestibulospinaler Reflexe zu liegen als in Rigor und Akinese. Daher sollte frühzeitig, am Beginn der Erkrankung, mit regelmäßigen und intensiven Gleichgewichtsübungen begonnen werden. Das Ziel liegt darin, nach Standdestabilisation adäquate Gleichgewichtsreaktionen auszulösen, wie auch Haltungsabweichungen wahrnehmen und korrigieren zu können.

4 Komplexe Bewegungsabläufe

Komplexe Bewegungsabläufe erfordern eine Aktivierung antagonistischer Muskelgruppen über zwei oder mehr Gelenke in einer präzisen zeitlichen, oft simultanen Abfolge. Im fortgeschrittenen Stadium der Erkrankung nimmt die Unfähigkeit, zwei motorische Programme gleichzeitig auszuführen, zu. Eine komplexe Bewegung muß daher in ihre Komponenten zerlegt werden, die dann nacheinander ausgeführt werden. In der Alltagssituation wird dies z. B. deutlich in der Schwierigkeit, zu gehen und gleichzeitig den Haustürschlüssel aus der Manteltasche zu holen. Die Krankengymnastik sollte daher Situationen, die komplexe, simultane Bewegungen (auch nur an einer Extremität) erfordern, vorwiegend in frühen Krankheitsstadien üben.

5 Automatisierte oder gleichförmig rhythmische Bewegungsabläufe

Obwohl Literaturangaben hierzu nicht ganz schlüssig sind, scheint es ein Parkinson-typisches Symptom zu sein, gleichförmige, rhythmische Bewegungsabläufe nicht beibehalten zu können. Dies läßt sich gut an der Störung des Gangs erkennen, bei dem im fortgeschrittenen Stadium – ohne äußere Taktgebung – Schrittfrequenz und Schrittlänge abnehmen. Die Schwierigkeit scheint darin zu liegen, einen inneren Rhythmus zu erzeugen oder diesen in die motorische Programmplanung einzubauen. Es erscheint daher sinnvoll, in der krankengymnastischen Therapie verstärkt externe Taktgeber einzusetzen und in dieser Funktion z. B. auch Angehörige einzuplanen.

6 Interne Kontrolle motorischer Programme

Die Pathologie des Parkinson-Syndroms betrifft neuroanatomische Strukturen, die für die Ausführung und Kontrolle *intern* generierter Willkürbewegungen erforderlich sind. Hier scheint besonders der supplementärmotorische Kortex betroffen zu sein. Da der prämotorische Kortex, der visuell oder akustisch ausgelöste Zielbewegungen »programmiert«, in seiner Funktion offenkundig weniger beeinträchtigt ist, sind Willkürbewegungen, die zielgerichtet auf externe Stimuli ausgeführt werden, weniger gestört. Es ist daher sinnvoll, dem Patienten eine visuell gut strukturierte Umwelt anzubieten, in der er sich bewegen und gewissermaßen »festhalten« kann. Da Zielbewegungen häufig zu kurz ausfallen (Hypokinese), liegt eine mögliche Strategie zur Kompensation darin, den Patienten aufzufordern, die Zielbewegungen bewußt als ein »Über-das-Ziel-Hinausschießen« zu planen (»overscaling«).

6 Krankengymnastischer Befund

6.1 EINFÜHRUNG

Nachfolgend wird ein krankengymnastisches Befundschema vorgestellt, das auf der modifizierten Webster-Rating-Scale und auf dem New York University Parkinson Score basiert (s. auch Kap. 4).
Die Entwicklung eines solchen Befundbogens mit der Möglichkeit zur Quantifizierung von Teilfunktionen war notwendig, um die krankengymnastische Behandlung als eine spezifische Therapieform zu etablieren. Die Fragestellung für unseren Berufsstand lautet: Können funktionelle – und damit beeinflußbare – Störungen durch Bewegungstherapie positiv verändert werden, wenn gleichzeitig strukturelle pathoanatomische und pathobiochemische – und damit irreversible – Veränderungen ablaufen, die nicht beeinflußbar sind durch unsere Therapiemöglichkeiten. Natürlich können wir nur, wie bei allen progredienten Erkrankungen, ein realistisches Behandlungsziel formulieren. Die Frage, ob langfristig die Geschwindigkeit der Progredienz durch die krankengymnastische Behandlung verzögert werden kann, ist nur sehr schwer belegbar, auch dann, wenn quantifizierende Tests Anwendung finden. Dennoch muß die Krankengymnastik sich dieser Aufgabe und diesen Fragestellungen zuwenden, um kurzfristig erzielte Funktionsverbesserungen dokumentieren zu können. Nur so kann sie das vielerorts geäußerte Vorurteil, eine wohltuende, aber unspezifische Therapie zu sein, überwinden.

Dieser krankengymnastische Befund erfüllt die Forderungen nach quantifizierenden, deskriptiven und interpretierbaren Parametern, wie sie an derartige Befundschemata gestellt werden. Zur Erfassung gestörter Einzelfunktionen werden in den Kapiteln Dysarthrophonie (s. Kap. 7.7), Feinmotorik (s. Kap. 7.6) und Gang (s. Kap. 7.5) weitere spezifische Tests vorgestellt.

Alle Befundschemata erfüllen folgende Aufgaben:

– Sie ermöglichen das Erfassen des aktuellen Standes spezifischer Funktionen.
– Sie liefern die Daten zur schwerpunktmäßigen Gliederung der therapeutischen Ziele.
– Sie dokumentieren bei regelmäßiger, konsequenter Durchführung und Wiederholung (etwa in vierteljährlichen Abständen) den Leistungsstand, die Leistungsverbesserung oder den Leistungsabfall.
– Sie ermöglichen, die Effektivität der krankengymnastischen Behandlung nachzuweisen.

Die Verwendung der Befundschemata schließt zusätzliche Bewegungsanalysen, z. B. über die Einstellung bestimmter Abschnitte des Bewegungsapparates bei Bewegungsabläufen und Bewegungsübergängen oder während des Gehens nicht aus. Die Bewegungsanalysen können als zusätzliche deskriptive Anmerkungen auf einem Beiblatt skizziert und dem Befund beigegeben werden.

6.2 *Befundbogen 1**

Krankengymnastischer Befund bei Parkinson-Syndrom

In Anlehnung an die Webster-Rating-Scale und den
New York University Parkinson Score

Patient: . . . . Geb. Datum: . . . .
Diagnose: . . . . bekannt seit: . . . .

Punkte: **Datum:**

I. Gang**

0	Gehen und Umdrehen mühelos	
1	Schrittlänge auf ca. 30 cm verkürzt, benötigt beim Umdrehen mehrere Schritte	
2	Schrittlänge unter 30 cm. Kein Abheben der Füße, Gehen gelegentlich blockiert, Umdrehen sehr langsam	
4	Deutliche Pulsionsproblematik und/oder Engpaßproblem	
	Propulsion	
	Retropulsion	
	Lateropulsion	
	Engpaßproblem	
	Freezing	
6	braucht dauernd fremde Hilfe	
8	gehunfähig	

II. Mitschwingen der oberen Extremitäten

0	Normales Mitschwingen der Arme
1	Vermindertes Mitschwingen eines Armes
2	Vermindertes Mitschwingen beider Arme
3	Fehlendes Mitschwingen eines Armes
4	Fehlendes Mitschwingen beider Arme

** Diese nicht durchgängige Zahlenreihe verdeutlicht die Wertigkeit der Symptomatik

III. Haltung

0	Normale Haltung. Kopf weniger als 10 cm nach vorne gehalten
1	Kopf deutlich mehr als 13 cm nach vorne gehalten, Ellbogenflexion eines oder beider Arme, Hände distal vom Hüftgelenk
2	Kopf mehr als 15 cm nach vorne gehalten
3	Deutlich kyphotische und/oder skoliotische Haltung, Ellbogenflexion eines oder beider Arme, Hände proximal der Hüftgelenke, Volarflexion, Flexion in Fingergrundgelenken, Extension in Fingermittel- und Endgelenken, leichte Kniegelenkflexion
4	Im Rombergstand gerichtete oder ungerichtete Schwankneigung. Plötzliches Fallen

IV. Feinmotorik und Mikrographie

0	Keine Beeinträchtigung
1	Angedeutete Verlangsamung der Pro-Supinationsrate, leichte Schwierigkeiten beim Gebrauch von Werkzeugen, beim Schreiben und Knöpfen
2	Mäßige Verlangsamung der Pro-Supinationsrate ein- oder beidhändig. Schreiben stark beeinträchtigt. Mikrographie. Selektive Fingerbewegungen beeinträchtigt (s. auch tapping-test)
3	Schwere Verlangsamung der Pro-Supinationsrate. Unfähig zu knöpfen, zu schreiben. Große Probleme bei grob- und feinmotorischen Aktionen

V. Gesicht

0	Normal, Mimik lebhaft
1	Angedeutete Hypomimie. Mimische Bewegungen seltener, Mund geschlossen, leichte Zeichen von Angst und Depression
2	Mäßige Hypomimie. Mimische Bewegungen erst nach deutlich höherer Reizschwelle. Mund zeitweise geöffnet. Speichelfluß gelegentlich vorhanden. Angst und Depression sichtbar.
3	Ausgeprägte Hypomimie (frozen face). Mund ständig geöffnet. Eventuell schwerer Speichelfluß.

VI. Sprechen

0	Klar, laut, verständlich
1	Beginnende Heiserkeit, Modulation und Resonanz leicht vermindert, Tonhaltedauer 25 Sek. und länger
2	Mäßige Heiserkeit, Dysphonie und Resonanz verringert. Beginnende Dysarthrie. Sprachfluß zögernd bis stotternd. Tonhaltedauer unter 25 Sek.
3	Deutliche Rauhigkeit und Schwächlichkeit beim Sprechen. Artikularisch schwer gestört. Eventuell Palilalie. Tonhaltedauer unter 6 Sek.

VII. Rigor

0   Kein Rigor   ☐ ☐ ☐ ☐

1   Angedeutete Rigidität in der Nacken- und Extremitätenmuskulatur, eventuell distal betont   ☐ ☐ ☐ ☐

2   Mäßige Rigidität in der Nacken- und Extremitätenmuskulatur, keine Beeinflussung durch Medikation   ☐ ☐ ☐ ☐

3   Schwere Rigidität in Nacken- und Extremitätenmuskulatur. Bleibt auch unter Medikation.   ☐ ☐ ☐ ☐

VIII. Tremor

0   Kein Tremor   ☐ ☐ ☐ ☐

1   Tremor an distalen Extremitäten und/oder Kopf bei Zeigeversuchen oder anderen Extremsituationen   ☐ ☐ ☐ ☐

2   Schwerer, aber inkonstanter Tremor. Kontrolle über Hände möglich durch Aktivität   ☐ ☐ ☐ ☐

3   Schwerer und konstanter Tremor. Schreiben und selbständige Nahrungsaufnahme sind unmöglich.   ☐ ☐ ☐ ☐

IX. Selbständigkeit

0   Keine Beeinträchtigung   ☐ ☐ ☐ ☐

1   Selbständigkeit vorhanden, leichtere Behinderung beim Ankleiden   ☐ ☐ ☐ ☐

2   Hilfe erforderlich beim Hinlegen und Aufstehen. Sehr lange Anlaufzeit bei Handlungen   ☐ ☐ ☐ ☐

3   Dauernd behindert. Unfähig sich zu pflegen, an- und auszukleiden, zu ernähren und sich fortzubewegen.   ☐ ☐ ☐ ☐

X. Kognitive und mentale Funktionen

0   Kognitiv und mental intakt   ☐ ☐ ☐ ☐

1   Intakte mentale Situation unter optimalen Bedingungen, aber Schwierigkeiten unter Belastung   ☐ ☐ ☐ ☐

2   Klare Beeinträchtigung für Kurzzeitgedächtnis, Aufmerksamkeit und abstraktes Denken   ☐ ☐ ☐ ☐

3   wie unter 2, zusätzlich aber verwirrt, kann nicht unbeaufsichtigt gelassen werden   ☐ ☐ ☐ ☐

4   vollständig desorientiert, erkennt auch sonst gewohnte Umgebung und Personen nicht, kann nicht zusammenhängend sprechen oder handeln   ☐ ☐ ☐ ☐

Summe der Punkte: ☐ ☐ ☐ ☐ ☐

6.3

Erfassungsbogen für Verlaufskontrollen*

Patient: . . . .   Geb. Datum: . . . .

Arzt: . . . .   In KG-Behandlung seit: . . . .

Datum:						
I. Gang						
II. Mitschwingen der Arme						
III. Haltung						
IV. Feinmotorik und Mikrographie						
V. Gesicht						
VI. Sprechen						
VII. Rigor						
VIII. Tremor						
IX. Selbständigkeit						
X. Kognitive und mentale Funktionen						
Summe:						

7 Krankengymnastische Behandlung zur Beeinflussung der Hypokinese

7.1 GESICHTSPUNKTE ZUR BEWEGUNGSTHERAPIE BEI HYPOKINESE

Als Folge des progredienten Untergangs dopaminerger Neurone treten Störungen erlernter und automatisierter Bewegungen im Sinne der Hypokinese auf. Sie werden verstärkt durch den Rigor.

Der Ansatz zur Bewegungstherapie liegt in der optimalen Ausnützung der noch vorhandenen erlernten und automatisierten Bewegungsmuster. Es gehört zum Wesen der Erkrankung, daß motorisches Lernen schon in der Frühphase gestört ist und im Verlauf erlischt, so daß eine »Neubahnung« und damit ein motorisches Neu- oder Wiederlernen ausgeschlossen scheint. Die in der Behandlung erzielten Effekte sind daher nicht dauerhaft und in Alltagssituationen selten prompt verfügbar. Günstige Erfolgsaussichten für die Behandlung bestehen nur, wenn folgende Voraussetzungen erfüllt sind:
– früher Behandlungsbeginn nach Diagnosestellung,
– gute mentale Leistungsfähigkeit,
– günstige soziale Rahmenbedingungen,
– emotional-motivational positive Einstellung zur Erkrankung und zur Behandlung,
– keine psychiatrischen Begleitphänomene.
Mittel zum Erhalt der erlernten, automatisierten Bewegungsabläufe sind:
– Bewegungen oft wiederholen,

- Bewegungen koppeln an akustische Schrittmacher,
- Bewegungen wiederholen in zeitlicher Modulation.

Zur Substitution der reduzierten oder verloren gegangenen automatisierten Bewegungen wird die Willkürmotorik eingesetzt und ihr dabei eine Reihe von stimulierenden Mechanismen zugeordnet:
- verbaler Auftrag (Kommando), Fremd- oder Eigenkommando,
- akustische Unterstützung durch Metronom, Tambourin, Musik (z. B. Verwendung eines »walkman«),
- taktile Stimuli bei isolierten oder komplexen Willkürbewegungen,
- visuelle Reize, optische Strukturierung des Raumes,
- gedankliche Antizipation einzelner oder komplexer Bewegungsfolgen,
- Vorschalten von Augen- und Kopfbewegungen vor Bewegungen der Extremitäten und des ganzen Körpers,
- visuell-motorische Koordinierung von Bewegungen durch Verwendung von Geräten (z. B. Bälle, Luftballons).

Beim Einsatz der Willkürmotorik zur Substitution der Hypokinese ist zu beachten, daß auch die Willkürmotorik parkinsontypische Veränderungen zeigt:
- Bei willkürlichen Bewegungen tritt relativ rasch Ermüdung ein. Dieses Phänomen steigert sich sehr deutlich mit der Krankheitsdauer.
- Bei willkürmotorischen Aktionen zeigt sich eine manchmal seitendifferente Kraftminderung, die ebenfalls mit der Krankheitsdauer zunimmt.

Die therapeutischen Konsequenzen aus diesen Beobachtungen sind:
- Wechsel der Geschwindigkeit bei Bewegungen auf Kommando,
- häufiger Wechsel der arbeitenden Muskelgruppen,
- Vermeidung statischer und exzentrischer Beanspruchung der Muskulatur.

Provozieren reaktiver Bewegungen

Stell-, Schutz- und Gleichgewichtsreaktionen sind weder in ihrer zeitlichen noch räumlichen Koordination ausreichend und zuverlässig vorhanden. Bei der Behandlung wird versucht, Reaktionen auszulösen in

- unterschiedlichen Körperstellungen,
- durch Verwendung beweglicher Geräte wie Schaukelbrett, Weichbodenmatte, Pezziball, Laufband, Trampolin und Sportkreisel.

Die Dauerhaftigkeit des Behandlungseffektes und die Verfügbarkeit in Alltagssituationen bleiben fraglich.

Verbessern der Zielmotorik

Zielmotorische Aktionen sind häufig hypo-, sehr selten hypermetrisch. Mittel zur Beeinflussung sind:
- gedankliche Antizipation des Bewegungsablaufs,
- Planung eines weiter dimensionierten Bewegungsablaufs als erforderlich,
- Angabe konkreter und gegenständlicher Greif- oder Bewegungsziele.

7.2 LAGEWECHSEL

Mit dem Begriff »axiale Apraxie« wird ein stereotypes motorisches Verhalten des Parkinson-Patienten bezeichnet, das bei Lageveränderungen, aber auch beim Gehen zu beobachten ist. Das Drehen aus der Rückenlage über die Seitenlage in die Bauchlage, das Aufsetzen aus der Rückenlage in den Sitz und auch das Gehen vollzieht der Rumpf in Form einer »en bloc«-Bewegung und nicht, wie es der Motorik des Erwachsenen entsprechen würde, in Form des zeitlichen Nacheinander von Kopf-, Schulter- und Beckengürtelbewegungen. Wir kennen diese en bloc-Bewegungen in analogen Situationen sowohl vom jungen Säugling als auch vom hemiplegischen Patienten. Beim Parkinson-Patienten fällt das Phänomen der axialen Apraxie insbesondere beim Hypokinese-Rigor-Typ und weniger beim Tremordominanz-Typ auf, was die Vermutung nahelegt, daß auch die Tonussituation beim Zustandekommen dieser Bewegungsstereotypie eine Rolle spielt.

Durch die mangelnde zeitliche dissoziierte Bewegungsfolge wird das Problem der Schwerpunktverlagerung intensiviert, der Kraftaufwand gesteigert und der Muskeltonus erhöht. Es ist unschwer zu erkennen, daß diese Strategie zur Bewältigung von Lagewechseln unökonomisch ist.

Nachfolgend werden solche Lagewechsel aufgezählt, bei denen das Phänomen der axialen Apraxie gut beobachtet werden kann. Beim
– Drehen von Rückenlage in Bauchlage und zurück,
– Übergang von der Rückenlage über den einseitigen Armstütz in Langsitz oder in den Sitz an der Bettkante,
– Übergang vom Seitsitz in den Langsitz und zurück,
– Übergang vom Seitsitz in den Kniestand,
– Übergang vom Kniestand in den Halbkniestand,
– Übergang vom Halbkniestand in den Stand,
– Gehen.

Der bewegungstherapeutische Ansatz zur Beeinflussung der axialen Apraxie nutzt folgende Strategien:
– gedankliche Antizipation der Bewegungsfolge,
– Vorschalten der Augen-Kopf-Bewegungen vor die Bewegungen von Rumpf und Extremitäten,
– Ausnutzen zentrifugaler Kräfte durch Arm- oder Beinschwung,
– propriozeptive Stimulation durch kurze Dehnreize,
– akustische Stimulation der Bewegungsfolge durch das Kommando,
– visuelle Stimulation des Bewegungsausmaßes durch optische Markierungen.

Die Zielvorstellung bei den nachfolgenden Beispielen ist es, durch Erleichterung und Betonung des dissoziierten Drehens von Schulter- und Beckengürtel dem Patienten den Umgang mit der Schwerpunktverlagerung bewußt und verfügbar zu machen, den Bewegungsablauf zu harmonisieren, die Tonuslage ausgeglichen zu halten und letztlich durch alle diese Faktoren den Krafteinsatz zu verringern.

Übungsbeispiele aus der Rückenlage

* Beide Hände unter dem Kopf, das rechte/linke Bein ist ausgestreckt, das linke/rechte Bein ist angebeugt aufgestellt. Die Beckenseite des gebeugten Beines wird angehoben bis zur Hüftstreckkung (Abb. 7).
* Gleiche Ausgangsstellung. Beide Beine sind angebeugt und werden auf der linken/rechten Seite abgelegt. Dabei bleiben die Arme auf der Unterlage, der Kopf bleibt in der Mitte (Abb. 8).

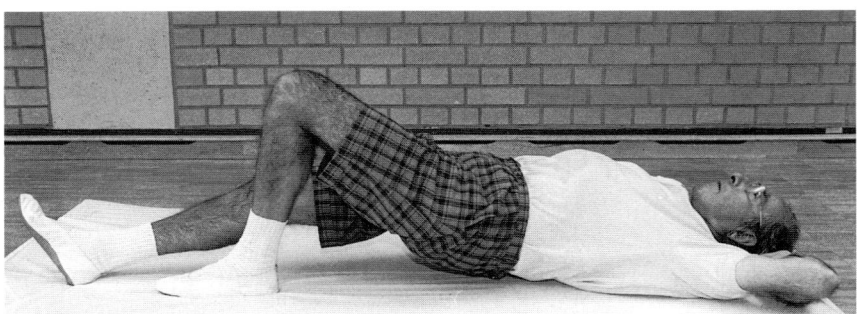

Abb. 7: Der Patient versucht, das Hüftgelenk des angestellten Beines zu extendieren. Der Wechsel der Bewegung rechts/links erfolgt rasch, Halten in der Hüftextension soll nicht erfolgen.

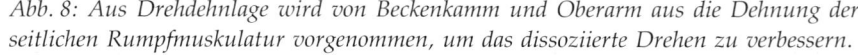

Abb. 8: Aus Drehdehnlage wird von Beckenkamm und Oberarm aus die Dehnung der seitlichen Rumpfmuskulatur vorgenommen, um das dissoziierte Drehen zu verbessern.

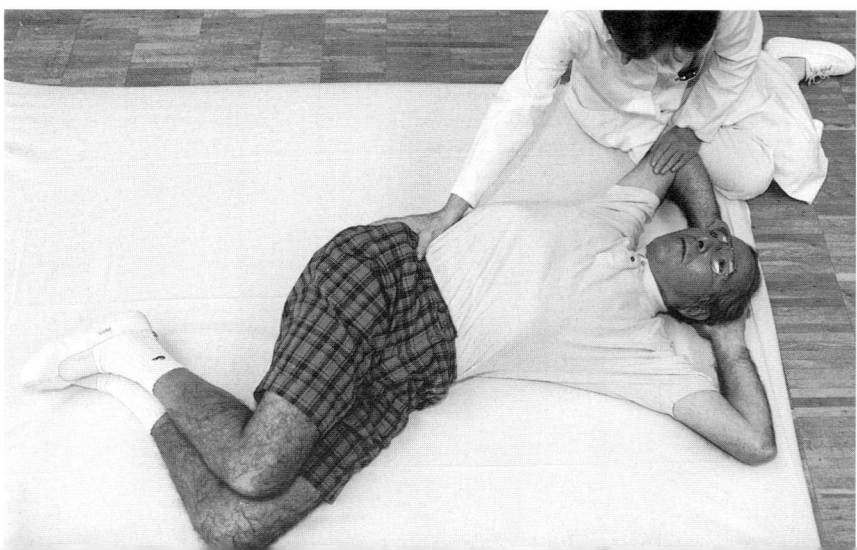

* Das rechte/linke Bein ist gestreckt und etwas adduziert. Das linke/rechte Bein wird gebeugt über das andere aufgestellt und so weit adduziert, bis das Knie den Boden berührt (Abb. 9, 10).

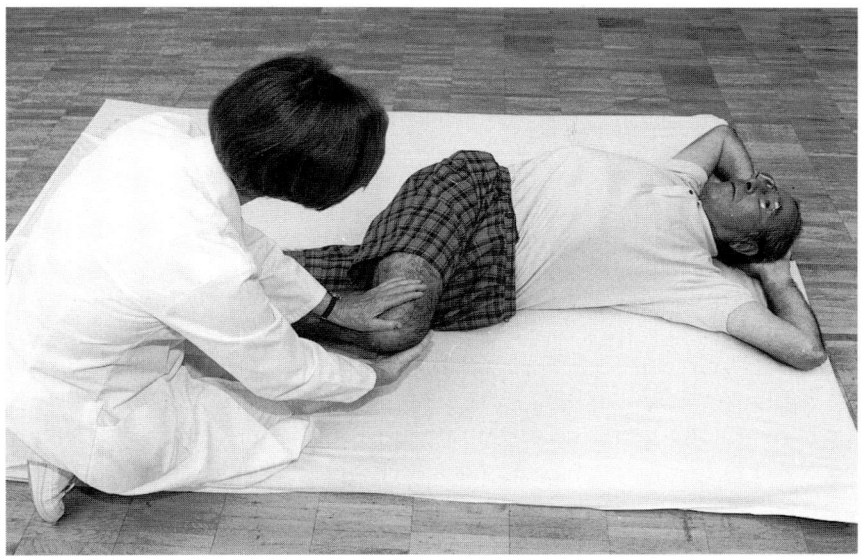

Abb. 9: Das gestreckte untere Bein ermöglicht eine Intensivierung der Dehnung, die behutsam vorgenommen wird.

Abb. 10: Die Drehdehnlage eignet sich zum selbständigen Üben.

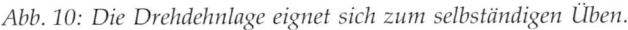

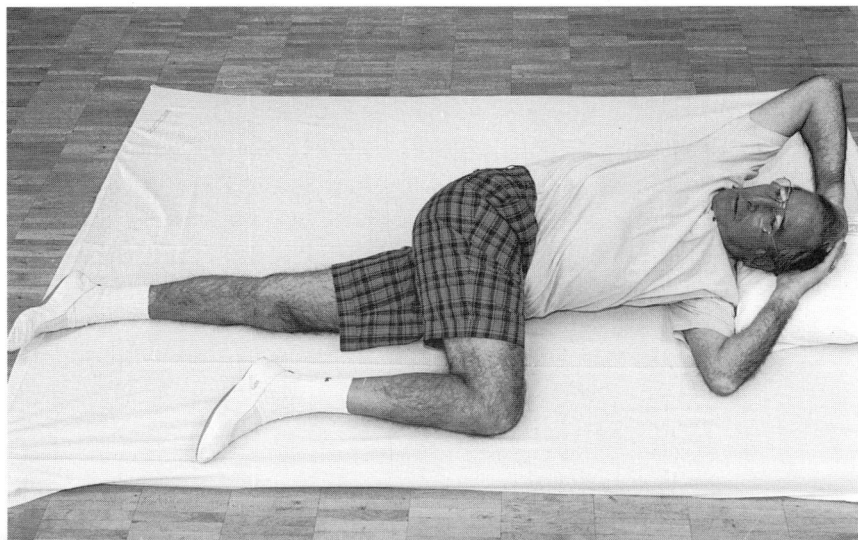

* Beide Arme sind flektiert, abduziert, außenrotiert. Beide Beine sind gestreckt und leicht abduziert. Nun wird die rechte/linke Beckenhälfte in Richtung auf die Zimmerdecke angehoben, dabei bleibt die Position von Armen und Kopf unverändert.
* Bei gefalteten Händen sind beide Arme in Anteversion. Beide Beine sind gestreckt und abduziert. Der Kopf und der Schultergürtel werden nach rechts/links gedreht, bis der rechte/linke Arm den Boden berührt.

Bewegungsübergang Rückenlage – Bauchlage

* Beide Beine werden angebeugt auf die rechte/linke Seite abgelegt. Beide Arme sind gestreckt neben dem Kopf. Der rechte/linke Arm holt Schwung, der Kopf wird angehoben und gedreht, der Arm wird weit auf die Seite der abgelegten Beine gebracht. Der Schwung sollte so groß sein, daß Seitenlage rechts/links erreicht wird. Nach Abstützen mit einer Hand vor dem Körper werden nun beide Beine ausgestreckt, dann rollt der übrige Körper weiter, bis die Bauchlage erreicht ist.
* Beide Arme und Beine sind gestreckt. Nun schwungvoll rechtes/linkes Bein gestreckt hochheben und weit über das andere Bein bringen. Der Schwung ist so auszudehnen, daß der ganze Körper in die Bauchlage folgt.
* Beide Arme liegen gestreckt neben den Ohren. Ein Bein liegt gestreckt, das andere Bein ist gebeugt. Der Fuß des flektierten Beines drückt sehr kräftig vom Boden ab, bis die Bewegung den ganzen Körper erfaßt und in die Bauchlage gerollt werden kann.
* Der linke Arm liegt gestreckt neben dem Ohr, beide Beine sind gestreckt. Der rechte Arm kommt aus Extension, Abduktion, Innenrotation. Über Flexion-Rotation des Kopfes und Stretch an der rechten Beckenseite erfolgt das Drehen in die Bauchlage.
* Aus gleicher Ausgangsposition werden wieder Kopf, Schultergürtel und Arme nach links/rechts gedreht. Die linke/rechte Beckenhälfte wird in Richtung auf den Boden bewegt.
* Beide Arme liegen abduziert und außenrotiert. Beide Beine sind gestreckt. Nun wird der Kopf auf die rechte/linke Seite gedreht

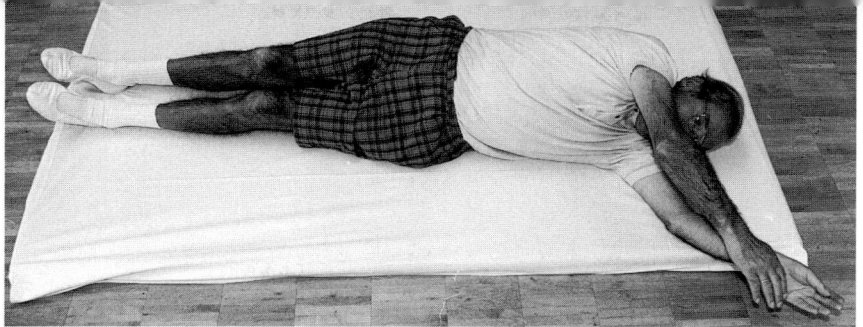

Abb. 11: Die rechte/linke Hand klatscht schwungvoll in die linke/rechte Hand, Kopf und Schultergürtel drehen mit.

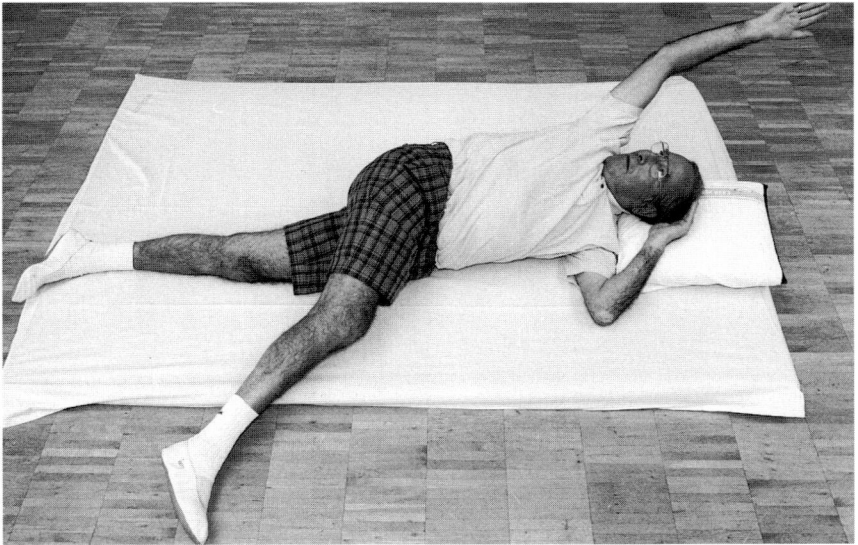

Abb. 12: Intensivierung der Rumpfrotation durch gegenläufiges Bewegen von Arm und Bein der gleichen Seite.

und der rechte/linke Arm kommt schwungvoll auf den linken/ rechten Arm zu liegen. Dabei kann die rechte/linke Hand in die unten liegende Hand klatschen (Abb. 11).

* Der rechte/linke Arm wird schwungvoll in Flexion, Abduktion, Außenrotation bewegt. Der jeweils kontralaterale Arm ist gebeugt, und die Hand liegt unter dem Kopf. Das gleichseitige Bein wird schwungvoll bei gestrecktem Knie über das andere Bein bewegt (Abb. 12).

* Bewegungsfolgen auf der Weichbodenmatte (Abb. 13, 14, 15, 16).

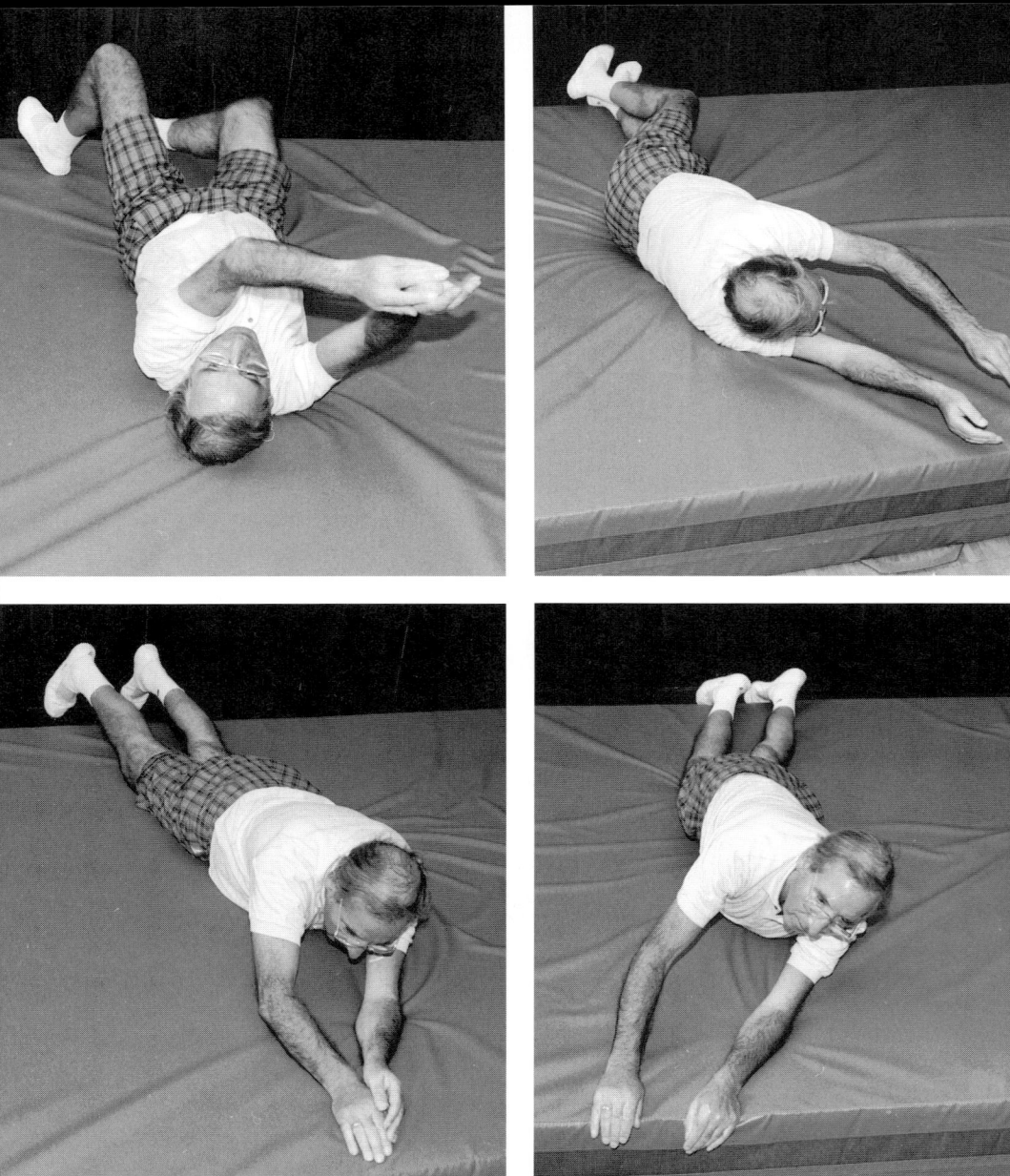

Abb. 13 bis 16: Auf der Weichbodenmatte dreht der Patient aus Rückenlage über Seitenlage in Bauchlage und weiter über Seitenlage in die Rückenlage. Eine lange Matte erlaubt das Weiterführen der Bewegung.

Übungsbeispiele aus der Bauchlage

Die Bauchlage kommt als Ausgangsstellung nur bei solchen Patienten in Betracht, bei denen dabei keine Atemnot auftritt, keine kardialen Probleme bekannt sind oder durch Einschränkungen der Wirbelsäulen- und Extremitätengelenkbeweglichkeit bedingt Schmerzen ausgelöst werden können.

* Beide Hände liegen unter der Stirn. Der Kopf ist in der Mitte. Das rechte/linke Bein wird weit über das linke/rechte Bein bewegt und dabei die gleichseitige Beckenseite angehoben.
* Beide Arme liegen gestreckt neben den Ohren. Das rechte/linke Bein wird in Hüft- und Kniegelenk angebeugt und seitlich hochgezogen. Dabei dreht der Kopf zu dem gebeugten Bein. Danach wird das Bein wieder ausgestreckt und der Kopf in die Mitte zurückgedreht (Abb. 17).

Abb. 17: Aus der Bauchlage kommt es bei wechselweisem Anbeugen des rechten/linken Beines zum Anheben des Beckens. Anheben und Drehen des Kopfes zu dieser Seite bewirkt Extension und Rotation der Halswirbelsäule. Schultergürtel und Arme bleiben liegen.

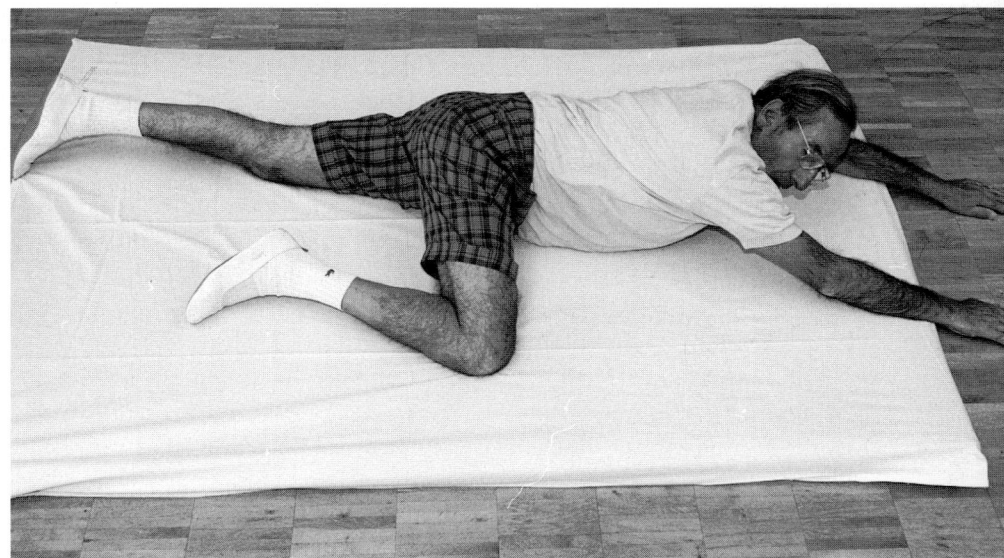

* Rechter/linker Arm wird so weit nach hinten über die Körpermitte bewegt, bis diese Hand die kontralaterale Gesäßhälfte berühren kann.
* Beide Arme sind in U-Halte. Beide Beine sind gestreckt und leicht abduziert. Mit Abheben des rechten/linken Armes wird der Kopf zur rechten/linken Seite gedreht mit Blickrichtung zum Fuß.
* Aus gleicher Ausgangsposition rechten/linken Arm zurückziehen in Richtung auf das rechte/linke Knie. Möglichst gleichzeitig rechtes/linkes Bein seitlich in Hüft- und Kniegelenk anbeugen. Der Kopf bleibt dabei in der Mitte.
* Position und Bewegungsablauf gleich. Zusätzlich wird der Kopf zum jeweils angebeugten Bein gedreht.

Übungsbeispiele aus der Seitenlage

* Beide Hände sind hinter dem Kopf verschränkt. Rumpf und beide Beine liegen gerade. Kopf, oberer Arm und oberer Rumpfabschnitt drehen in Richtung auf die Rückenlage und wieder zurück.
* Beide Arme sind über den Kopf gestreckt. Beide Beine sind ebenfalls gestreckt. Nun werden die obere Beckenhälfte und das oben liegende Bein in Richtung auf die Bauchlage gedreht und zurück.
* Bei gleicher Position und gleichem Bewegungsablauf von Becken und Bein drehen nun zusätzlich der Kopf und der obere Arm in Richtung auf die Rückenlage und wieder zurück.
* Der untere Arm liegt unter dem Kopf, der obere Arm stützt vor dem Körper. Beide Beine sind in Hüft- und Kniegelenken angebeugt. Die Knie werden nun in Richtung auf die Zimmerdecke hochgehoben. Dabei bleiben die Füße auf der Unterlage (Abb. 18).
* Beide Hände sind hinter dem Kopf verschränkt. Das untere Bein ist gestreckt, das obere Bein liegt flektiert vor dem unteren Bein auf der Unterlage. Nun werden oberer Arm, Kopf und oberer Rumpfabschnitt in Richtung auf die Unterlage zurückgedreht.
* Hände hinter dem Kopf verschränkt. Der obere Ellbogen zieht nach hinten und kranial. Das untere Bein ist gestreckt. Das obere

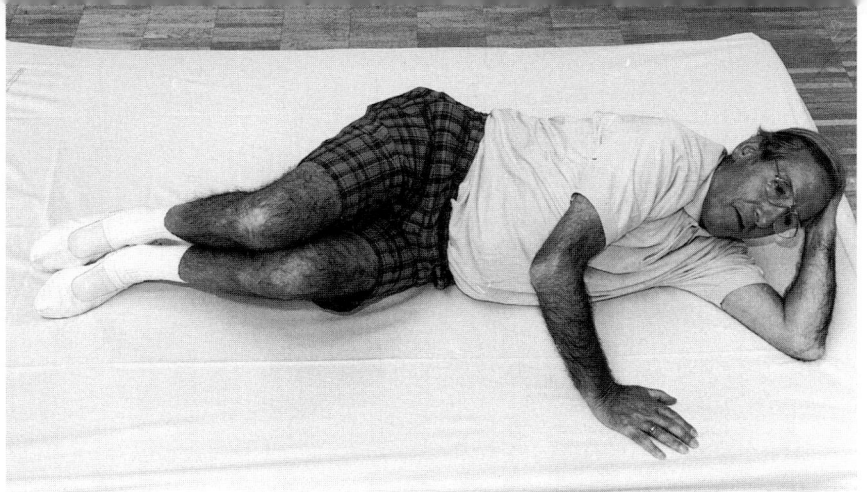

Abb. 18: Der obere Arm stützt vorn ab. Die Kniegelenke werden rasch hochgehoben und wieder abgelegt, dies bewirkt ein aktives Gegendrehen des Beckengürtels gegen den Schultergürtel.

Bein ist im Hüftgelenk gebeugt, im Kniegelenk gestreckt, der Fuß dorsalextendiert. Von der Ferse aus wird nun dieses Bein weit vom Körper weggeschoben.

Bewegungsübergang Rückenlage – Langsitz

*   Der rechte/linke Arm liegt leicht abduziert neben dem Rumpf, der kontralaterale Arm ist flektiert. Anheben und Drehen des Kopfes zum Arm, der neben dem Rumpf liegt, mit Schwung den flektierten Arm vor und auf die Seite des Stützarms bringen, bis Unterarmstütz erreicht ist und die kontralaterale Hand ebenfalls stützen kann. Dann wird der Rumpf mit Hilfe beider Arme zum Langsitz aufgerichtet.
*   Der rechte/linke Arm liegt abduziert neben dem Rumpf. Der kontralaterale Arm ist abduziert. Dieser Arm wird nun mit Schwung auf die rechte/linke Seite gebracht und der Kopf zu dieser Seite gedreht. Mit Hilfe beider Arme wird der Rumpf nun in den Langsitz gebracht.

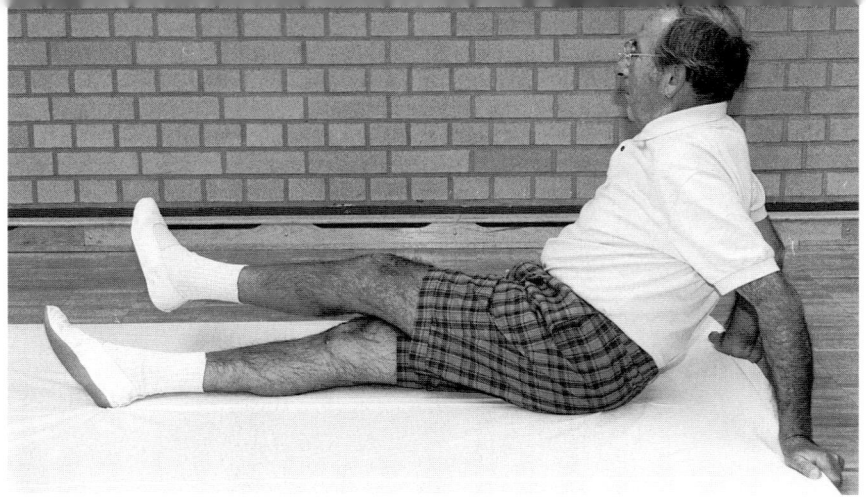

Abb. 19: Aus abgestütztem Langsitz wird das linke Bein weit über dem rechten auf den Boden aufgetippt. Rascher Wechsel.

Übungsbeispiele aus dem Langsitz

* Beide Hände stützen in Retroversion, Abduktion, Außenrotation. Beide Beine sind leicht abduziert. Abheben der rechten/linken Beckenhälfte.
* Aus gleicher Position der Arme wird nun das rechte/linke Bein schwungvoll über das andere geschlagen, bis sich die Beckenhälfte des bewegten Beines abhebt (Abb. 19).
* Beide Hände stützen seitlich rechts/links. Das jeweils kontralaterale Bein ist abduziert und wird von der Ferse aus weit fußwärts weggeschoben.
* Gleiche Ausgangsstellung und gleicher Bewegungsablauf. Das kontralaterale Bein wird kurz abgehoben.
* Beide Hände stützen auf der rechten/linken Seite. Das kontralaterale Bein wird in Hüft- und Kniegelenk angebeugt und seitlich auf den Boden gelegt.
* Beide Arme sind antevertiert, die Hände gefaltet. Beide Beine sind leicht abduziert. Nun werden beide Arme und der Schultergürtel intensiv nach rechts/links gedreht. Der Blick folgt der Bewegung.
* Aus gleicher Position und bei gleichem Bewegungsablauf beider Arme nach rechts/links wird das linke/rechte Bein fußwärts geschoben.

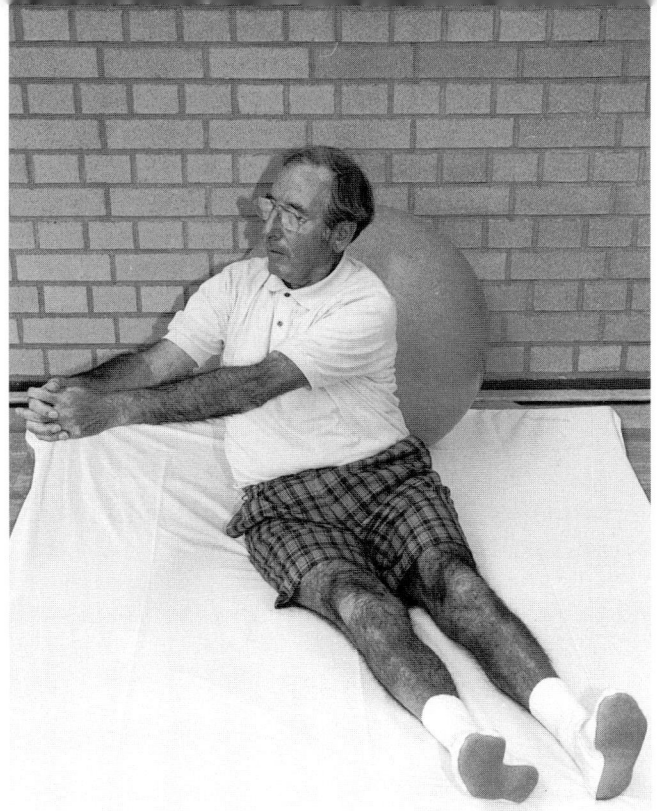

Abb. 20: Der Langsitz wird durch Pezziball und Wand abgestützt. Schwungvolle Rotation nach rechts und links.

* Bei diesen Bewegungsabläufen kann der Rücken an einem Pezziball abgestützt sein (Abb. 20).

Bewegungsübergang vom Langsitz in den Seitsitz

* Beide Hände stützen in Retroversion, Abduktion, Außenrotation. Nun werden beide Beine angebeugt und nach rechts/links abgelegt. Dann wird der linke/rechte Arm auf die rechte/linke Seite gebracht, um dort neben der rechten/linken Hand zu stützen.
* Beide Hände stützen auf der rechten/linken Seite. Dann werden beide Beine nacheinander angebeugt und auf der Seite der stützenden Hände abgelegt.

Übungsbeispiele aus dem Seitsitz

* Seitsitz auf der rechten Seite. Beide Hände stützen hinten. Beide Beine werden locker von rechts nach links und zurück geschwungen.
* Seitsitz rechts. Beide Hände stützen rechts auf. Der linke Arm wird nach links geführt und stützt dort. Die Beine folgen nach. Dann kommt der rechte Arm zum Stützen auf die linke Seite.
* Seitsitz rechts/links. Beide Arme liegen auf einem Pezziball rechts/links vorn. Vorrollen des Balles und intensive Streckung im Rumpf (Abb. 21).
* Seitsitz rechts/links. Abstützen mit rechter/linker Hand. Andere Hand rollt einen Gymnastikball vor den Knien.
* Seitsitz rechts. Rechte Hand stützt. Linker Arm schiebt in Richtung auf die Zimmerdecke. Wechselweise Ausführung.
* Seitsitz rechts/links. Rechte/linke Hand stützt. Mit der jeweils anderen Hand wird ein Luftballon in Bewegung gehalten (Abb. 22, 23).
* Seitsitz links/rechts. Beide Hände stützen links/rechts. Das obere Bein wird gestreckt nach hinten und nach vorn geführt. Die Fußspitze tippt jeweils am Boden auf.
* Aus gleicher Ausgangsstellung und bei gleichem Bewegungsablauf wird zusätzlich der gleichseitige Arm gegenläufig zum Bein bewegt.

Abb. 21: Im Seitsitz vor dem Pezziball werden Streckung der Wirbelsäule und Schwerpunktverlagerung nach vorn erarbeitet.

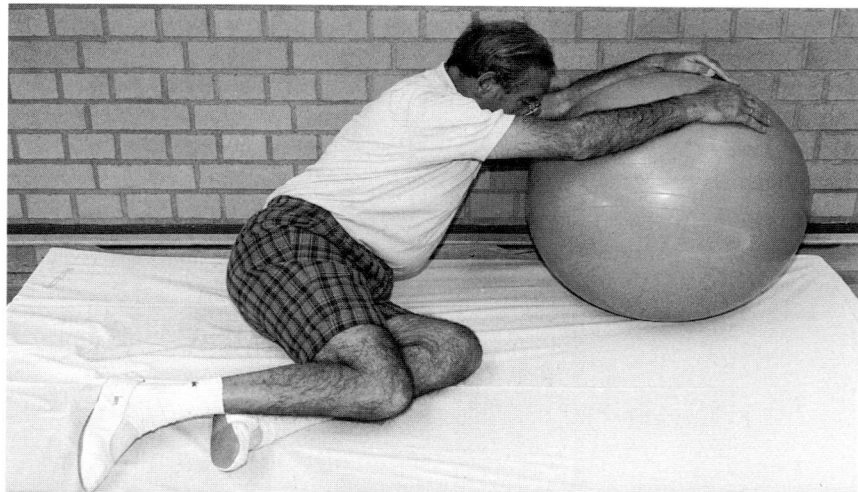

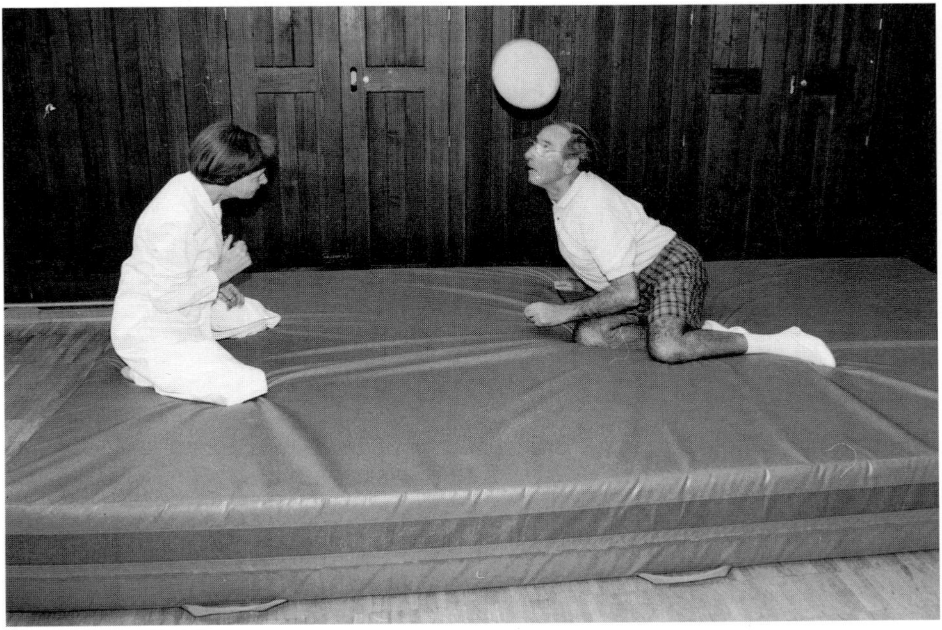

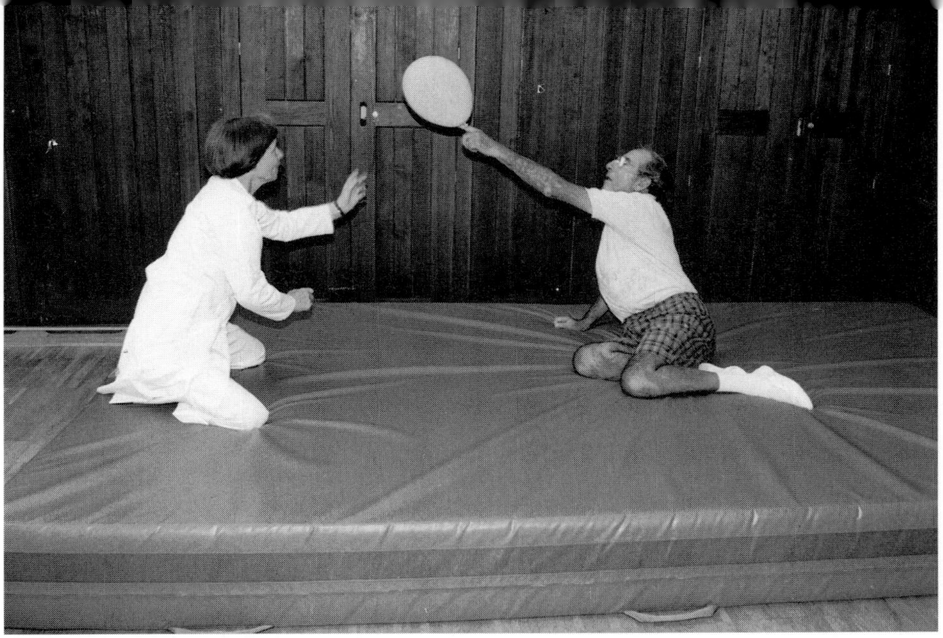

Abb. 22 und 23: Auf der Weichbodenmatte erfordert das Spielen mit dem Luftballon die Verlagerung des Schwerpunktes, die Streckung in der Wirbelsäule sowie die zeitliche und räumliche Koordinierung der Zielmotorik.

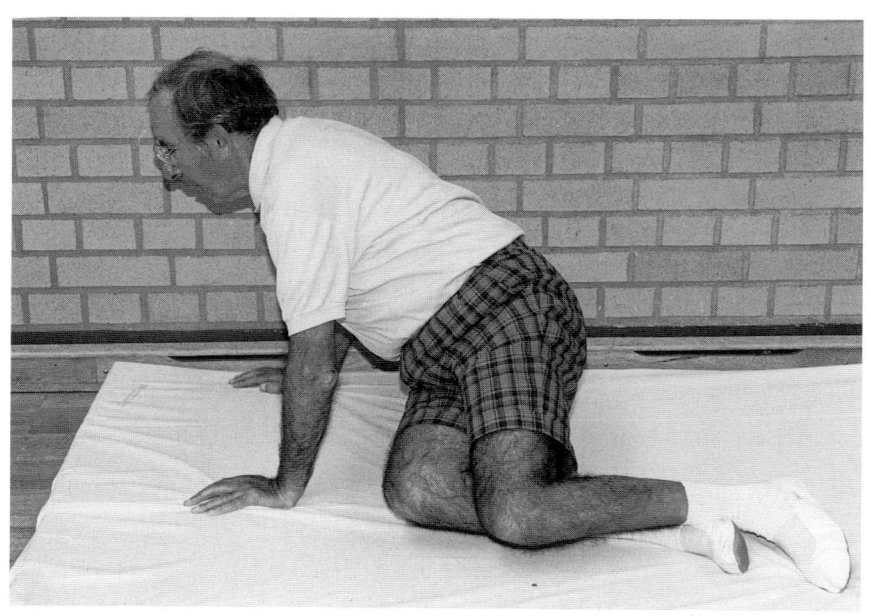

Abb. 24 und 25: Beim Übergang Seitsitz – Vierfüßlerstand wird die Verlagerung des Schwerpunktes nach vorn und zur Mitte geübt.

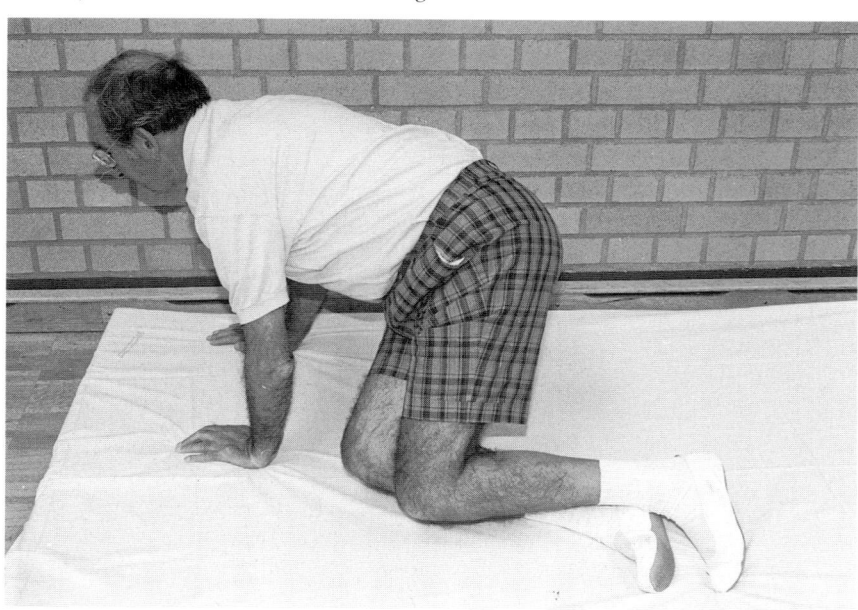

Bewegungsübergang vom Seitsitz in den Vierfüßlerstand

* Seitsitz rechts/links. Beide Arme stützen hinten auf. Der rechte/ linke Arm wird mit Schwung nach links/rechts gebracht. Es kommt Gewicht auf beide Hände, und das Becken folgt im Bewe- gungsablauf zum Vierfüßlerstand.
* Seitsitz rechts. Beide Hände stützen rechts. Mit Schwung wird das Gewicht auf beide Hände gebracht. Das Becken folgt der Bewe- gung in den Vierfüßlerstand (Abb. 24, 25). Der Bewegungsablauf kann weitergeführt werden zum Seitsitz links.
* Gleiche Ausgangsposition. Die Füße werden so gut wie möglich auf den Boden aufgesetzt. Es folgt der gleiche Bewegungsablauf, jedoch werden die Füße belastet und nicht die Knie.

Übungsbeispiele aus dem Vierfüßlerstand

* Beide Beine sind beckenbreit abduziert. Nun wird das Becken nach rechts/links und fußwärts bewegt und wieder zur Mitte zurückgebracht.
* Gleiche Übung. Es wird versucht, den Bewegungsweg zu erwei- tern, bis das Becken den Boden berührt.
* Die rechte/linke Hand tippt weit vorn links/rechts auf (Abb. 26).

Abb. 26: Aus dem Vierfüßlerstand wird sowohl die Lateralflexion in der Wirbelsäule als auch die Dehnung der langen Hand- und Fingerflexoren erarbeitet.

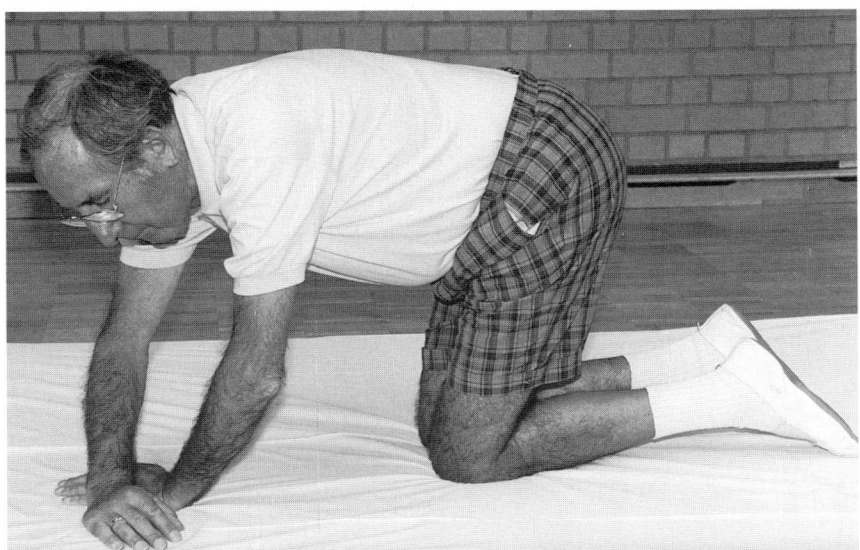

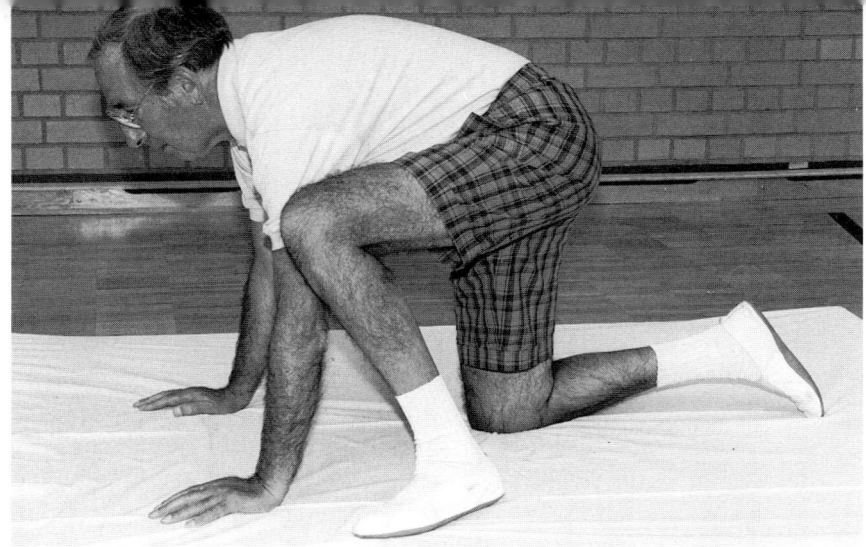

Abb. 27: Aus dem Vierfüßlerstand wird in raschem Wechsel das linke/rechte Bein mit der Fußsohle aufgesetzt. Dies beansprucht die Hüftgelenke in maximaler Flexion, Abduktion und Außenrotation.

* Die rechte/linke Hand versucht, in einem weiten Bogen über vorn und außen auf der Außenseite des kontralateralen Kniegelenkes den Boden zu erreichen.
* Der rechte/linke Fuß wird neben die rechte/linke Handaußenkante aufgesetzt (Abb. 27).
* Beide Hände sind schulterbreit abduziert aufgestützt. Beide Unterschenkel »wandern« im Halbkreis um den rechten/linken Arm.
* Aus gleicher Ausgangsposition »wandern« nun beide Hände um das rechte/linke Kniegelenk so weit wie möglich.

Bewegungsübergang vom Seitsitz in den Kniestand

* Seitsitz rechts/links. Beide Hände stützen auf einem Hocker, der sich vorn auf der gleichen Seite befindet, und ermöglichen so die Aufrichtung in den Kniestand.
* Beide Hände liegen auf einem Pezziball, der sich neben den Knien befindet. Der Ball soll nach vorn und zur Mitte gerollt werden, was den Übergang in den Kniestand erleichtert.
* Jede Hand hält einen senkrecht stehenden Gymnastikstab am oberen Ende. Gewichtsverlagerung nach vorn und zur Mitte,

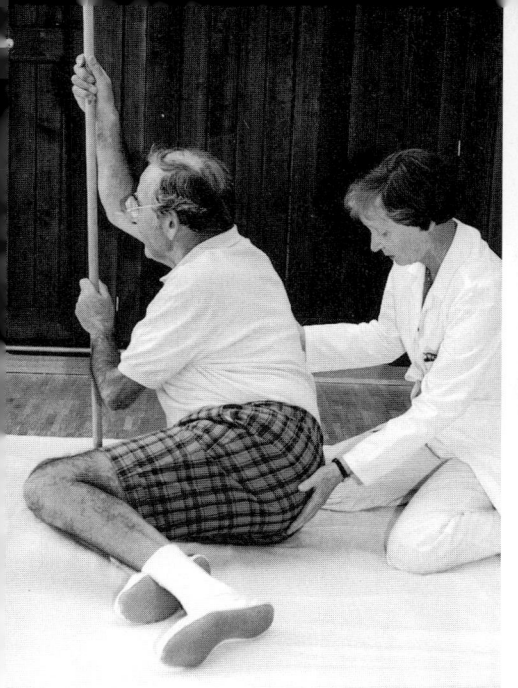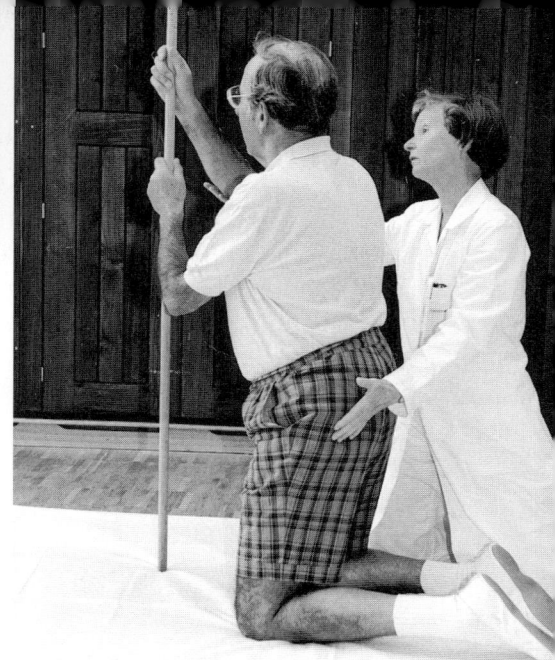

Abb. 28 und 29: Den Übergang Seitsitz – Kniestand erleichtert ein großer Stab sowie die Hilfe an Becken und Oberarm. Das Aufstehen vom Boden wird intensiv geübt mit der Absicht, daß sich der Patient zu helfen weiß, wenn er gestürzt ist.

wobei kräftiges Abstützen an den Stäben das Hochkommen zum Kniestand erleichtert.

* Beide Hände halten einen großen senkrecht stehenden Stab in der Mitte vor den Knien. Durch Gewichtsverlagerung nach vorn und Abstützen mit dem Stab erfolgt das Hochkommen in den Kniestand (Abb. 28, 29).

* Die Hände halten einen Gymnastikstab horizontal an den Enden gefaßt, bei Seitsitz rechts auf der rechten Seite. Der Stab wird nach vorn und oben geschwungen, was den Übergang zum Kniestand erleichtern soll.·

* Beide Hände halten einen Gymnastikball, bei Seitsitz rechts auf der rechten Seite. Auf Kommando soll der Ball zum gegenüber stehenden Therapeuten geworfen werden und der Übergang zum Kniestand erfolgen.

* Beide Hände halten einen Luftballon in Bewegung, während sich der Patient auf Kommando in den Kniestand erhebt.

97

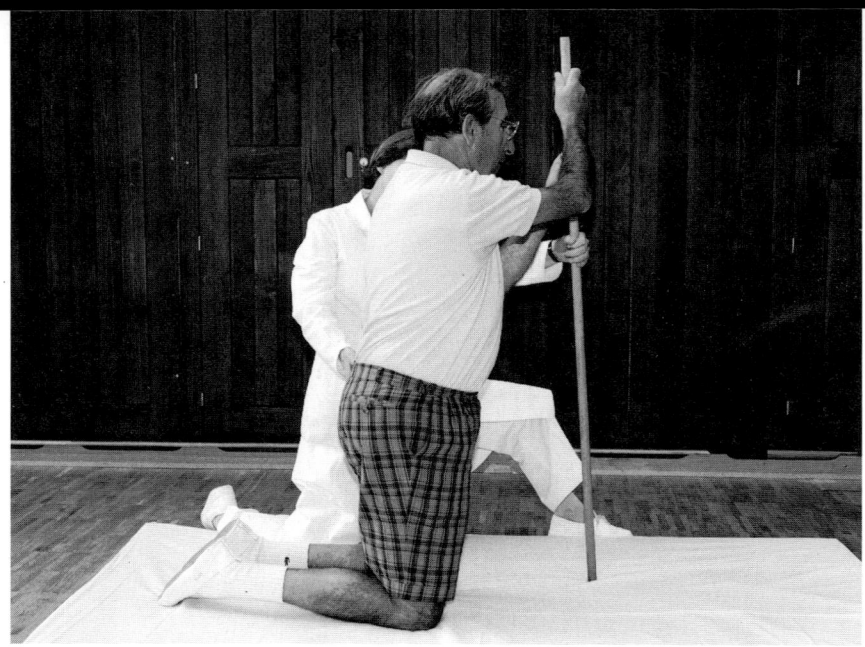

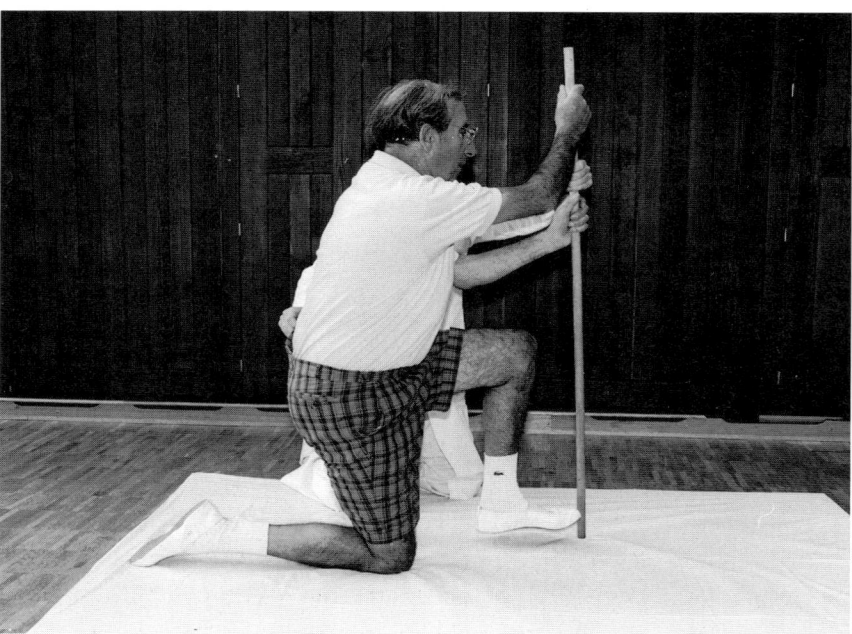

Abb. 30 und 31: Der Wechsel Kniestand – Halbkniestand wird erleichtert durch einen langen Stab. Dieser gibt auch die Orientierung zur Plazierung des Spielbeins.

Bewegungsübergang vom Kniestand in den Halbkniestand

* Rechte/linke Hand stützt sich an einem Hocker ab, der auf der gleichen Seite steht. Das Gewicht wird auf das rechte/linke Bein verlagert. Das jeweils kontralaterale Bein wird nach vorn gebracht. Mit rechtwinkliger Beugung in Hüft- und Kniegelenk wird der Fuß vorn aufgestellt.
* Beide Hände halten je einen Gymnastikstab am oberen Ende und stützen sich darauf. Auf Kommando wird das Gewicht auf das rechte/linke Bein verlagert und das linke/rechte Bein nach vorn gebracht. Der Fuß soll in Höhe der Stäbe aufgestellt werden.
* Ein langer Stab wird weit oben mit beiden Händen gehalten und zum Abstützen rechts/links vorn aufgestellt. Das rechte/linke Bein wird belastet und das linke/rechte Bein nach vorn gebracht. Der Fuß wird in Höhe des Stabes aufgestellt (Abb. 30, 31).
* Beide Hände halten einen Gymnastikstab an den Enden. Der Stab wird auf der rechten/linken Seite in Höhe des Beckens gehalten und von dort nach vorn oben geschwungen. Gleichzeitig soll das linke/rechte Bein nach vorn gesetzt werden.
* Rechte und linke Hand halten je einen Gymnastikstab in der Mitte. Mit dem Vorschwingen des rechten Stabes und dem Zurückschwingen des linken Stabes wird das Vorsetzen des linken Beines verbunden und umgekehrt.

Bewegungsübergang vom Halbkniestand in den Stand

* Halbkniestand seitlich zur Sprossenwand. Das rechte/linke Bein ist vorn. Die rechte/linke Hand hält einen Holmen möglichst weit oben. Kommando zur Gewichtsverlagerung auf das vorn stehende Bein und Hochkommen in den Stand in Schrittstellung.
* Halbkniestand frei im Raum, das rechte/linke Bein steht vorn. Die rechte/linke Hand hält oben einen großen senkrecht stehenden Stab. Nach Gewichtsverlagerung auf das vorn stehende Bein Hochkommen in den Stand und Plazieren des Spielbeins in Höhe des Stabes (Abb. 32, 33).

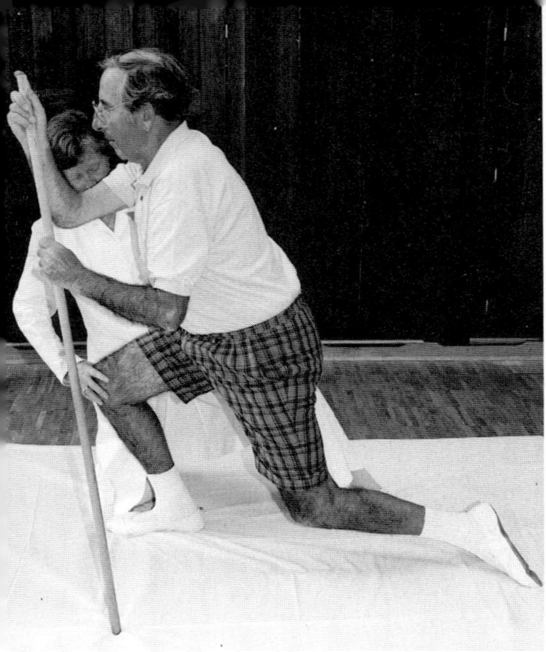

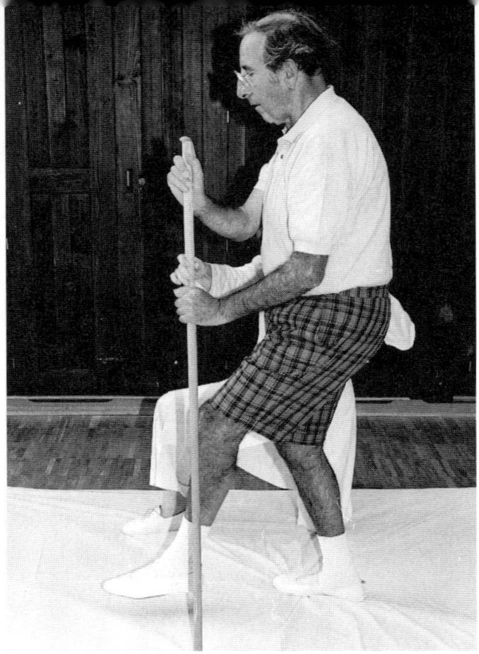

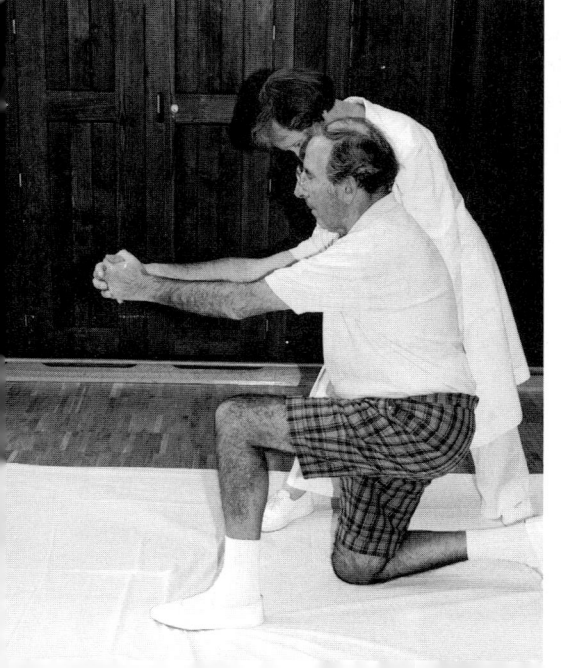

Abb. 32 und 33: Auch beim Übergang Halbkniestand – Stand wird der lange Stab sinnvoll eingesetzt.

Abb. 34 und 35: Beim Wechsel vom Halbkniestand zum Stand ohne Hilfsmittel wird die Schwerpunktverlagerung nach vorn durch die Bewegung der Arme eingeleitet.

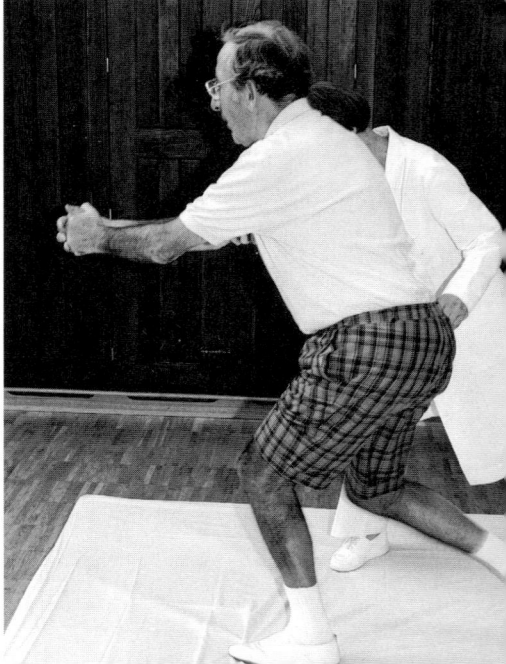

* Das rechte/linke Bein steht vorn. Die rechte/linke Hand hält einen Gymnastikstab horizontal vor dem Schultergürtel. Mit Vorstrekken des Stabes erfolgt die Gewichtsverlagerung auf das vordere Bein und das Hochkommen in den Stand.
* Das rechte/linke Bein steht vorn. Rechter/linker Arm ist in Retroversion, Abduktion, Innenrotation, die linke Hand umfaßt das rechte Handgelenk. Nun wird der rechte/linke Arm nach oben in Flexion, Adduktion, Außenrotation gebracht, das Gewicht kommt dabei auf das vorn stehende Bein. Auf Kommando erhebt sich der Patient in den Stand in Schrittstellung. Der Blick folgt der Bewegung der Hand.
* Der Patient hält einen Gymnastikball in beiden Händen. Das rechte Bein steht vorn. Der Ball wird nach vorn zum Therapeuten geworfen, dabei verlagert der Patient das Gewicht auf das vorn stehende Bein und versucht, in den Stand zu kommen.
* Die Hände sind gefaltet, das linke/rechte Bein steht vorn. Beide Arme werden mit Schwung nach vorn gebracht, und über Belastung des vorn stehenden Beines erfolgt der Übergang zum Stand (Abb. 34, 35).

7.3 ÜBUNGSBEISPIELE IM SITZ

Der Sitz auf Hocker oder Stuhl hat als Ausgangsstellung in der krankengymnastischen Behandlung von Parkinson-Patienten Tradition. Der Sitz auf dem Pezziball und der großen Rolle ist möglich, dabei muß der Therapeut den Patienten mit Pulsions- und Gleichgewichtsproblemen sichern. Die Bewegungen sind langsam und geführt oder schwungvoll und in Ausmaß und Tempo wechselnd. Abwechslung bringen Geräte wie

| – Gymnastikstab | – Hartgummibälle | – Tennisringe |
| – Gymnastikball | – Luftballons | – Tücher. |

Die Übungen im Sitz haben folgende Ziele:
- Bewegungen in den einzelnen Wirbelsäulenabschnitten werden gefördert.
- Schwerpunktverlagerung und Gleichgewichtsreaktionen werden geschult.
- Der Übergang vom Sitz zum Stand wird eingeübt.

Mobilisierende Übungen für die einzelnen Wirbelsäulen-abschnitte

Ausgangsstellung: Sitz auf einem Stuhl, der Rücken ist angelehnt.

* Bewegen der Augen nach rechts/links und nachfolgendes Drehen des Kopfes nach rechts/links, dabei halten sich die Hände an der Sitzfläche fest (Abb. 36).
* Langsames Neigen und Drehen des Kopfes nach rechts/links.
* Langsames Drehen des Kopfes nach rechts/links, Nickbewegungen während des Drehens.
* Neigen des Kopfes nach rechts/links, dann wird der rechte/linke Arm über den Kopf gelegt, so daß die rechte/linke Hand das linke/rechte Ohr fassen kann (Abb. 37).

Abb. 36 (links): Langsamer Wechsel der Augen- und Kopfbewegungen nach rechts/links. Das Mitbewegen des Rumpfes wird verhindert durch die Rückenlehne und das Anhalten der Hände.
Abb. 37 (rechts): Die linke Hand erreicht das rechte Ohr, das Mitbewegen des Rumpfes wird durch die Ausgangsposition verhindert.

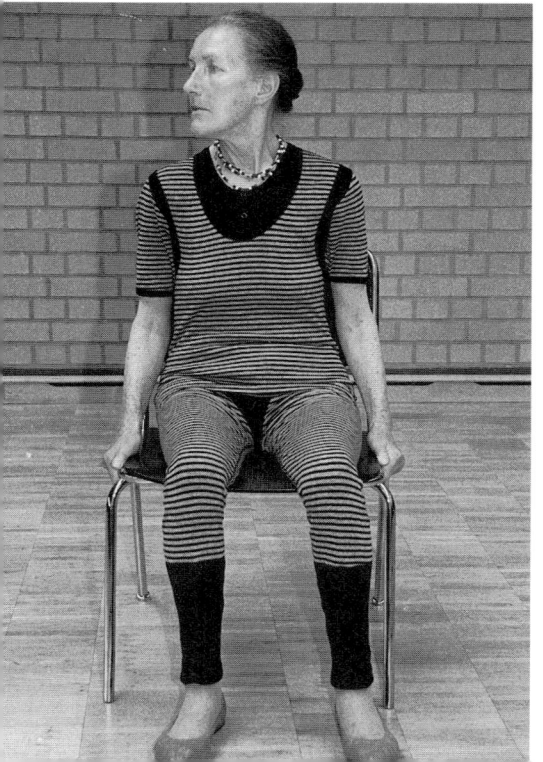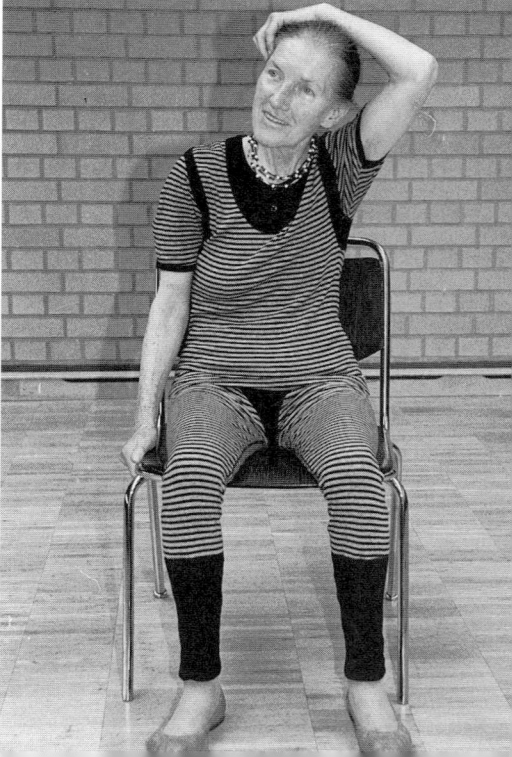

* Das Kinn soll sich bei geschlossenem Mund dem Hals nähern, gleichzeitig wird der Hinterkopf ein kleines Stück in Richtung der Zimmerdecke bewegt.
* Senken der Augen, dann Neigen des Kopfes nach vorn, bis das Kinn nahezu das Brustbein erreicht.
* Heben der Augen und Bewegen des Kopfes in Streckung. Zur Hilfe kann der Blick an Wand und Decke entlangwandern.

Ausgangsstellung: Sitz auf dem Hocker, beide Beine weit abduziert.
* Mit Schwung beide Hände zusammen auf der rechten/linken Seite die Sitzfläche des Hockers greifen lassen, möglichst weit hinten. Der Blick bleibt entweder geradeaus gerichtet oder schaut den Händen nach.
* Die rechte/linke Hand greift die Sitzfläche des Hockers auf der linken/rechten Seite, während die linke/rechte Hand die Sitzfläche hinten faßt.
* Sitz auf der vorderen Hälfte des Hockers. Ein Gymnastikstab wird senkrecht hinter dem Körper gehalten. Der Rücken soll möglichst gestreckt gehalten werden (Abb. 38).

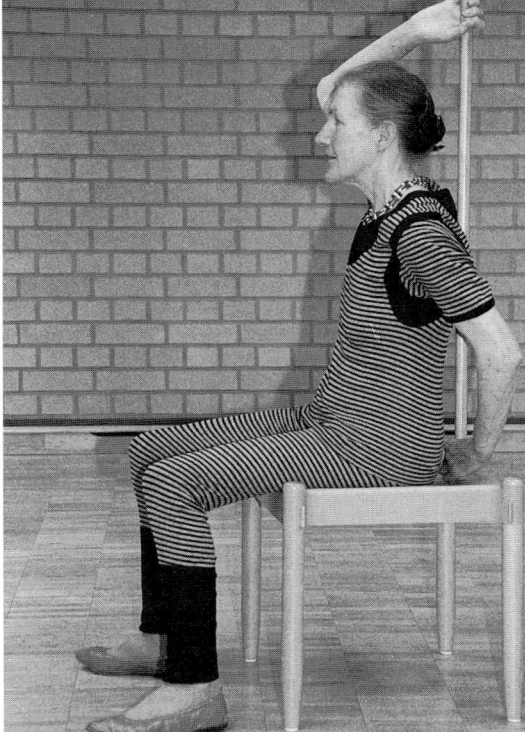

Abb. 38: Die Orientierung der Haltung an dem senkrecht gehaltenen Stab dient zum Bewußtmachen der Aufrichtung im Rumpf.

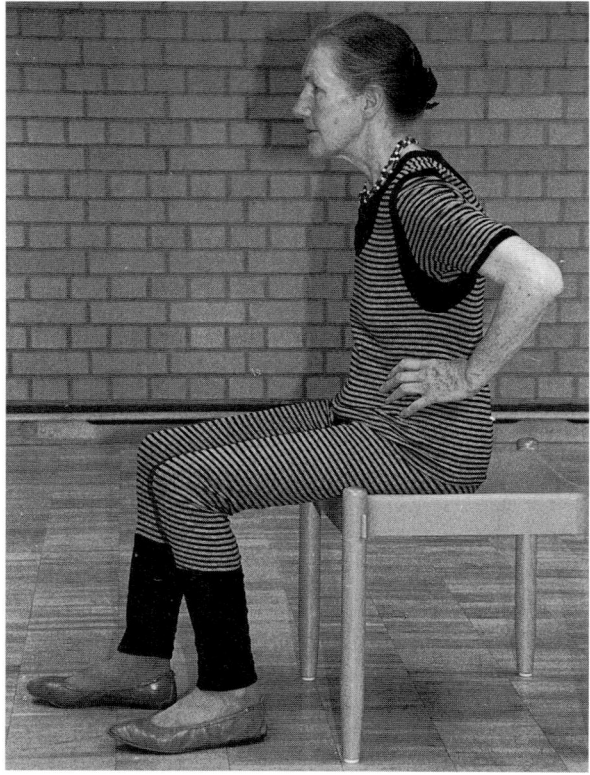

Abb. 39: Bewußtmachen und Einordnen der Beckenstellung in der Frontalebene.

* Mit einem waagrecht gehaltenen Stab wird der Boden vor dem rechten/linken Fuß berührt. Beim Aufrichten wird der Stab nahe zum Körper gebracht und dann weit nach oben in Richtung Zimmerdecke gestreckt.
* Das Gewicht wird auf die rechte/linke Gesäßhälfte verlagert. Die abgehobene andere Beckenseite wird rasch nach vorn und nach hinten bewegt und dort jeweils kurz abgesetzt (Abb. 39).
* Mit Drehen des Rumpfes nach rechts wird das rechte Bein angebeugt, mit beiden Händen unter dem rechten Oberschenkel geklatscht. Dann werden die Arme ausgebreitet und der Rumpf wieder in die Mitte gedreht und aufgerichtet. Wechselweise Ausführung.

* Rhythmisches Klatschen auf der rechten Seite, vor dem Körper, auf der linken Seite. Die Arme werden dabei abwechselnd gebeugt und gestreckt.
* Der rechte/linke Fuß wird auf die Sitzfläche gebracht und möglichst nahe am Gesäß aufgestellt. Der Unterschenkel wird mit beiden Händen umfaßt und der Rücken betont dagegen gestreckt (Abb. 40).
* Anbeugen des rechten/linken Beines in Richtung der kontralateralen Schulter, diese kommt dem Knie entgegen.
* Beide Hände unter dem Gesäß. Nun wird die rechte/linke Beckenhälfte hochgeschoben und wieder abgesetzt. Rascher Wechsel zwischen rechts und links.

Abb. 40: Die maximale Flexion in Hüft- und Kniegelenk soll so lange wie möglich erhalten bleiben, um Schwierigkeiten, z. B. beim Anziehen von Strümpfen, zu vermeiden.

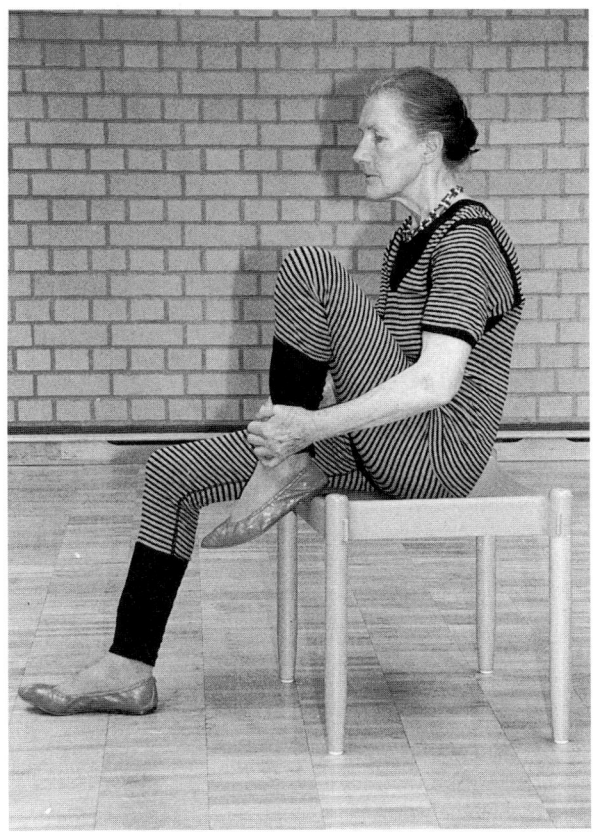

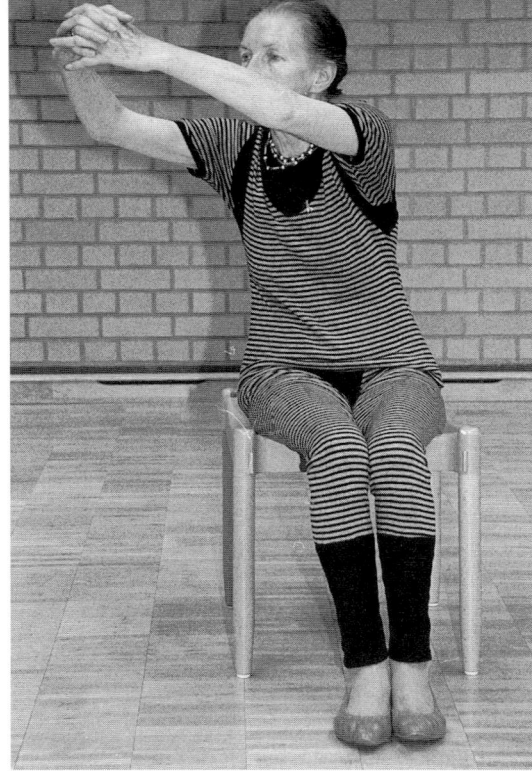

Schulen der Schwerpunktverlagerung und der Gleichgewichtsreaktionen

Ausgangsstellung: Sitz auf dem Hocker.

* Beide Beine sind abduziert. Der Rumpf wird nach rechts/links zur Seite bewegt und die jeweils kontralaterale Gesäßhälfte abgehoben. Dabei stützen die Hände am Becken ab.
* Beide Hände sind gefaltet, die Arme bilden einen Ring. Drehen des Oberkörpers nach rechts/links, mit den Armen weit zur Seite weisend, die Beine sind adduziert (Abb. 41).
* Gleiche Ausgangsstellung. Intensivieren der Schwerpunktverlagerung, bis sich der jeweils kontralaterale Fuß vom Boden abhebt.
* Der linke Arm ist vorn, der rechte Arm ist hinten. Nun schwungvoller Wechsel der Armstellung und Lösen des jeweils kontralateralen Fußes vom Boden (Abb. 42).

* Beide Arme schwingen nach rechts/links zur Seite. Das kontralaterale Bein wird gleichzeitig weit zur Seite gestreckt. Rascher Wechsel in der Ausführung.

* Die Hände sind gefaltet, die Arme bilden einen Ring. Nun wird dieser Ring bei pronierter Unterarmstellung weit nach rechts/links vorn bewegt und in supinierter Unterarmstellung wieder zum Körper zurückgeholt.

* Beide Hände halten einen Gymnastikstab an den Enden, etwa in Augenhöhe. Der Stab wird weit nach rechts gedreht, und gleichzeitig wird das rechte Bein über das linke geschlagen. Wechselweise Ausführung (Abb. 43).

Abb. 42: Gleichzeitige Durchführung mehrerer motorischer Programme: Pendelschwung der Arme, Rotation in der Wirbelsäule und Tretbewegungen der Beine.
Abb. 43: Zeitgleiche Abfolge der Arm- und Beinbewegungen: Überschlagen des linken Beines und Bewegen des Stabes nach links.

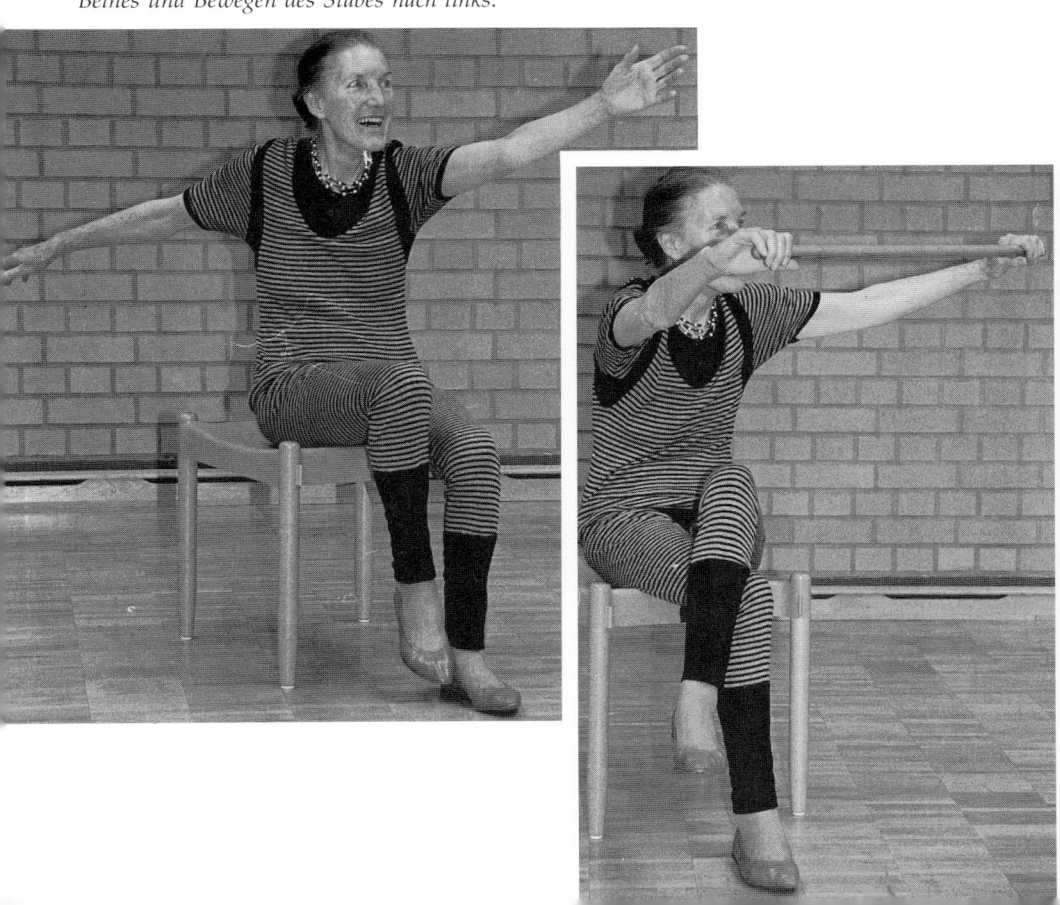

* Die rechte/linke Hand prellt einen Hartgummiball, rechts/links hinten beginnend, auf die linke/rechte Seite.
* Ein oder zwei Luftballons werden abwechselnd mit der rechten und der linken Hand in Bewegung gehalten.

Ausgangsstellung: Sitz auf dem Pezziball. Die Beine sind beckenbreit abduziert.

* Beide Arme sind zur Seite gestreckt. Langsames Vor- und Zurückrollen.
* Aus gleicher Position langsames Verlagern des Gewichts nach rechts/links.
* Nun wird die seitliche Gewichtsverlagerung so weit vergrößert, bis sich der kontralaterale Fuß vom Boden löst.
* Beide Hände seitlich an den Ball anlegen. Ein Bein nach vorn strecken und rasch wieder absetzen. Wechselweise Ausführung.
* Beide Arme sind seitlich ausgestreckt. Rasches Übereinanderschlagen der Beine.
* Auf dem Ball Hopsen in langsamem Rhythmus, dabei sollen sich die Füße kurz vom Boden lösen.
* Beide Arme seitlich ausgestreckt. Hopsen mit Lösen beider Füße vom Boden. Beim Aufstellen »wandern« die Füße weiter nach rechts oder links.

Ausgangsstellung: Reitsitz auf der Rolle.

* Rasches Rollen nach rechts/links mit Belastung des rechten/linken Fußes und Abheben des jeweils kontralateralen Fußes. Erwünscht sind ausgleichende Bewegungen der Arme.
* Beide Hände halten einen Gymnastikball. Bewegen der Rolle nach rechts/links und Prellen des Balles rechts/links. Rasches Wechseln.
* Gymnastikball in der rechten/linken Hand. Der Ball wird von der rechten/linken Seite hoch über den Kopf zur anderen Hand geworfen. Erwünscht ist ausgleichendes Bewegen der Rolle.
* Bewegen der Rolle nach rechts/links, dabei wird das unbelastete Bein schnell auf die Rolle gelegt und wieder auf den Boden gesetzt.

Bewegungsübergang vom Sitz zum Stand

Ausgangsstellung: Sitz auf einem Hocker.
* Schrittstellung der Füße, der rechte/linke Fuß steht vorn. Die Hände sind vor dem Oberkörper gefaltet. Mit dem Wegschieben beider Hände nach rechts/links vorn hochkommen in den Stand (Abb. 44). Mit dem Zurücknehmen der Hände zum Körper erfolgt das Zurücksetzen auf den Hocker.
* Der rechte/linke Fuß steht vorn, beide Arme befinden sich gestreckt auf der linken/rechten Seite. Auf Kommando »Schwung

Abb. 44: Der Übergang vom Sitz zum Stand: Schrittstellung der Füße und Streckung der Arme nach vorn begünstigen die Schwerpunktverlagerung nach vorn.

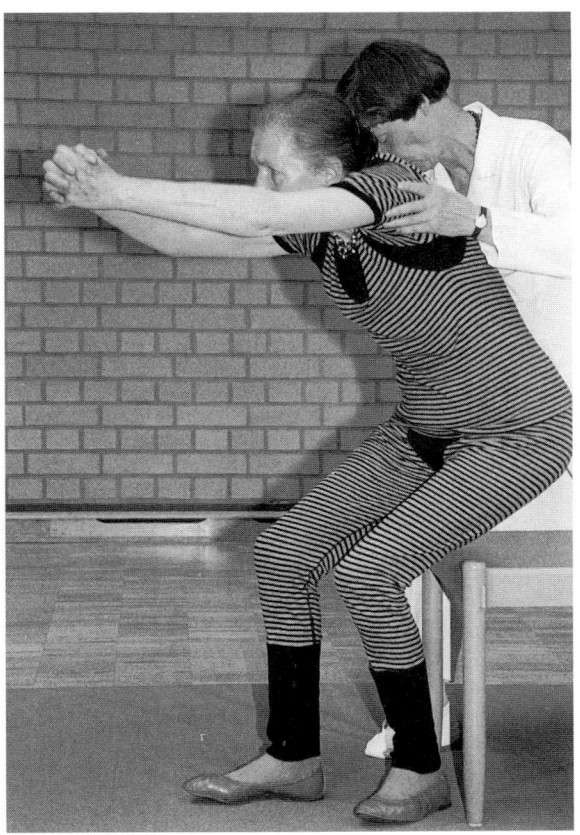

hoch« erfolgt das Vorschwingen beider Arme und das Hochkommen zum Stand. Auf Kommando »Schwung zurück« erfolgt das Zurückschwingen der Arme und das Zurücksetzen auf den Hokker.

* Der Hocker steht neben einem Tisch. Die rechte/linke Hand stützt auf der Tischplatte ab, der rechte/linke Fuß steht vorn. Der linke/rechte Arm schwingt von hinten nach vorn und erleichtert das Hochkommen zum Stand. Mit dem Zurückschwingen des Armes erfolgt das Zurücksetzen auf den Hocker.
* Der rechte/linke Fuß steht vorn. Beide Hände stützen rechts/links auf der Tischplatte ab während des Hochkommens zum Stand.
* Freier Sitz auf dem Hocker. Der rechte Arm und das rechte Bein sind vorn, der linke Arm und das linke Bein sind hinten. Mit einer Pendelbewegung der Arme erfolgt der Übergang zum Stand in Schrittstellung. Zurücksetzen auf den Hocker mit gegenläufiger Pendelbewegung der Arme.

Ausgangsstellung: Sitz auf dem Pezziball.
* Beide Arme sind hinten. Der rechte/linke Fuß steht vorn. Vorschwingen beider Arme und Verlagern des Gewichtes auf das vorn stehende Bein beim Hochkommen in den Stand.
* Beide Hände halten einen senkrecht stehenden Gymnastikstab am oberen Ende fest. Nach mehrmaligem Hopsen auf dem Ball erfolgt das Hochkommen zum Stand.
* Dasselbe mit zwei Gymnastikstäben, die dem Gangmuster entsprechend plaziert sind.

Ausgangsstellung: Sitz quer auf der Rolle.
* Füße in Schrittstellung. Ein großer Stab wird vorn senkrecht aufgestellt und mit beiden Händen gehalten. Vorrollen mit der Rolle und mit Gewichtsverlagerung nach vorn hochkommen zum Stand (Abb. 45).
* Mit dem Vorrollen schwingen beide Arme nach vorn, die Handflächen klatschen aneinander beim Hochkommen zum Stand.
* Beide Hände halten einen Gymnastikball vor dem Körper. Vorrollen der Rolle und Vorstrecken des Balles erleichtern das Hochkom-

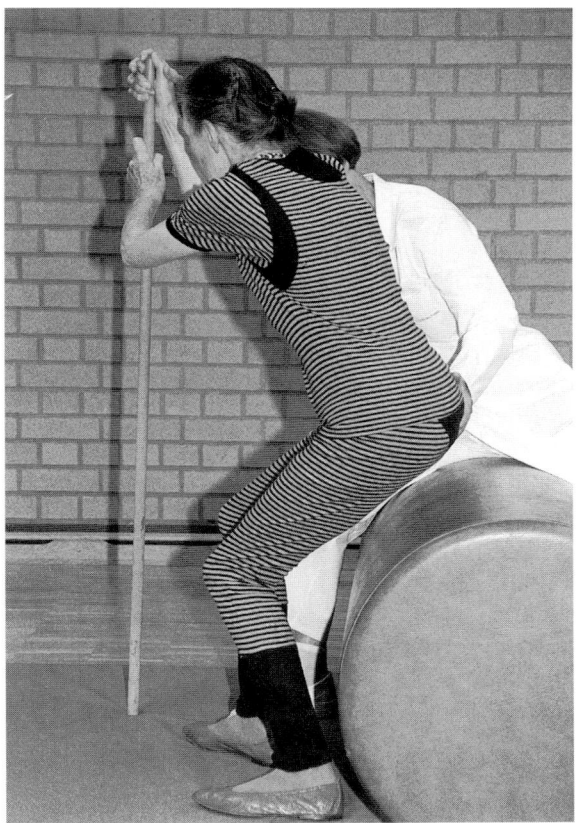

Abb. 45: Übergang vom Sitz auf der Rolle zum Stand: Die Schwerpunktverlagerung nach vorn wird erleichtert durch den langen Stab und das Bewegen der Rolle nach vorn.

men zum Stand in Schrittstellung. Mit dem Zurücknehmen des Balles erfolgt das Zurücksetzen auf die Rolle.

* Schrittstellung, der rechte/linke Fuß steht vorn. Ein Gymnastikball befindet sich in der linken/rechten Hand. Vorrollen der Rolle und Werfen des Balles zum gegenüberstehenden Therapeuten beim Hochkommen zum Stand.

7.4 HALTUNG, STAND UND GLEICHGEWICHTS-REAKTIONEN IM STAND

Die nachfolgenden Übungsbeispiele zielen ab auf
- die Verbesserung der Haltung,
- das Auslösen von Gleichgewichtsreaktionen,
- die Wahrnehmung der Haltungsabweichung und ihre Korrektur,
- die Übernahme in ein täglich durchzuführendes Übungsprogramm. Anstelle der bei den Übungen vorgestellten Sprossenwand können zur Sicherung benutzt werden: die Türklinke einer verschlossenen Tür, Tischkanten stabil stehender Tische, Rückenlehnen schwerer Sessel.

Übungen aus dem freien Stand

Bei den Übungen, auf dem Boden, auf der Weichbodenmatte oder auf dem Schaukelbrett ausgeführt, wird auf die Haltung, die Schwerpunktverlagerung und auf Gleichgewichtsreaktionen eingegangen. Besteht die Gefahr, daß der Patient infolge Falltendenz oder Pulsion stürzen würde, so muß in der Behandlung besondere Vorsorge getroffen werden, oder es muß auf diese Behandlungssequenz verzichtet werden.

* Der Patient prellt mit dem Knie einen Gymnastikball in die Höhe und fängt ihn mit den Händen auf.
* Ein Luftballon wird mit dem Handrücken der rechten/linken Hand in der Schwebe gehalten.
* Verschiedene Finger der rechten/linken Hand halten den Luftballon in Bewegung.
* Der Luftballon wird durch den Kopf und einzelne Finger abwechselnd in Bewegung gehalten (Abb. 46, 47).
* Im Wechsel sollen der Kopf, das rechte/linke Knie und verschiedene Finger zwei Luftballons in der Schwebe halten.

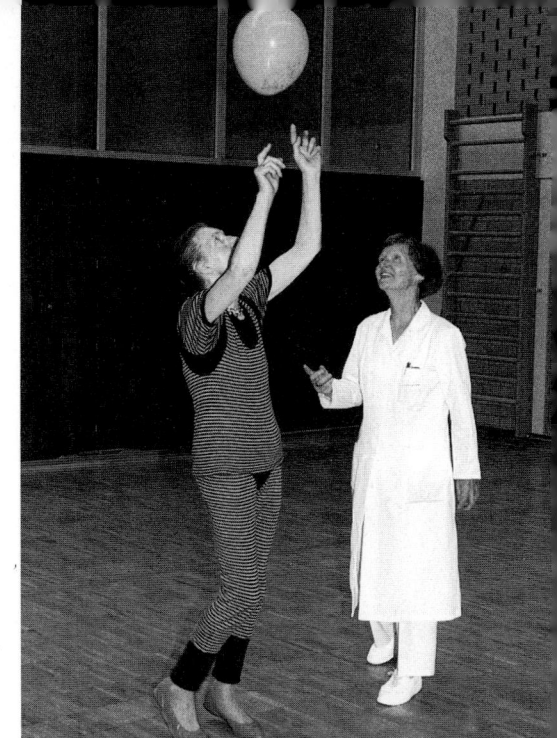

Abb. 46 und 47: Spiel mit dem Luftballon im Stand auf festem Boden und auf der Weichmatte. Aspekte sind die Streckung von Extremitäten und Rumpf, die zeitliche und räumliche Koordinierung der Bewegung sowie die Haltungsregulation.

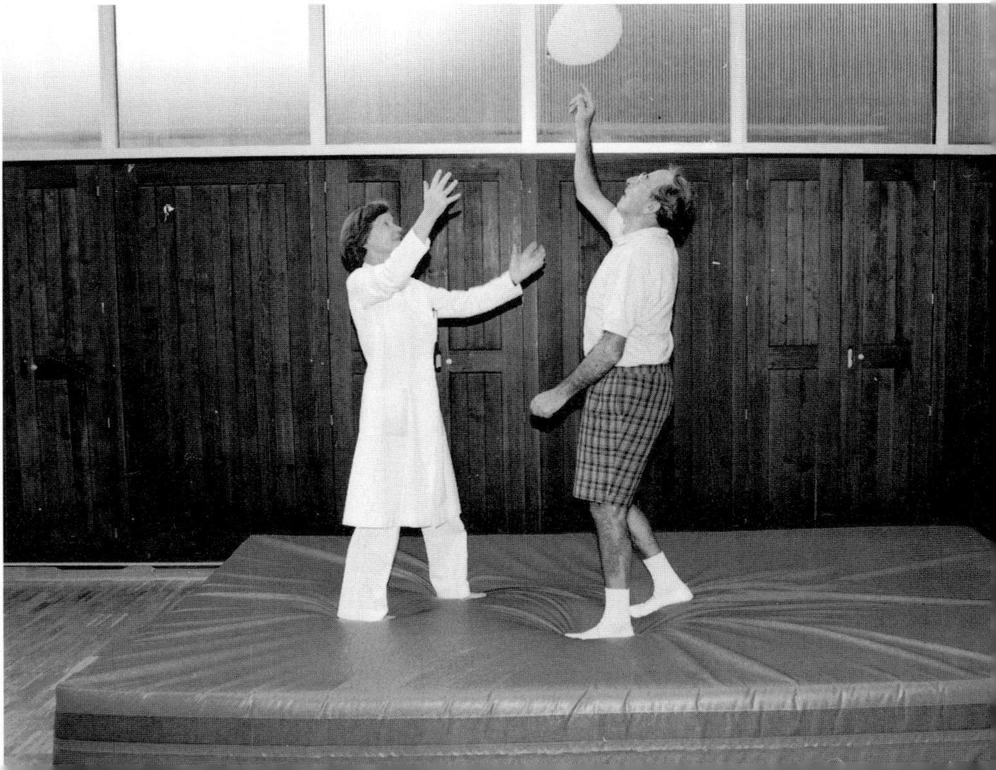

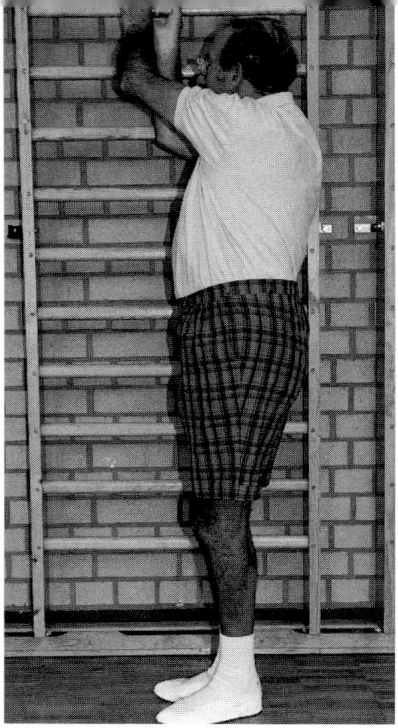

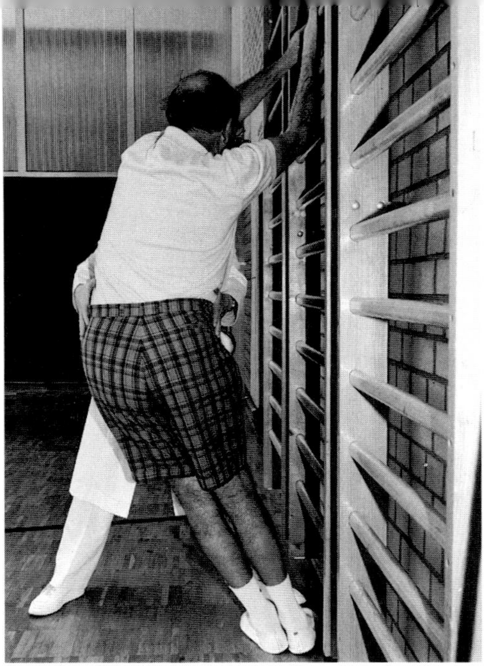

Abb. 48 und 49: Dehnung der seitlichen Rumpfmuskulatur, beidseitig auszuführen. Bei asymmetrischer Haltung ist die Dehnung der verkürzten Seite zu betonen.

Abb. 50 und 51: Aus dem Stand seitlich zur Sprossenwand wendet der Patient abwechselnd Gesicht und Rücken der Sprossenwand zu. Dies fördert die Beweglichkeit in allen Gelenken der Extremitäten und der Wirbelsäule.

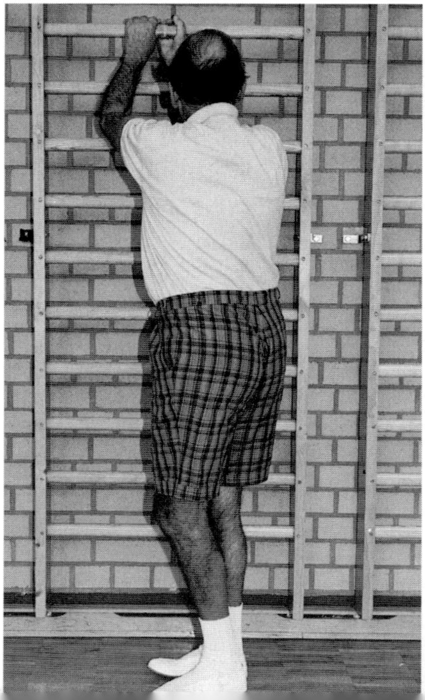

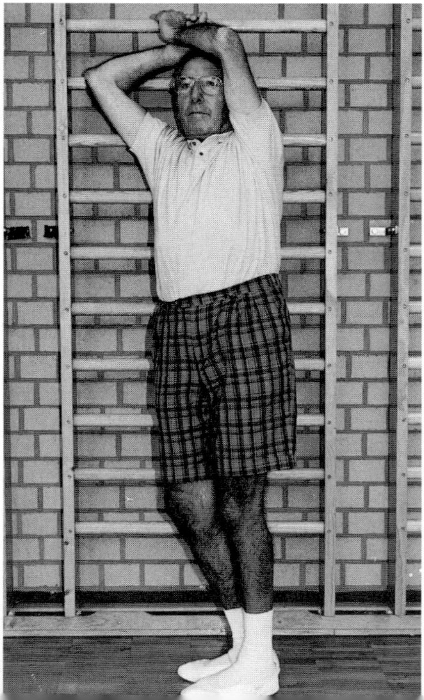

Übungen aus dem unterstützten Stand

* Stand seitlich zur Sprossenwand. Beide Hände fassen einen Holmen weit oben. Die Füße stehen in Schlußstellung nahe an der Sprossenwand. Dehnen der seitlichen Rumpfmuskeln durch weites Herauslehnen des Rumpfes nach rechts bzw. links (Abb. 48, 49).
* Aus gleicher Ausgangsstellung den Rumpf so weit drehen, daß einmal die ventrale Seite, einmal die dorsale Seite der Sprossenwand angelegt werden kann (Abb. 50, 51).
* Stand mit dem Gesicht zur Sprossenwand, beide Hände fassen bei gestreckten Ellbogen einen Holmen möglichst weit oben. Nun den Rumpf so weit wie möglich von der Sprossenwand wegführen (Abb. 52).
* Gleiche Ausgangsstellung. Durch Beugen der Hüft- und Kniegelenke wird eine Dehnung auf Schultergürtel und Rumpf gebracht. Bewegungen des Beckens zur Seite können die Dehnung intensivieren.
* Aus gleicher Ausgangsstellung den Rumpf weit nach hinten lehnen und locker das Becken nach rechts und links bewegen.

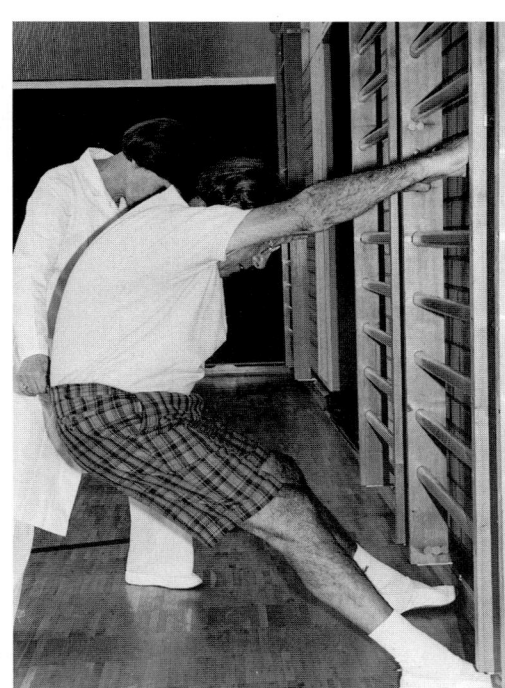

Abb. 52: Durch die Verlagerung des Rumpfes nach hinten wird die dorsal gelegene Muskulatur gedehnt.

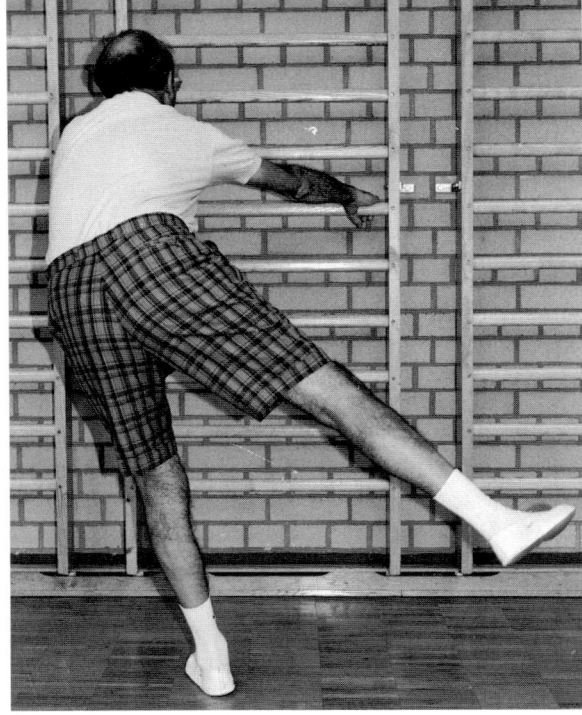

Abb. 53: Hier wird die Gewichtsverlagerung nach der Seite erarbeitet. Dies ist besonders wichtig bei Falltendenz zur Seite.

* Aus gleicher Ausgangsstellung werden die Beine breit gegrätscht aufgestellt und die Belastung im Wechsel auf das rechte und linke Bein verlagert.
* Die seitliche Gewichtsverlagerung wird beschleunigt und so intensiviert, daß das jeweils nicht belastete Bein vom Boden abgehoben werden kann (Abb. 53).
* Gleicher Bewegungsablauf, das Spielbein tippt neben, vor oder hinter dem Standbein kurz auf den Boden auf, bevor es in seine Ausgangsposition zurückgeführt wird und Gewicht übernimmt. Das Spielbein kann auch vorn oder hinten überkreuzen.
* Stand mit rechter/linker Körperseite zur Sprossenwand in Schrittstellung. Die rechte/linke Hand greift einen Holmen unter Schulterhöhe. Die Belastung wird auf das vorn stehende Bein und wieder zur Mitte zurück verlagert.

* Nun wird die Verlagerung des Schwerpunktes auf das vordere Bein so intensiviert, daß der hinten stehende Fuß vom Boden abgehoben werden kann.
* Bei gleicher Ausgangsstellung wird der Schwerpunkt auf das hinten stehende Bein verlagert und wieder bewußt zur Mitte zurückgebracht.
* Nun wird die Schwerpunktverlagerung auf das hinten stehende Bein so intensiviert, daß das vorn stehende Bein vom Boden abgehoben werden kann.
* Aus gleicher Ausgangsstellung rascher Wechsel der Schwerpunktverlagerung auf das vorn und hinten stehende Bein. Dann Bewußtmachen der Belastung in der Mitte mit gleicher Belastung beider Füße.
* Stand mit dem Gesicht zur Sprossenwand, beide Hände halten einen Holmen unter Schulterhöhe. Auf Kommando, z. B. »1 – 2 – 3 – los!« beginnt der Patient mit Treten auf der Stelle.
* Aus gleicher Anordnung auf Kommando treten auf der Stelle, auf akzentuiertes Kommando anhalten in der Bewegung, so daß ein Bein Standbein, das andere Spielbein ist.
* Aus gleicher Anordnung auf Kommando treten auf der Stelle. Auf verabredetes Kommando »nach rechts« bzw. »nach links« werden die Füße so versetzt, daß sich die untere Körperhälfte nach rechts bzw. links dreht, während die obere Körperhälfte durch breites Greifen am Holmen in frontaler Stellung bleibt.
* Aus gleicher Ausgangsstellung werden Nachstellschritte zur rechten/linken Seite ausgeführt.
* Stand mit dem Gesicht zur Sprossenwand. Bei gestreckten Ellbogen halten die Hände einen Holmen unter Schulterhöhe. Das Gewicht wird auf das rechte/linke Bein verlagert. Das jeweils unbelastete Bein schwingt parallel zur Sprossenwand vor und hinter dem Standbein.
* Aus gleicher Anordnung wird mit der rechten/linken Fußspitze mit einem Tuch locker über den Boden gewischt, einen Halbkreis oder andere Figuren vor und hinter dem Standbein beschreibend.
* Stand rechts/linksseitig zur Sprossenwand. Die rechte/linke Hand hält einen Holmen in Schulterhöhe. Das rechte/linke Bein

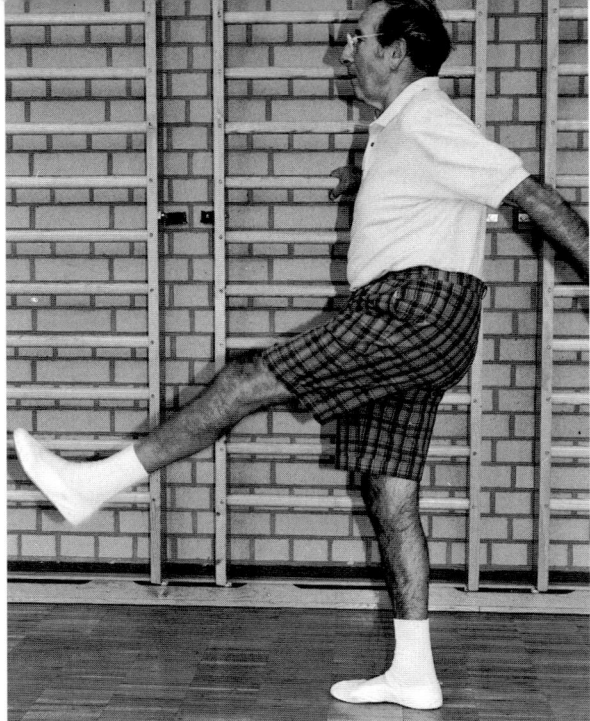

Abb. 54: Die gegenläufige Bewegung von Arm und Bein der gleichen Seite stellt eine Vorbereitung zum Gehen dar.

schwingt mit deutlicher Drehung des Beckens weit vor und zurück.

* Aus gleicher Ausgangsstellung erfolgt das Vor- und Zurückschwingen eines Beines und das Mitschwingen des kontralateralen Armes. Beim Vorschwingen des Beines wird das Knie locker in Flexionsstellung gebracht.
* Gleiche Übung, die Beugung im Kniegelenk wird an das Zurückschwingen gekoppelt. Beim Vorschwingen wird ein imaginärer Gegenstand »weggekickt« (Abb. 54).
* Der linke/rechte Fuß wischt mit einem Tuch über den Boden. Entsprechend zur Vor-Rück-Bewegung schwingt der kontralaterale Arm.
* Aus gleicher Ausgangsstellung »kickt« der Patient einen Ball zum Therapeuten.

Gleichgewichtsreaktionen im Stand

Das Reagieren auf Schwerpunktverlagerungen kann aus unterschiedlichen Standpositionen auf dem Schaukelbrett erfolgen. Dabei wird das Schaukelbrett rasch bis sehr rasch bewegt. Bei Patienten mit Störungen der Standregulation und mit Pulsionsproblemen wird die bewegte Standfläche zur dynamischen Stabilisation eingesetzt. Außerdem wird die Konzentration des Patienten günstig beeinflußt.

Die Neigung des Schaukelbretts sollte sowohl zur Seite der Fallneigung als auch in die Richtung der Pulsion gesteigert werden, um den Patienten mit der jeweiligen Situation vertrauter und sicherer zu machen und um die reaktiven Ausgleichsbewegungen zu intensivieren (Abb. 55).

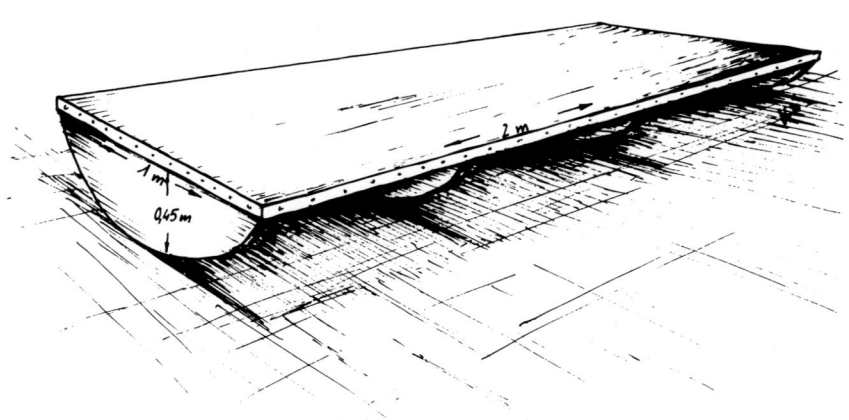

Abb. 55: Das Schaukelbrett: Die angegebenen Maße haben sich in der Behandlung Erwachsener bewährt.

* Stand in der Mitte des Schaukelbretts, Frontalebene parallel zu den Kufen. Verlagerung des Schwerpunktes durch vermehrte Belastung des rechten/linken Beines. Provoziert wird dadurch die Auseinandersetzung mit Lateropulsion und Fallneigung zur Seite.

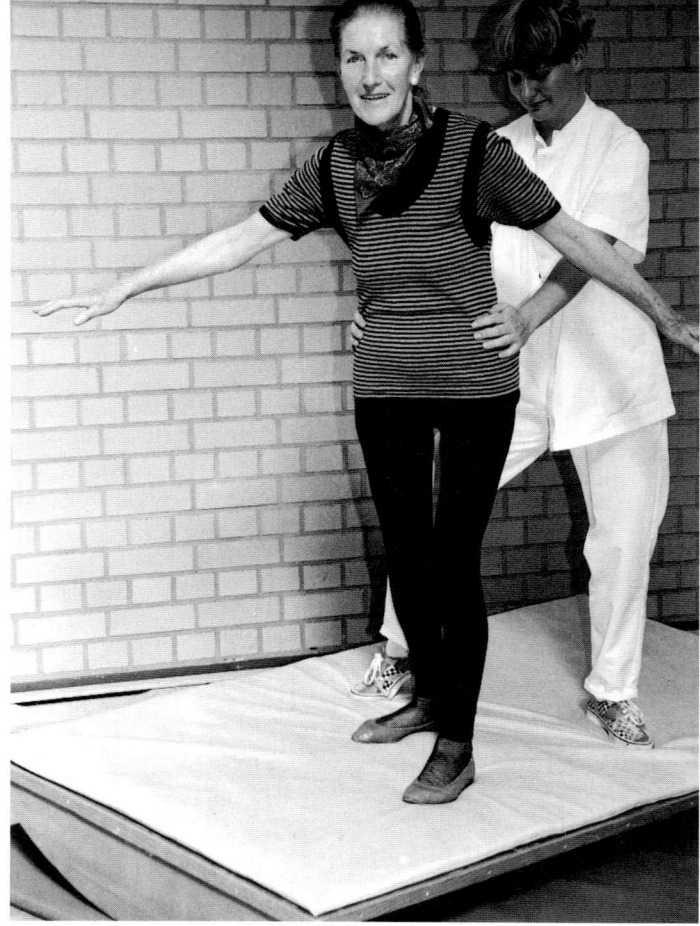

Abb. 56: Beim Stand auf dem Schaukelbrett werden reaktiv-ausglei-
chende Bewegungen ausgelöst. Die Therapeutin muß jedoch immer in
der Lage sein, die Patientin vor Sturz zu schützen.
Die Schulung der räumlichen und zeitlichen Koordinierung von Ausgleichsbewegungen ist bei Pulsionsproblemen und Fallneigung besonders wichtig.

Auch die Arme können sich an den Gleichgewichtsreaktionen
beteiligen (Abb. 56).

* Allmähliche Veränderung des Standes zum rechten/linken Rand
des Schaukelbretts. Die Provokation der Standregulation wird
intensiver.

* Stand in der Mitte des Schaukelbretts, Frontalebene senkrecht zu den Kufen. Der Schwerpunkt wird in der sagittalen Ebene verlagert. Provoziert wird die Auseinandersetzung mit der Fallneigung nach vorn sowie mit Pro- und Retropulsion. Auch die Arme sollen sich an den Gleichgewichtsreaktionen beteiligen (Abb. 57).
* Allmähliche Verlagerung der Standposition zum Rand des Schaukelbretts. Die Provokation von Ausgleichsbewegungen wird intensiviert.
* Stand auf einer Diagonalen, entweder in der Mitte des Schaukelbretts oder im Randbereich. Hierbei werden betont Rotationsbewegungen in den Gelenken der Beine, in der Wirbelsäule und im Schultergürtel zur Aufrechterhaltung der Gleichgewichtsposition erforderlich.

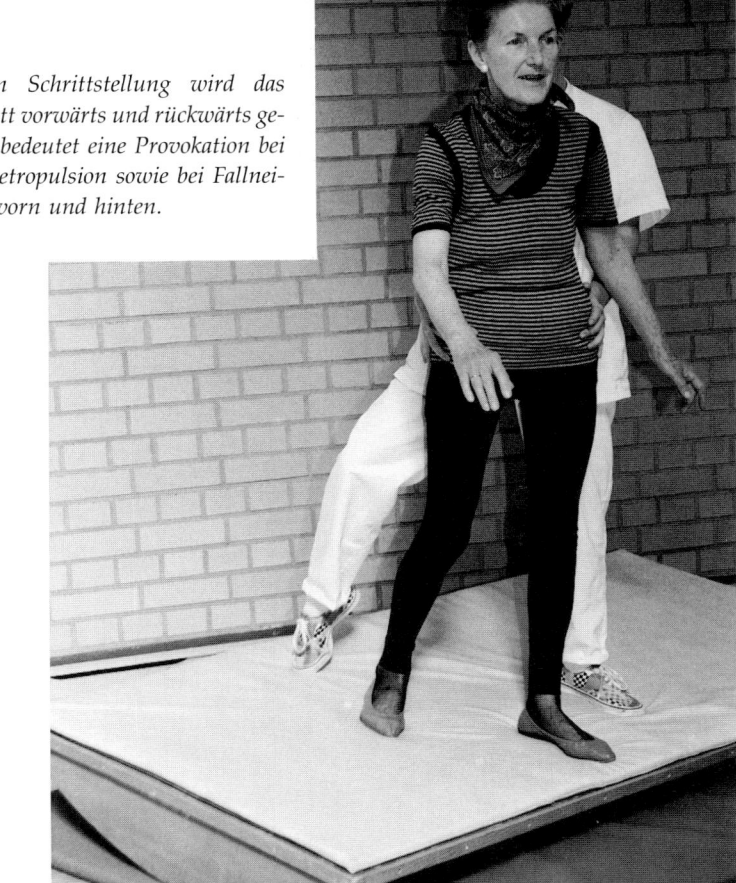

Abb. 57: In Schrittstellung wird das Schaukelbrett vorwärts und rückwärts geneigt. Dies bedeutet eine Provokation bei Pro- und Retropulsion sowie bei Fallneigung nach vorn und hinten.

7.5 GANG

Durch die Gangschulung soll dem Patienten möglichst lange das selbständige Gehen erhalten bleiben. Es liegt im Wesen dieser Erkrankung, daß Kompromisse zu akzeptieren sein werden.

Mit der Gangschulung sollte sofort bei Auftreten von Gangstörungen begonnen werden und nicht erst dann, wenn sich schwerwiegende Probleme manifestiert haben. Die Forderung nach dem frühestmöglichen Beginn der krankengymnastischen Gangschulung basiert zum guten Teil auf den Erkenntnissen, die im Kapitel »Kognitive Störungen« (Kap. 2.6) hinsichtlich des Lernens und Behaltens, auch von Bewegungsabläufen, dargelegt werden. In späteren Stadien der Erkrankung werden vom Patienten höchst selten Strategien zur Bewältigung von Gangproblemen übernommen. Es wird dann in den meisten Fällen der Fremdantrieb nötig sein.

Bei frühestmöglichem Beginn der Gangschulung können die individuellen Probleme mit dem Patienten besprochen, ihm und u. U. seinen Angehörigen die Auswirkungen bewußt gemacht und verschiedene Möglichkeiten zur Bewältigung eingeübt werden. Außerdem können bei frühestmöglichem Beginn regulative Fähigkeiten zur Aufrechterhaltung des Gleichgewichts mit besserem Erfolg eingeübt werden. Diese Schulung des Gleichgewichts ist nach längerer Krankheitsdauer und spätem Beginn der Bewegungstherapie selten erfolgbringend.

Wünschenswert wäre, daß der Patient die Begrenzung seiner Gangprobleme als seine eigene Aufgabe erkennt und zu bewältigen sucht und sich nicht früher als unbedingt erforderlich auf die Hilfestellung durch Fremde verläßt und damit abhängig wird.

Sehr empfehlenswert sind regelmäßige Spaziergänge von definierter Länge, die dem Patienten eine gute Kontrollmöglichkeit über seine Leistungsbreite geben. Die tägliche Gehstrecke soll nicht unter zwei Kilometern liegen. Günstige Zeiten für den täglichen Gang sind die frühen Vormittags- oder die späten Nachmittagsstunden. In den Sommermonaten sind die Stunden der größten Hitze für Spaziergänge zu vermeiden.

Für die Gangschulung werden folgende Hilfen vorgeschlagen:

- taktile Reize wie manueller »stretch« und Kontakte,
- akustische Reize zur zeitlichen Strukturierung des Gangablaufs durch Kommando, Klatschen, Klopfen, Verwendung eines Metronoms, eines Tambourins,
- visuelle Reize zur optischen Strukturierung des Raumes mittels Keulen, Seilen, Bällen, Reifen, bunten Klebestreifen oder anderen Farbmarkierungen.

Durchgeführt wird die Gangschulung günstigerweise in einem großen Raum (Turnhalle, Flur, Gang). Bei ausgeprägten Start-, Stopp- und Engpaßproblemen sind lebensnahe Situationen zu schaffen, indem auch in den zumeist engen Krankenzimmern gearbeitet wird. Die Gangschulung kann außerdem im Freien stattfinden, in einem Gehgarten oder Park oder im Garten des Patienten. Zäune, Mäuerchen, Steine, Stufen, Beeteinfassungen, Sträucher, Bäume und Rasenflächen bieten günstige optische Markierungen.

Sowohl in der Einzelbehandlung als auch in der Gruppenbehandlung muß die Position des Therapeuten (und eventuell eines Helfers) sofortige Hilfestellung bei drohendem Sturz des Patienten gewährleisten.

Viele der folgenden Vorschläge gelten dem Vorwärtsgehen, dem Rück- und Seitwärtsgehen und dem Treppensteigen. Ziel der Behandlung ist, daß die therapeutischen Hilfen, z. B. bei Start- und Stoppproblemen, die der Krankengymnast als »externer« Schrittmacher anbietet, vom Patienten übernommen werden, so daß er dadurch sein eigener Schrittmacher wird.

Befundbezogen erstreckt sich die Gangschulung auf folgende Teilaspekte:
- Freies Gehen bei gleichzeitigem Ablauf weiterer motorischer Programme,
- Verlängerung des Schrittes,
- Verbreiterung der Gangspur,
- Betonung von Rotation und Gegenrotation,
- Schulen des Richtungswechsels,
- Eingehen auf Pulsionsprobleme,
- Eingehen auf Engpaßprobleme,

- Verhalten beim Treppensteigen,
- Auswahl günstiger Gehhilfen.

Natürlich können mehrere Teilaspekte in einer Behandlungseinheit gleichzeitig angesprochen, bewußt gemacht und therapeutisch angegangen werden.

Freies Gehen bei gleichzeitigem Ablauf weiterer motorischer Programme

* Während des Gehens einen Gymnastikball zwischen den Händen rollen.
* Gehen und dabei Hochwerfen und Fangen eines Balles.
* Während des Gehens einen Luftballon in der Schwebe halten.
* Dasselbe mit zwei Luftballons.
* Ausgehen eines Buchstabens, der mittels Seilen in seinen Umrissen erkennbar ist.
* Ausgehen eines Buchstabens, der mittels Keulen an markanten Punkten gekennzeichnet ist.
* Entlanggehen an den Strahlen eines mittels Seilen ausgelegten Sterns (Abb. 58).

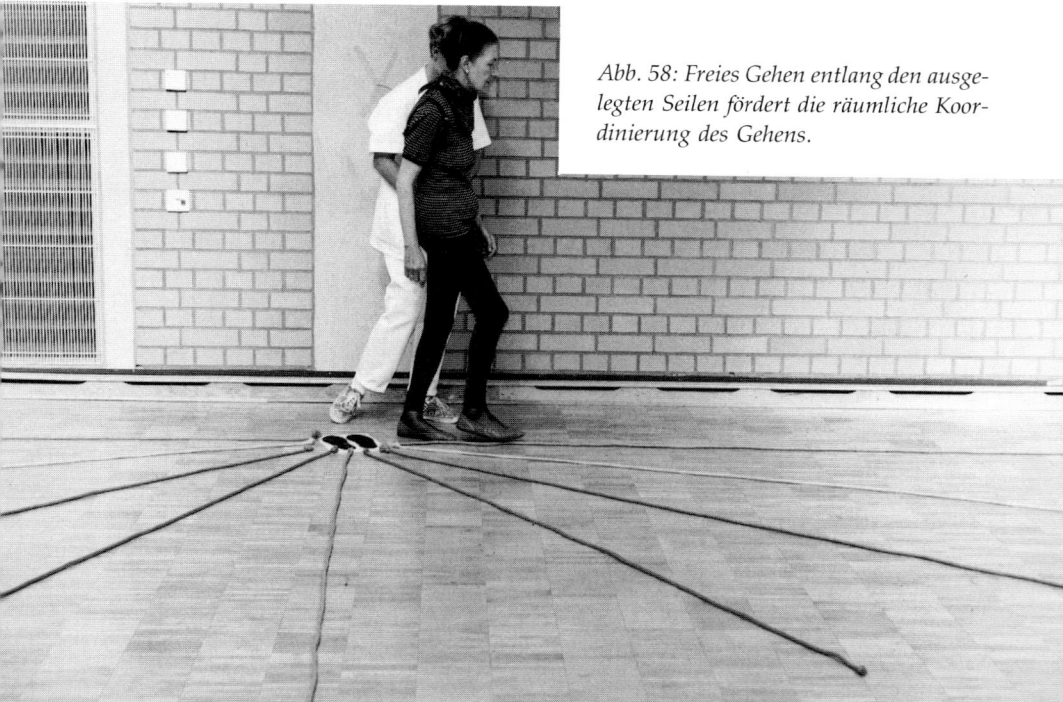

Abb. 58: Freies Gehen entlang den ausgelegten Seilen fördert die räumliche Koordinierung des Gehens.

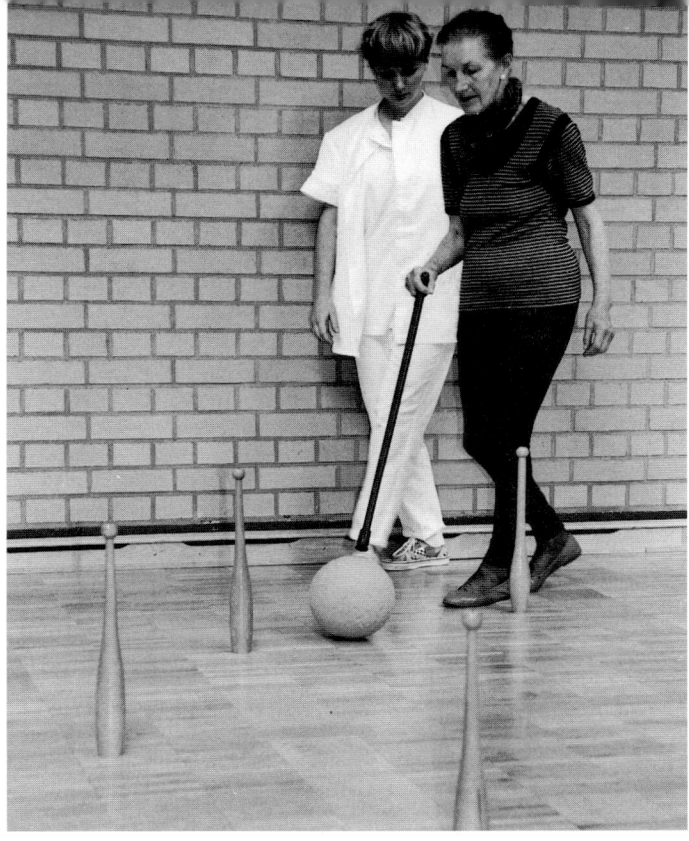

Abb. 59: Räumliche Koordinierung und gleichzeitige Abfolge zweier motorischer Programme: Gehen und gleichzeitig einen Schaumstoffball durch eine Keulengasse bewegen.

* Während des Gehens einen Ball mit einem Gymnastikstab vor-wärtsbewegen.
* Beim Gehen einen Schaumstoffball mit einem Gymnastikstab durch eine Keulenreihe bewegen (Abb. 59).

Hilfen für den Richtungswechsel

* Start auf Kommando. Nach verabredeter Schrittzahl Drehen der Augen, des Kopfes, dann erst des Körpers nach rechts/links (Abb. 60).

125

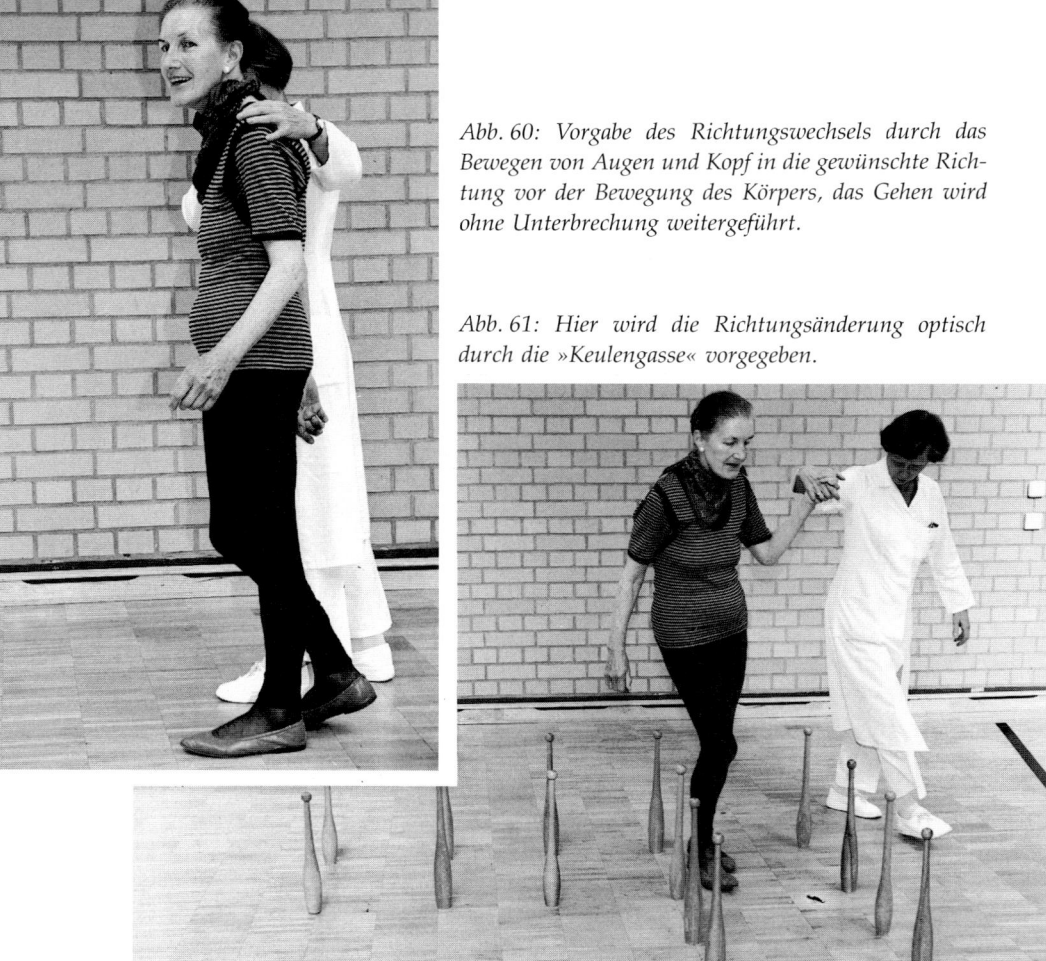

Abb. 60: Vorgabe des Richtungswechsels durch das Bewegen von Augen und Kopf in die gewünschte Richtung vor der Bewegung des Körpers, das Gehen wird ohne Unterbrechung weitergeführt.

Abb. 61: Hier wird die Richtungsänderung optisch durch die »Keulengasse« vorgegeben.

* Nach dem Start auf Kommando wird nach Erreichen einer Keule die Gangrichtung geändert. Wieder erfolgen Augen-, Kopf- und Körperdrehung nacheinander.
* Beim Durchführen der Gangschulung im Freien kann die Richtungsänderung in Höhe eines Strauches, Baumes oder markanten Steines erfolgen.
* Der Patient durchschreitet eine »Gasse«, die mit geradem und mit rechtwinkligem Verlauf durch viele Keulen gebildet ist (Abb. 61).
* Nun erfolgt der Start schnell. Vor Erreichen einer Farbmarkierung Verlangsamen des Tempos. Es wird eine ganze Drehung vorge-

nommen und mit zuerst raschem, dann sich verlangsamendem Tempo zum Ausgangspunkt zurückgegangen.

* Gehen mit Richtungswechsel auf verabredete Zahl, z. B. 1 = vorwärtsgehen, 2 = seitwärtsgehen nach rechts, 3 = seitwärtsgehen nach links, 4 = rückwärtsgehen.

Variation des Gangtempos

* Absprache des Gangtempos, die Zahlen 1 – 2 – 3 geben ein rasches Gangtempo vor, die Zahlen 4 – 5 – 6 stehen für ein langsames Gangtempo.
* Keulen markieren eine rasch zu durchschreitende Gehstrecke, auf dem Boden liegende Reifen eine langsam zu durchschreitende Gehstrecke (Abb. 62).
* Das Gangtempo wird vom Therapeuten durch Klatschen in die Hände variiert.

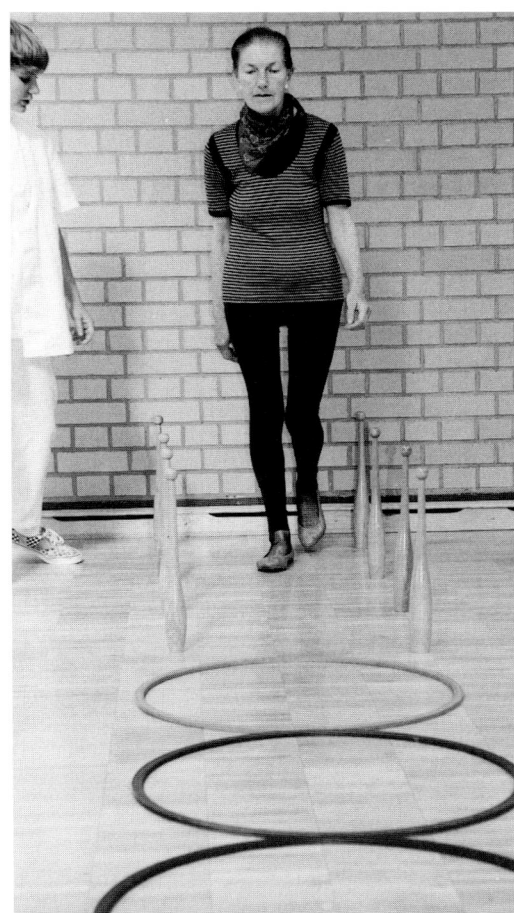

Abb. 62: Das Gangtempo ist vorgegeben durch Keulen (langsames Gangtempo) und Reifen (rasches Gangtempo), auch umgekehrt.

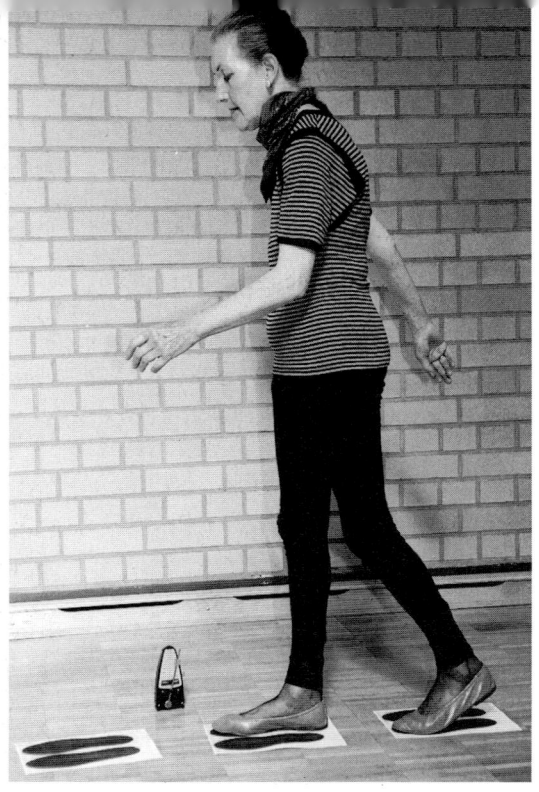

Abb. 63: Akustische Vorgabe des Gangtempos durch das Metronom sowie optische Markierung der Schrittlänge durch »Füße«. (s. auch Gehtest)

Das Metronom gibt die langsame und die rasche Gangart an (Abb. 63).

* Gehen auf dem Laufband, dessen Laufgeschwindigkeit regulierbar ist. Der Laufgeschwindigkeit paßt sich der Patient an. Die Änderung des Tempos wird vom Therapeuten kurz vorher angesagt.

Gehtest

Nachfolgend wird ein einfacher Gehtest vorgeschlagen, der über die Wirksamkeit akustischer Hilfen für das Gangtempo aussagen kann.

Nach Metronomeinstellung bei 60–80/Min. wird eine Gehstrecke von zehn Metern in einer per Stoppuhr ermittelten Zeit vom Patienten durchschritten. Anschließend geht der Patient die gleiche Gehstrecke ohne akustische Vorgabe durch das Metronom. Die benötigte Zeit wird wiederum durch Stoppuhr ermittelt.

Zur Dokumentation dieses Tests wird der Vordruck (Befundbogen 2) empfohlen.

Befundbogen 2 (Fries/Liebenstund, 1990)

	Gehtest	Strecke: 10 m	Zeit: s

Patient: ....

Diagnose: ....

Geburtsdatum: ....

bekannt seit: ....

Datum	mit Metronom Einstellung	Zeit	ohne Metronom Zeit	Differenz
....	....	....	....	....
....	....	....	....	....
....	....	....	....	....
....	....	....	....	....
....	....	....	....	....
....	....	....	....	....
....	....	....	....	....
....	....	....	....	....

Beeinflussung der Schrittlänge

* Die Schrittlänge wird optisch markiert, z. B. durch schwarze Filz-
  platten oder aus Karton ausgeschnittene »Füße«, mit Klebeband
  am Boden fixiert im Abstand von 10 und 15 cm zwischen der
  Fußspitze des einen und der Ferse des anderen Fußes (Abb. 64).
* Keulen im Abstand von 10 cm markieren die Schrittlänge, dabei
  können z. B. für fünf Schritte jeweils 10 cm, für die nächsten fünf
  Schritte jeweils 15 cm Abstand vorgesehen werden.
* Die Schrittlänge wird durch das Kommando lang – lang – lang,
  z. B. für sieben Schritte, kurz – kurz – kurz für die nächsten Schritte
  gegeben.

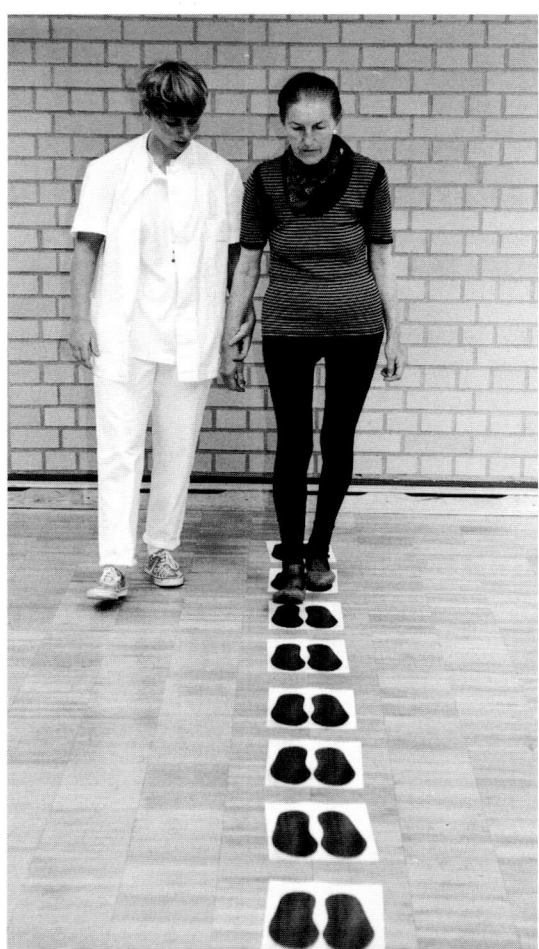

Abb. 64: Die gewünschte Schrittlänge wird durch den Abstand der »Füße« vorgegeben.

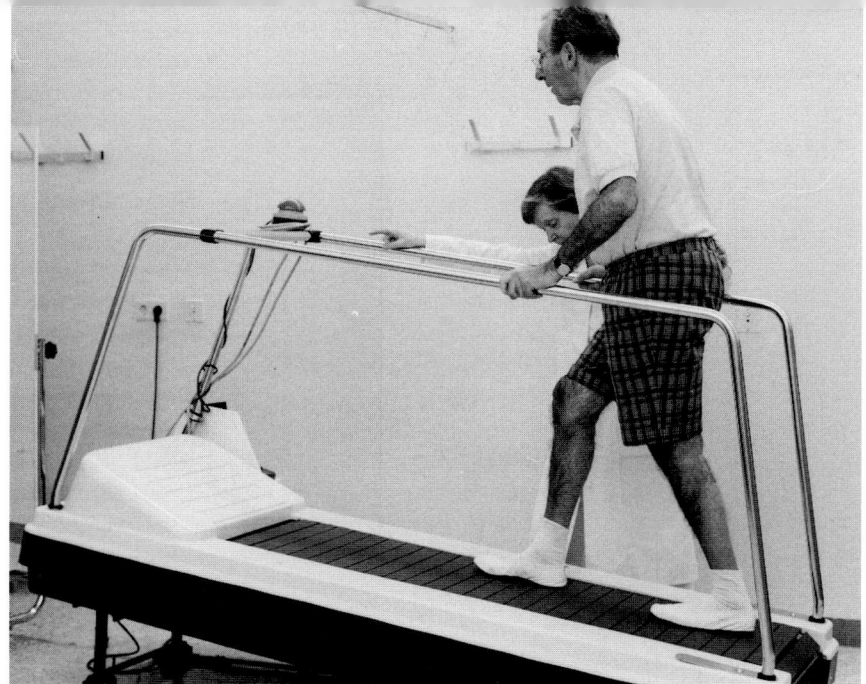

Abb. 65: Der Patient geht entgegen der Laufrichtung des Laufbandes. Das Laufband ist hier auf eine Geschwindigkeit von 1,8 km/h und eine Neigung von 20° eingestellt. Das Laufband stimuliert Schrittlänge und Schrittfolge und damit das Einstellen der Unterstützungsfläche unter den Körperschwerpunkt. Es stimuliert nicht das Verlagern des Körperschwerpunktes über der Unterstützungsfläche.

* Gehen auf dem Laufband, das mit einer Laufgeschwindigkeit von 1,0 bis 1,8 km/h und einer Neigung von 0° bis 20° Steigung eingestellt ist (Abb. 65).

Verbreiterung der Gangspur

* Gehen im Gehbarren mit dem Balken in der Mitte zum Bewußtmachen der Gangspur.
* Gehen an der Außenseite zweier Seile oder aufgeklebter Streifen, die im Abstand von 10 cm und 15 cm, gemessen von den Innenseiten der Fersen, ausgelegt sind.
* Gehen auf der Außenseite einer Keulenreihe. Die Keulen sollen nicht umgeworfen werden.

* Gehen im »Seemannsgang«.
* Gehen, als ob man Schlittschuh liefe.
* Gehen über das Schaukelbrett in diagonaler Richtung.

Verbesserung der Rotation und Gegenrotation

* Start mit dem rechten/linken Fuß auf Kommando. Der Therapeut geht hinter dem Patienten und zieht die spielbeinseitige Beckenhälfte kurz nach hinten.
* Ausgangsstellung wie oben. Der Therapeut geht hinter dem Patienten und dreht den Schultergürtel auf der Standbeinseite nach vorn, auf der Spielbeinseite intensiv nach hinten (Abb. 66).
* Patient in Schrittstellung. Der Therapeut steht vor dem Patienten und hält dessen Hände bei überkreuzten Armen. Nun deutliches

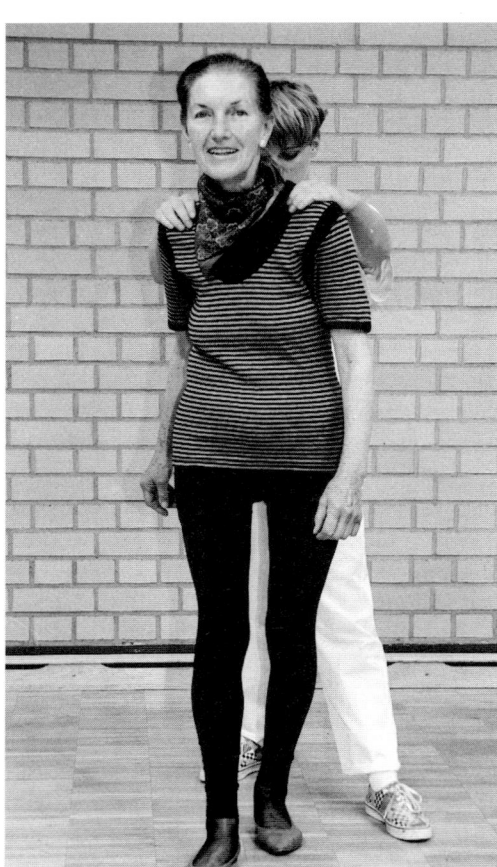

Abb. 66: Die Rotation im Rumpf wird intensiviert.

Vorziehen des standbeinseitigen Armes und Zurückschieben des spielbeinseitigen Armes bei jedem Schritt. Das Kommando gibt der Therapeut oder der Patient.

* Der Patient hält mit gestreckten Ellbogen einen Reifen waagrecht, er selbst befindet sich in der Mitte des Reifens. Der Reifen wird deutlich gegenläufig zur Schreitbewegung gedreht, z. B. wird der Reifen nach rechts gedreht, während das rechte Bein vorgesetzt wird und umgekehrt.

* Patient und Therapeut gehen nebeneinander und halten sich an einer Hand gefaßt. Deutliches Vorschwingen der gefaßten Arme beim Vorsetzen des kontralateralen Beines, deutliches Zurückschwingen der gefaßten Arme beim Vorsetzen des gleichseitigen Beines. Das Kommando gibt der Therapeut oder der Patient.

Erleichterung des Bewegungsstartes

* Der Patient steht in Schlußstellung. Den rechten/linken Arm intensiv vorschwingen, dann auf Eigen- oder Fremdkommando das kontralaterale Bein vorsetzen.

* Aus gleicher Ausgangsstellung auf Kommando »rechts – links« an Ort und Stelle treten. Dann auf akzentuiertes Kommando »und Schritt!« Beginn des Gehens.

* Gleiche Ausgangsstellung. In der rechten/linken Hand wird ein Handstock gehalten. Nun mit dem Stock auf den Boden klopfen und auf vereinbarte Zahl Beginn des Gehens mit dem rechten/linken Bein, z. B. 1 – 2 – 3 – 4 – los! (Abb. 67).

* Ausgangsstellung wie oben. Vor dem rechten/linken Fuß liegt ein kleiner Gegenstand. Fremd- oder Eigenkommando zum Darübersteigen und Weitergehen.

* Patient in Schrittstellung, der rechte/linke Fuß steht vorn. Beim Vorsetzen des linken/rechten Beines wird ein imaginärer Gegenstand, z. B. ein Schaumstoffball, überstiegen oder weggekickt (Abb. 68).

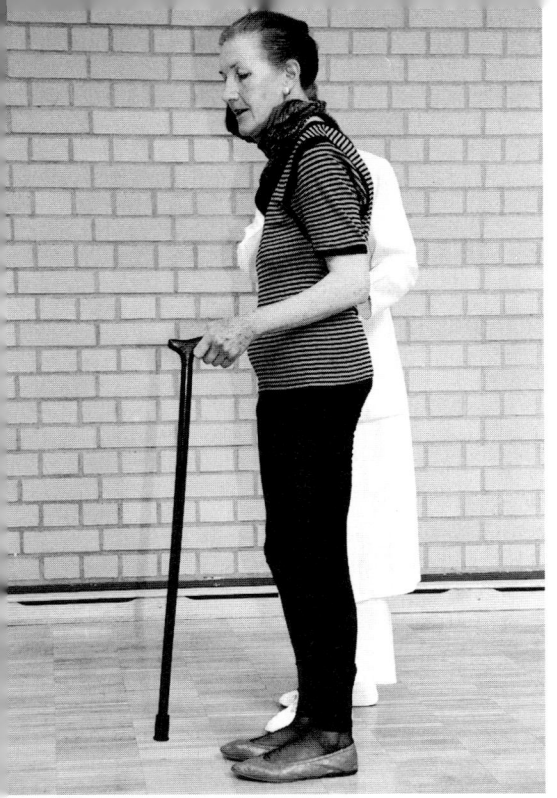

Abb. 67: Antizipieren des Startes durch mehrfaches Klopfen mit dem Stock auf den Boden, das Losgehen erfolgt auf eine vereinbarte Zahl.

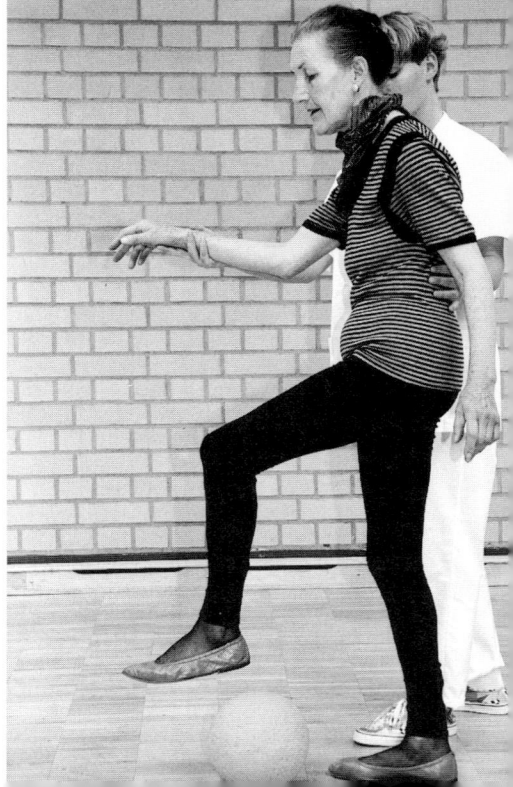

Abb. 68: Die Starterleichterung erfolgt durch Übersteigen eines Schaumstoffballes.

134

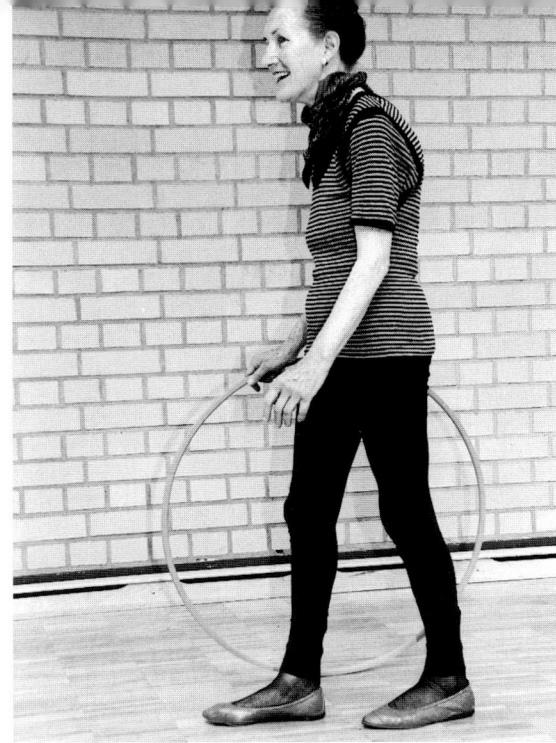

Abb. 69: Zeitgleiche Abfolge zweier motorischer Programme: Starten und Gehen bei gleichzeitigem Rollen eines Reifens.

* Aus Schrittstellung erfolgt auf Fremd- oder Eigenkommando mehrmaliges Vor- und Zurückschwingen des linken/rechten Armes bei gleichzeitigem Vor- und Zurücksetzen des rechten/linken Beines, danach losgehen.

* Schrittstellung mit dem rechten Fuß vorn. Die rechte Hand hält in Hüfthöhe einen senkrecht stehenden Reifen. Auf Kommando »los!« Vorrollen des Reifens und Vorsetzen des linken Fußes (Abb. 69).

* Der Patient klopft sich mit der rechten/linken Hand auf den rechten/linken Oberschenkel und gibt sich selbst das Kommando zum Schritt mit diesem Bein.

* Aus Schlußstellung bewußt das rechte/linke Bein hoch anbeugen und Kommando geben zum Schritt mit diesem Bein.

* Stand vor dem Laufband, das in langsamer Geschwindigkeit von 0,8 bis 1,2 km/h eingestellt ist. Schritt mit dem rechten/linken Fuß auf das Laufband, das andere Bein nachholen und dann auf dem Laufband weitergehen (Abb. 70).

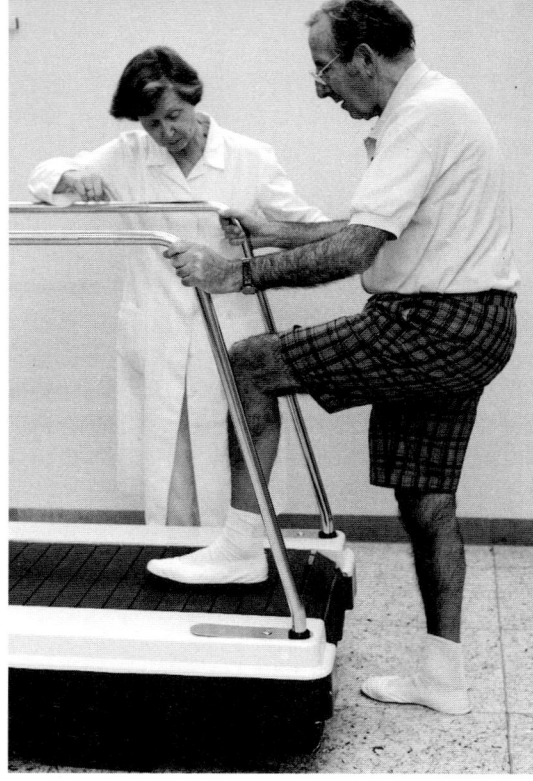

*Abb. 70: Schulen des Bewe-
gungsstartes durch Aufsteigen
auf ein sehr langsam laufendes
Laufband. Als Bewegungsablauf mit Realitätsbezug
(Benutzen von Rolltreppen)
erscheint es sinnvoll.*

Eingehen auf die Pulsionsproblematik

Da Pulsionsprobleme indirekt und direkt bei allen vorangehenden
Beispielen angesprochen wurden, sollen hier nur einige grundsätzli-
che Erwägungen zu diesem Punkt angeführt werden. In der krankengymnastischen Behandlung ist mit dem Patienten zu erarbeiten
und zu erproben, ob nachfolgende Vorschläge geeignet sind, seine
Pulsionsprobleme zu beherrschen:
– Betonung der aufrechten Körperhaltung.
– Intensive Fußarbeit in der jeweiligen Standbeinphase vom Fersen-
kontakt bis zur Zehenablösung.
– Bewußtmachen der Schwerpunktverlagerung als Voraussetzung
zum Gehen.
– Tragen von Schuhen mit flachen Absätzen bei Propulsionsneigung.

- Gegenläufigen Armschwung nicht intensivieren bei Propulsionsneigung.
- Tragen von Schuhen mit höheren Absätzen bei Retropulsionsneigung.
- Bei Wahrnehmung des schneller werdenden Gangtempos sich das Kommando zum Stehenbleiben geben, gegebenenfalls mit Festhalten an einem Gegenstand.
- Im Stand mehrere Male die Belastung wechseln zwischen rechts und links.
- Durch optisches Fixieren von Gegenständen oder markanten Punkten die Gehstrecke unterteilen.
- Bei Pro- oder Retropulsion versuchen, einen Schritt zur Seite zu machen und dann stehenzubleiben.
- Bei Lateropulsion versuchen, einen Schritt nach vorn oder hinten zu machen und dann stehenzubleiben.
- In der Gangschulung ist zu versuchen, ob bei extendiertem Becken eine Approximation von beiden Beckenkämmen aus hilfreich ist, die Pro- und Retropulsion zu kontrollieren. Bei Lateropulsion nach rechts wird die Approximation vom linken Beckenkamm aus gesetzt und umgekehrt.

Es ist zu ermitteln, ob der bewußte Umgang mit der Schwerpunktverlagerung, die über das oben geschilderte Vorgehen eingeübt wurde, dem Patienten in der konkreten Situation hilft.

Verwendung des Laufbandes bei Pulsionsproblemen und Fallneigung:

* Bei Propulsionstendenz und Fallneigung nach vorn: rückwärts gehen auf dem Laufband bei Blick in Laufrichtung des Bandes.
* Bei Retropulsionstendenz und Fallneigung nach hinten: vorwärts gehen auf dem Laufband bei Blick entgegen der Laufrichtung des Bandes.
* Bei Lateropulsionstendenz und Fallneigung nach rechts: seitliches Gehen nach links entgegen der Laufrichtung des Bandes (Abb. 71).
* Bei Lateropulsionstendenz und Fallneigung nach links: seitwärts gehen nach rechts entgegen der Laufrichtung des Bandes.

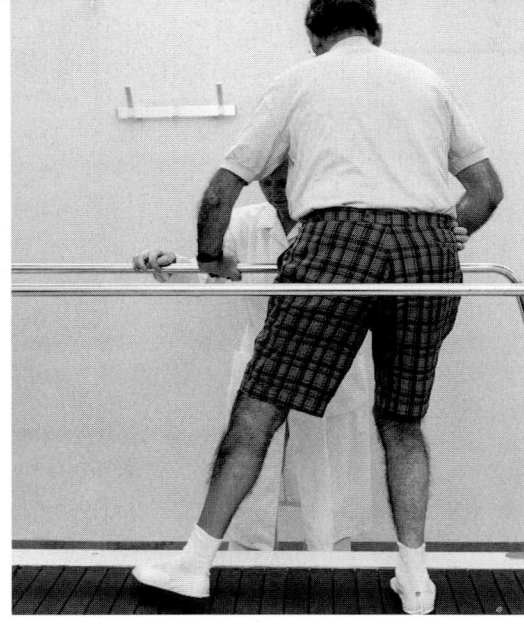

Abb. 71: Das Laufband läuft nach rechts, der Patient geht seitlich nach links. Dies ist sinnvoll bei Lateropulsion nach rechts.

Eingehen auf Engpaß- oder Tunnelprobleme

* Gehen zwischen zwei Seilen, die in unterschiedlichen Abständen zueinander auf dem Boden ausgelegt sind.

* Markieren eines Parcours mittels Keulen, wobei die Keulen in unterschiedlichen Abständen voneinander stehen (Abb. 72).

* Gehen im unmarkierten Raum und Durchschreiten eines durch vier Keulen markierten Engpasses.

* Markieren eines Engpasses durch die Rückenlehnen von vier Stühlen, die auf eine kurze Strecke verteilt sind.

* Der Therapeut hält den Patienten an der Hand und schwingt so den Arm des Patienten gegenläufig zur Beinbewegung. Gemeinsames Durchschreiten einer Tür (Abb. 73).

* Gleiche Anordnung wie bei der vorigen Übung. Kurz vor der Tür läßt der Therapeut die Hand des Patienten los und gibt die Hilfe zum Durchschreiten der Tür nur durch das Kommando. Dieses soll sich der Patient auch selbst geben.

* Gleiche Vorgehensweise wie bei der vorigen Übung. Das Kommando zum Durchschreiten der Tür betont das hohe Anbeugen des jeweiligen Spielbeines. Außerdem kann durch das Kommando die Verlängerung der Schritte bewirkt werden.

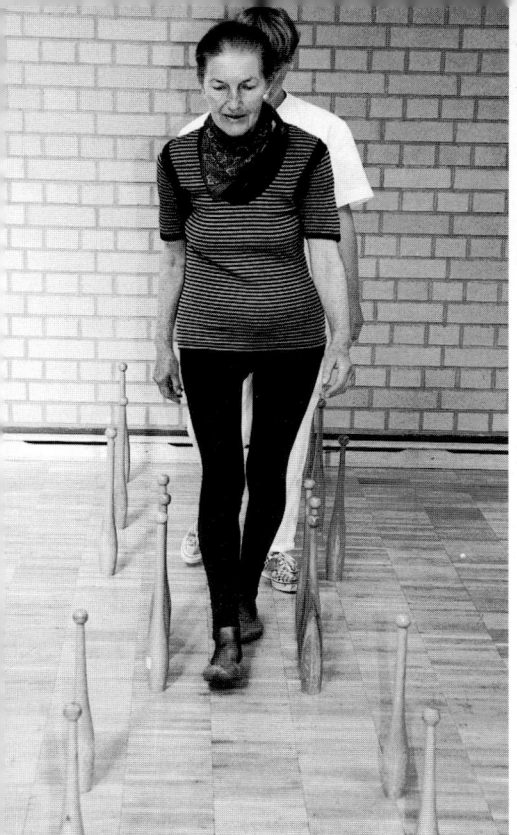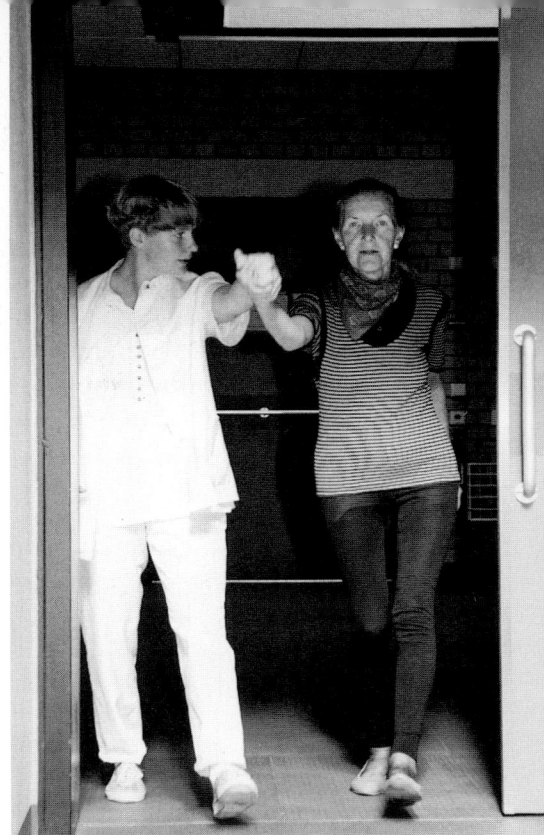

Abb. 72 (links): Engpaßproblem: Eine Keulengasse, die sich an einer Stelle verengt, soll mit gleichbleibendem Gangtempo und gleicher Schrittlänge durchschritten werden.
Abb. 73 (rechts): Engpaßproblem in einer realen Situation: Hilfen durch die Therapeutin sind Kommando und intensiver Armschwung.

Verhalten beim Treppensteigen

Startschwierigkeiten beim Treppensteigen werden fast nur in fortgeschrittenen Stadien und bei vestibulären Problemen beobachtet. Die Starthilfen erfolgen wie beim Gehen in der Ebene.
Auf der Treppe können Unsicherheit und Angst, hypometrische Schrittfolge und Pulsionstendenzen auftreten. Da Sicherheit das oberste Gebot ist, soll ein langsames Tempo gewählt und das Geländer benützt werden. Das Anschauen der nächsten Stufe und Planen

des nächsten Schrittes sind hilfreiche Strategien. Bei Pulsionstendenz und Sturzgefahr kann die Treppe mittels Beistellschritten bewältigt werden. Auch wenn dieses Vorgehen das Tempo zusätzlich verzögert und sicherlich auch psychologische Barrieren zu überwinden sind, kann das alternierende Gehen nicht empfohlen werden.

Bei stark ausgeprägten vestibulären Störungen, subjektivem Schwindel und Angst ist beidhändiges Einhalten am Geländer anzuraten.

In der Gangschulung muß die im Einzelfall optimale Vorgehensweise herausgefunden und wiederholt eingeübt werden.

Gehhilfen

Die Verwendung von Gehhilfen ist dann sinnvoll, wenn der Patient sich durch sie sicherer fühlt, dadurch mehr geht und regelmäßig eine bestimmte Gehstrecke absolviert.

Folgende Gehhilfen kommen in Frage:
– Gehstock oder Unterarmgehstütze mit anatomisch geformtem Griff,
– Vierfußgehstütze,
– Gehwagen mit Luftbereifung, Bodenzugbremse und gepolstertem Sitz zum Ausruhen.

Als Zubehör sind zu empfehlen:
– Gehstützenklammer
– Gehstützen-Sicherheitskapsel
– Eispickel-Krückenkapsel.

Der Umgang mit den Hilfsmitteln wird in der Behandlung eingeübt und regelmäßig überprüft.

Gangapraxie

Mit der Bezeichnung Gangapraxie oder frontale Gangapraxie werden Störungen des Ganges benannt, die in vielen Einzelzügen mit Gangproblemen des Parkinson-Patienten vergleichbar sind. Da diese Gangproblematik jedoch nicht auf die dopaminhaltigen Medikamente positiv anspricht, muß es sich um einen anderen Pathomechanismus handeln (s. Kap. 2.3).

Vergleichbare Symptome sind:
- die vornübergeneigte Haltung,
- kleine, manchmal trippelnde Schritte, auch Nachstellschritte,
- trippeln an Ort und Stelle,
- Schwierigkeiten, über ein kleines Hindernis zu steigen, dabei häufig Ratlosigkeit, die mimisch deutlich zum Ausdruck kommt,
- sehr deutliches Engpaßproblem,
- Unmöglichkeit eines weiteren motorischen Programms beim Gehen,
- rasche Ablenkbarkeit durch äußere Reize.

Außer diesen den Gang betreffenden Problemen haben diese Patienten auch Schwierigkeiten beim Umdrehen (vgl. axiale Apraxie), beim Transfer Sitz – Stand und Stand – Sitz. Hinzu kommt eine abrupte Fallneigung.

Das bewegungstherapeutische Vorgehen ist befundorientiert und entspricht der Behandlung bei Parkinson-Patienten. Nach Möglichkeit sollte mit dem Patienten im Freien, sozusagen »vor Ort«, im Sinne eines Verhaltenstrainings gearbeitet werden. Offensichtlich ist das Überqueren von Straßen (Abb. 74), das Bewältigen von Bordsteinkanten (Abb. 75, 76, 77, 78, 79), das Benützen öffentlicher Verkehrsmittel (Abb. 80) und anderes mehr stark angstbesetzt.

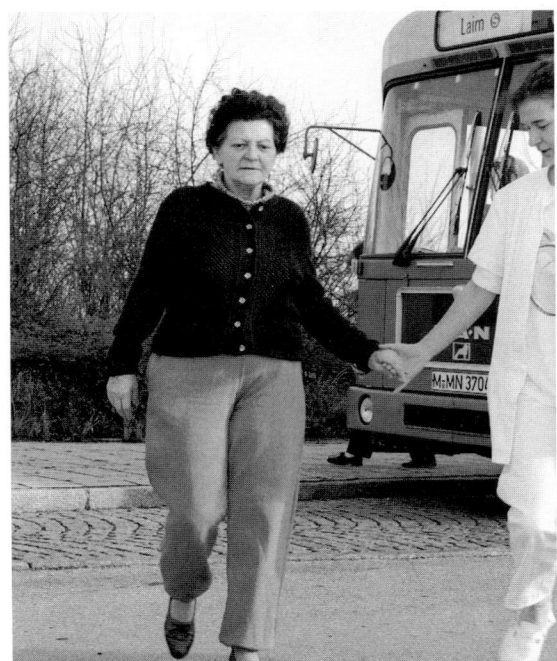

Abb. 74: Hilfe durch »Schrittmacher« beim Überqueren der Straße.

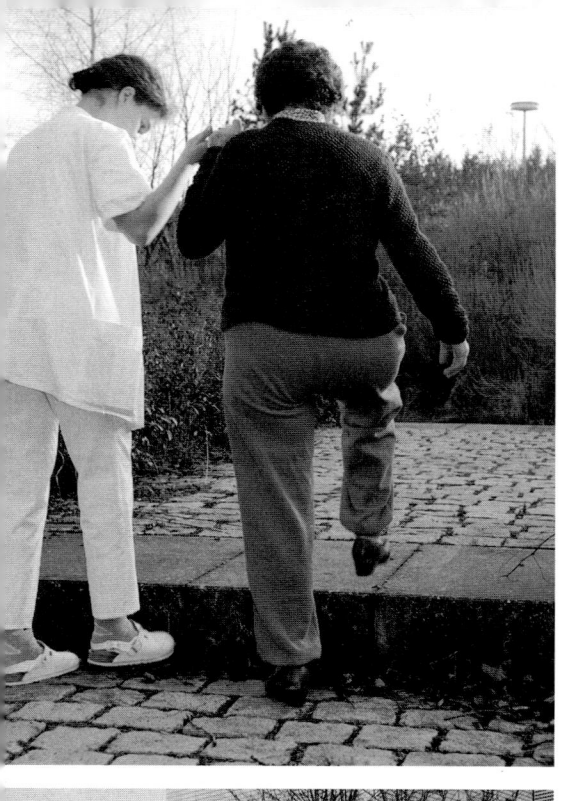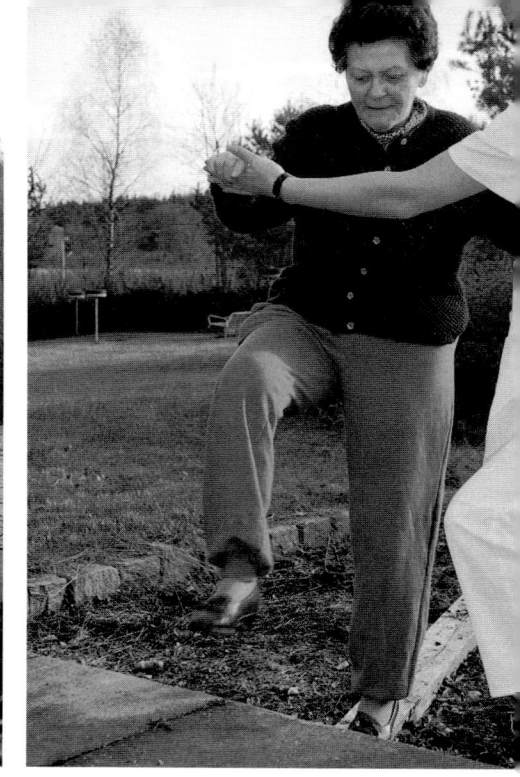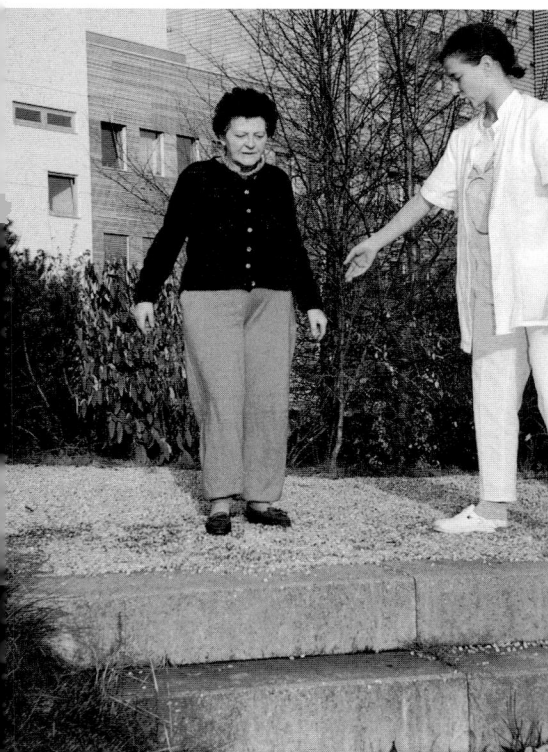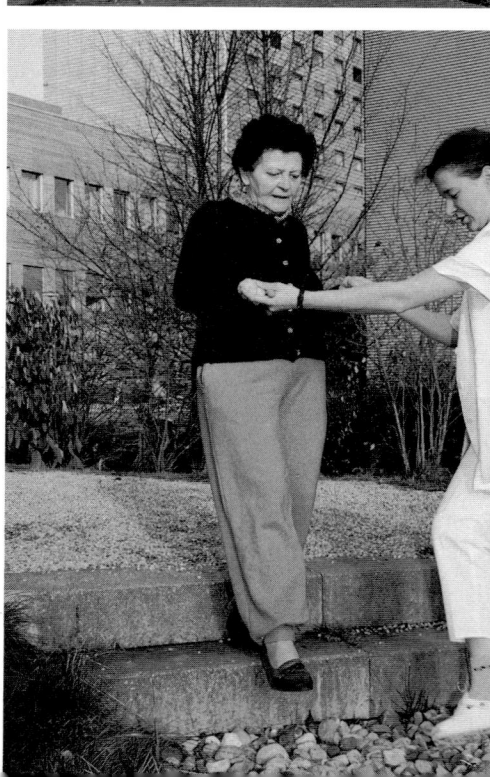

Abb. 75 bis 78 (linke Seite): Hilfen beim Überwinden von Stufen.
Abb. 79 (unten links): Zwei Probleme, die bei einer
Gangapraxie Schwierigkeiten bereiten: eine limitierende schmale
Trittspur vor einer Stufe.
Abb. 80 (unten rechts): Das Einsteigen in den Bus gelingt problemlos,
beim Aussteigen wird nur die letzte Stufe zum fast unüberwindbaren
Hindernis.

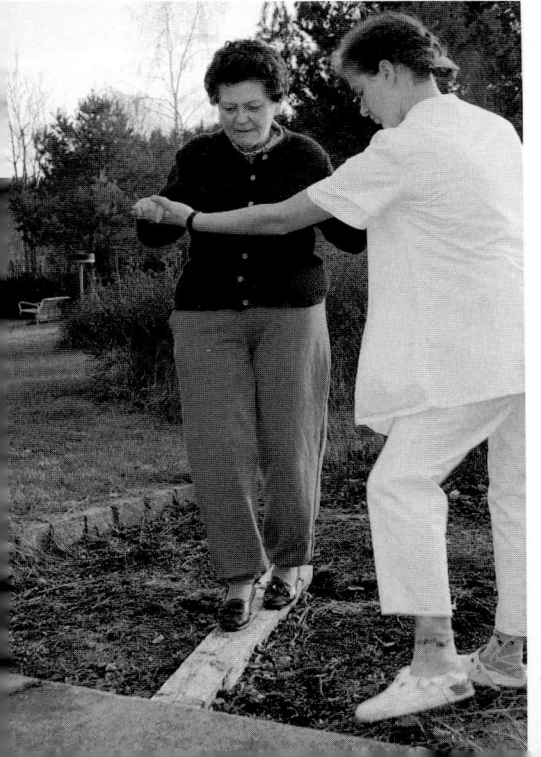

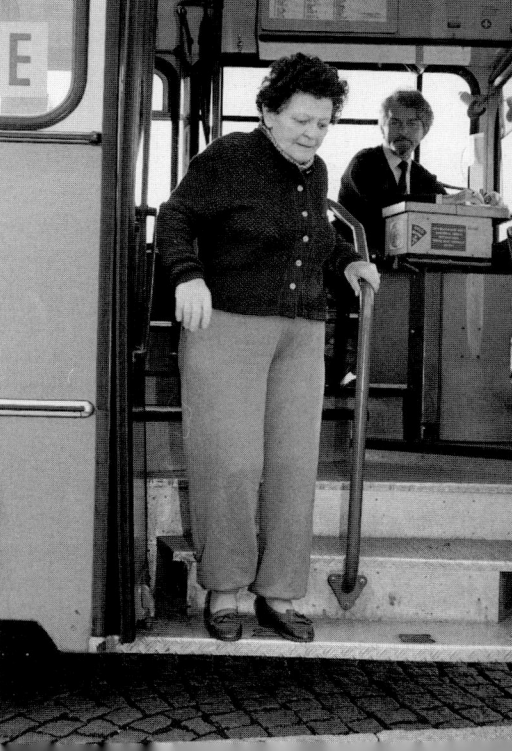

7.6 FEINMOTORIK UND MIKROGRAPHIE

Hypokinese, Rigor und Tremor bedingen Störungen der Feinmotorik und des Schreibens, die durch folgende Merkmale gekennzeichnet sind:
- Verlangsamung diadochokinetischer Bewegungen von Hand und Fingern,
- Verringerung des Bewegungsausmaßes in Abhängigkeit von der Anzahl der Bewegungswiederholungen,
- Verlust an Bewegungstempo und Bewegungspräzision an Hand und Fingern.

Die Behandlung der feinmotorischen Störungen zielt darauf ab, manuelle Fertigkeiten zu verbessern, zu erhalten und das Fortschreiten der Behinderungen zu verzögern. Dieses Ziel ist nur erreichbar, wenn der Patient bereit ist, kontinuierlich und konsequent, auch außerhalb der krankengymnastischen und/oder ergotherapeutischen Behandlung selbständig feinmotorische Übungen durchzuführen und die vielfältigen manuellen Tätigkeiten im Alltag nicht zu vernachlässigen.

Die krankengymnastische Behandlung enthält folgende Elemente:
- Dehnübungen
- Lockerungsübungen
- Verbesserung diadochokinetischer Bewegungen
- Geschicklichkeitsübungen.

Vigorimetermessung

Manche Patienten empfinden die feinmotorischen Störungen als Mangel an Kraft. Vigorimetermessungen können herangezogen werden, um eine seitendifferente Kraftentfaltung zu erfassen oder um eine Abnahme der Kraft im Verlauf der Erkrankung zu objektivieren.

Bei regelmäßiger Wiederholung ist die Vigorimetermessung als relativ objektive Meßmethode anzusehen. Die bei den Patienten ermittelten Werte sollten mit denen eines gesunden Kollektivs verglichen werden (Befundbogen 3, Abb. 81).

Befundbogen 3

Vigorimetermessung   Maßeinheit: K Pascal

Patient: . . . .   Geburtsdatum: . . . .
Diagnose: . . . .   bekannt seit: . . . .

Datum	rechte Hand	linke Hand	Differenz

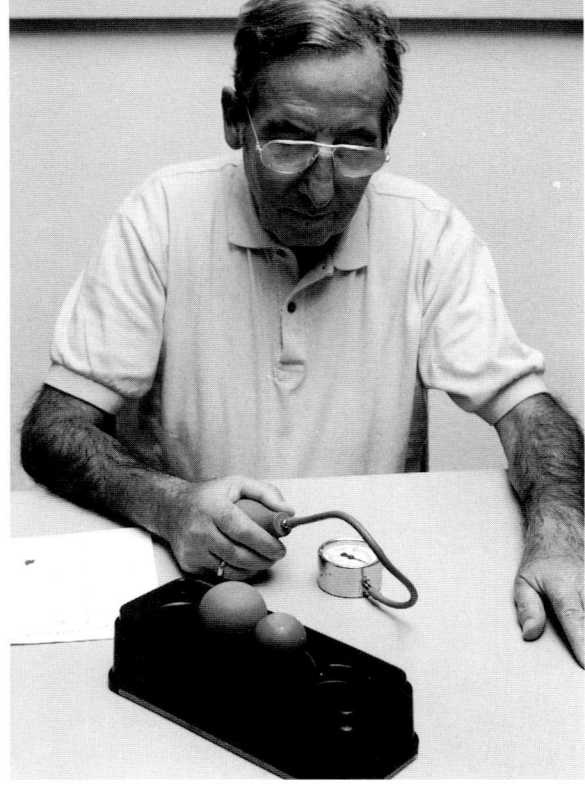

Abb. 81: Vigorimetermessung mit der rechten Hand. Der Patient soll dabei bequem sitzen, und beide Unterarme sollen aufliegen.

Beispiele für Dehnübungen

Die jeweilige Dehnstellung wird ca. zehn Sekunden beibehalten.

* Stand am Tisch, die Hände liegen mit gestreckten Fingern auf der Tischplatte auf. Nun werden die Ellbogen gestreckt, dann durch Verlagern des Körpergewichts nach vorn die Dehnung intensiviert.
* Gleiche Ausgangsposition, aber einseitig ausgeführt. Die freie Hand kann beim Fixieren der Handwurzel von oben helfen.
* Stand vor einer Wand. Die Handflächen sind an die Wand angelegt, Finger und Ellbogen sind gestreckt, die Fingerspitzen zeigen

zur Decke. Langsam werden beide Hände in Richtung Fußboden bewegt, bis eine Dehnstellung erreicht ist. Die Handwurzeln bleiben an der Wand (Abb. 82).

* Aus gleicher Ausgangsposition die Handflächen so anlegen, daß die Fingerspitzen nach unten zeigen. Beide Hände nach oben bewegen, bis die Dehnstellung erreicht ist.

* Sitz am Tisch, die Ellbogen sind aufgestützt, die Handflächen liegen aneinander. Die Ellbogen entfernen sich voneinander, die Unterarme nähern sich der Tischfläche, bis die Dehnstellung erreicht ist. Wechselweises Dehnen in Dorsalextension und radialer Abduktion (Abb. 83).

Abb. 82: Dehnung der volaren Unterarm- und Handmuskeln. Durch Abwärtsführen beider Hände an der Wand wird die Dehnstellung gefunden und in ihr verharrt. Das Empfinden für die Dehnung soll deutlich, jedoch nicht schmerzhaft sein.

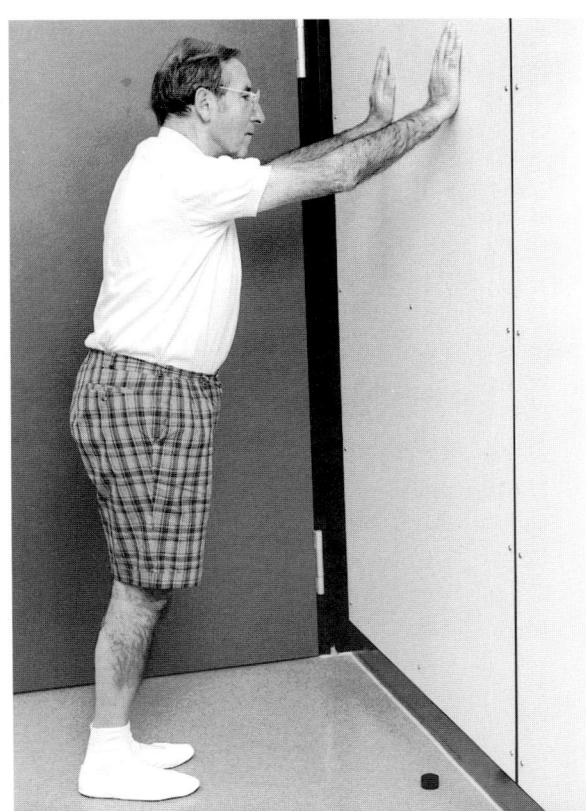

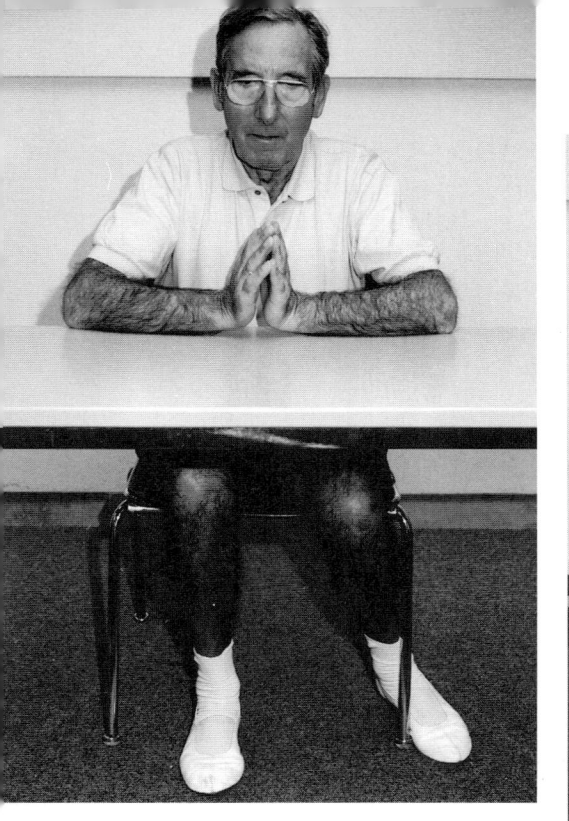

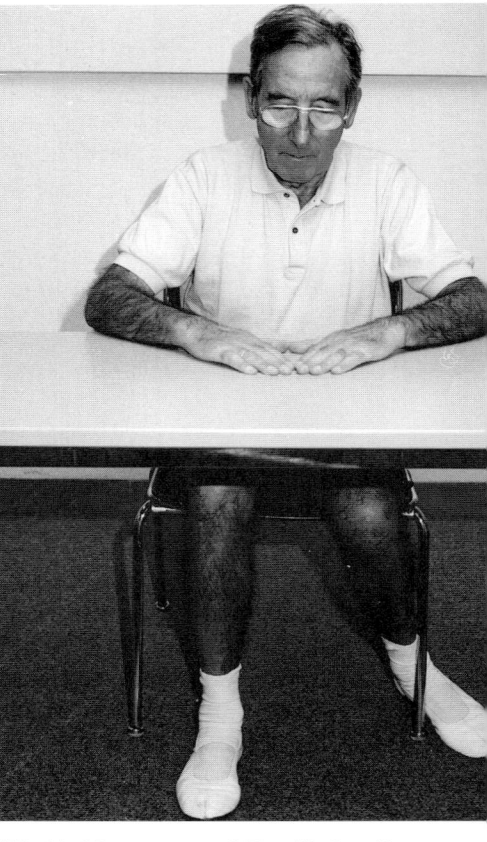

Abb. 83: Handflächen und Finger sind aneinandergelegt. Die Ellbogen werden zur Seite geführt. Die zunehmende Dorsalextension in beiden Handgelenken verstärkt die Dehnung der volaren Unterarm- und Handmuskeln.

Abb. 84: Unterarme und Handflächen liegen auf, die Daumen sind abgespreizt. Dehnung des ersten Interossealraumes.

* Der rechte/linke Unterarm liegt auf dem Tisch, die rechte/linke Hand hängt über. Wechselweises Dehnen in Volarflexion und ulnarer Abduktion mit Hilfe der freien Hand.
* Beide Unterarme und Handflächen liegen auf, die Daumen und Zeigefinger beider Hände berühren sich. Dehnen des ersten Interossealraumes (Abb. 84).

148

* Die rechte/linke Handfläche liegt auf der Tischfläche auf. Mit zwei Fingern der freien Hand werden die Interossealräume gedehnt zwischen Zeigefinger und Mittelfinger, Mittelfinger und Ringfinger, Ringfinger und kleinem Finger.
Die Dehnung der Interossealräume kann auch durch Einschieben der ulnaren Handkante oder des distalen Unterarms erfolgen.
* Die Hände falten, beide Unterarme pronieren und beide Ellbogen strecken, bis die Dehnstellung erreicht ist. Dann die Ellbogen wieder anbeugen, die Unterarme supinieren und die Ellbogen strecken.

Lockerungsübungen

* Ausgangsstellung ist der Sitz auf einem Stuhl, der Rücken ist angelehnt. Vor dem Körper werden lockere Paddelbewegungen beider Hände ausgeführt.
* Mit einer Handfläche wird am anderen Arm von proximal nach distal gestrichen, als ob Wasser abgestreift würde.
* Hände reiben wie beim Eincremen.
* Die rechte Hand reibt die linke und umgekehrt, als ob sie erwärmt werden sollte.
* Schnipsen oder schnalzen mit den Fingern einer Hand.
* Ein Staubtuch mit der rechten/linken Hand ausschütteln.
* Ein kurzes Seil locker über dem Kopf schwingen wie ein Lasso.
* Mit der rechten/linken Faust gegen einen Pezziball trommeln.
* Stand in Grätschstellung. Beide Arme um den Körper pendeln lassen.
* Gleiche Ausgangsstellung. Arme um den Körper schlagen (wie im Winter auf dem Fischmarkt!).

Beispiele für diadochokinetische Bewegungen von Hand und Fingern

Die Tempoangabe erfolgt durch das Metronom.
Ausgangsstellung ist der Sitz vor einem Tisch.
* Beide Unterarme liegen auf dem Tisch, die Handrücken zeigen

nach oben. Drehen der Unterarme, so daß die Handflächen und Handrücken im Wechsel nach oben zeigen.

* Der rechte Handrücken und die linke Handfläche zeigen nach oben. Nun erfolgt das Drehen der Unterarme (Abb. 85, 86).
* Beide Unterarme liegen auf. Die Innenflächen der Hände und Finger berühren sich. Rasches Drehen der Unterarme, so daß jeweils der rechte/linke Handrücken nach oben weist.
* Die Unterarme liegen überkreuzt auf der Unterlage, die Handrücken weisen nach oben. Rascher Wechsel der Unterarmstellungen, so daß abwechselnd die Handflächen und die Handrücken nach oben zeigen.
* Die Ellbogen sind aufgestellt, die Handflächen zeigen zum Gesicht. Rasches Drehen beider Handrücken zum Gesicht und wieder in die Ausgangsposition zurück.

Abb. 85 und 86: Beide Unterarme liegen auf. Rasche gegensinnige Umwendbewegungen beider Unterarme werden ausgeführt, dabei bereitet die endgradige Ausführung Schwierigkeiten.

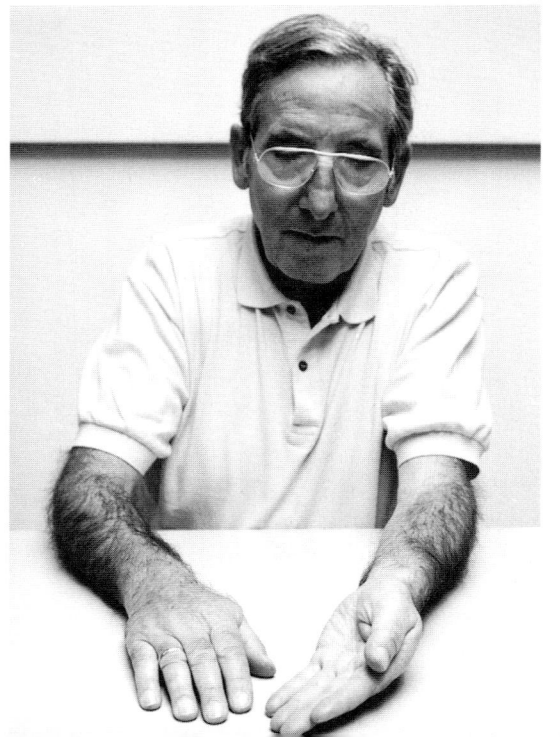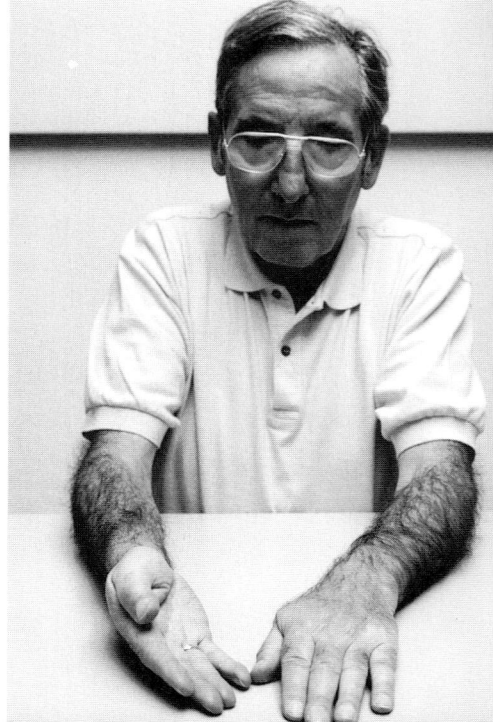

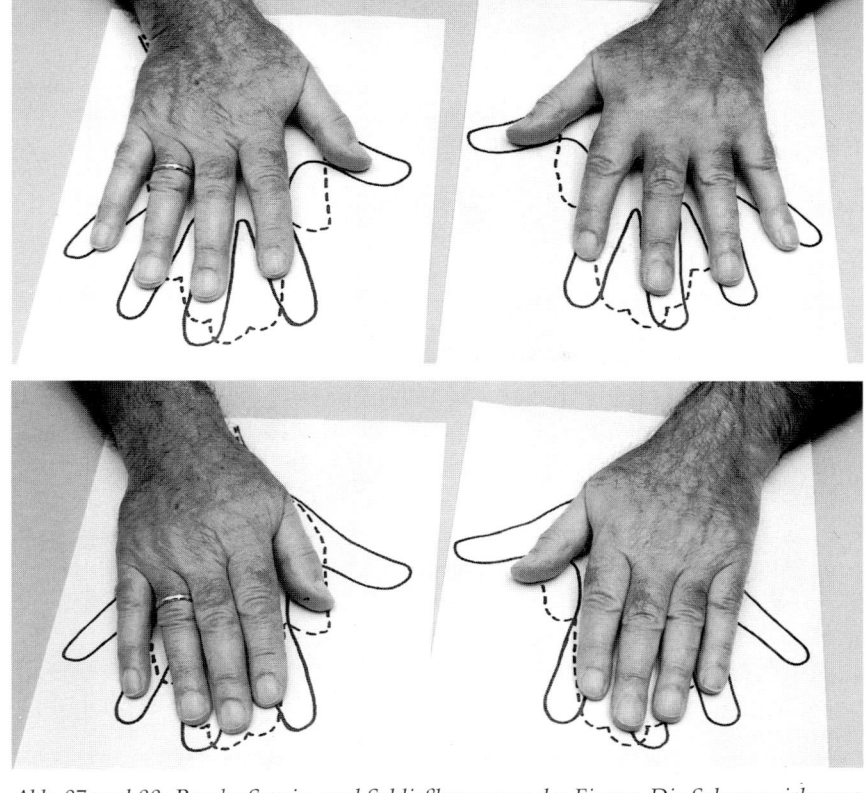

Abb. 87 und 88: Rasche Spreiz- und Schließbewegung der Finger. Die Schemazeichnung soll helfen, die Bewegung zu präzisieren.

* Die rechte Handfläche und der rechte Handrücken zeigen zum Gesicht. Nun rasches Drehen der Unterarme, so daß die Daumen immer in die gleiche Richtung zeigen.
* Beide Hände werden abwechselnd mit gestreckten gespreizten und gestreckten geschlossenen Fingern den entsprechenden Handschemazeichnungen angepaßt (Abb. 87, 88).
* Beide Unterarme liegen auf der Unterlage, die Handrücken weisen nach oben, die Daumen sind abduziert. Rascher Wechsel von Beugung und Streckung der übrigen Finger. Dies auch in alternierender Ausführung.
* Die Unterarme liegen auf. Beide Daumen einschlagen beim Schließen der Finger, dann die Hände öffnen und die Finger spreizen. Diese Übung auch rechts/links alternierend ausführen.

* Beide Hände werden gleichzeitig gefaustet und wieder gestreckt. Bei der Faust wird gewechselt zwischen abduzierten und eingeschlossenen Daumen.

Test diadochokinetischer Fingerbewegungen nach Metronomeinstellung – Tapping-Test

Um die Wirksamkeit der Behandlung diadochokinetischer Störungen zu erfassen, wird der Tapping-Test vorgeschlagen. Dieser Test wird in entspannter Sitzhaltung bei aufliegenden Unterarmen ausgeführt. Das Metronom wird eingestellt auf 60, 80, 100, 120 Schläge pro Minute, und der Patient tippt oder klopft im vorgegebenen Tempo mit dem Zeigefinger auf die Unterlage. Jeder Zeigefinger wird gesondert getestet über eine Zeitdauer von maximal 30 Sekunden. Eine längere Zeitspanne und eine raschere Tempovorgabe haben sich als unrealistisch herausgestellt.

Es wird ermittelt durch Stoppuhr oder Sekundenzeiger der Armbanduhr, über welche Zeitspanne der Patient das vorgegebene Tempo halten kann (Abb. 89).

Der Test soll einmal im Monat wiederholt werden. Die tabellarische Auflistung erleichtert die Auswertung (Befundbogen 4).

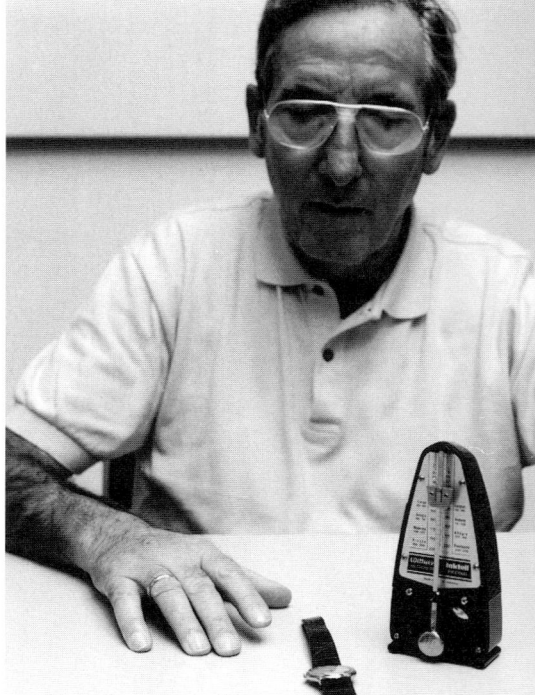

Abb. 89: Tapping-Test mit dem rechten Zeigefinger.

Befundbogen 4 (Fries/Liebenstund, 1990)

Tapping-Test   Zeitdauer: maximal 30 s/Frequenz

Patient: . . . .   Geburtsdatum: . . . .
Diagnose: . . . .   bekannt seit: . . . .

Metronomeinstellung: Schläge/Min.

Datum	60		80		100		120	
	rechts	links	rechts	links	rechts	links	rechts	links

153

Beispiele für Geschicklichkeitsübungen

* Ausgangsstellung ist der Sitz. Die Unterarme liegen auf dem Tisch. Ein Noppenball wird mit der rechten/linken Hand über den Tisch gerollt (Abb. 90).
* Einen Noppenball zwischen den Fingern beider Hände rollen (Abb. 91).

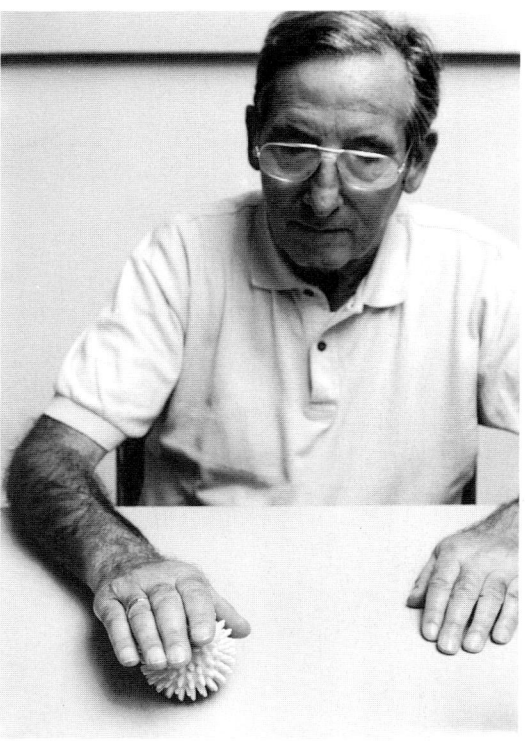

Abb. 90: Mit gestreckten Fingern wird der Noppenball über den Tisch gerollt. Tempo und Richtung der Bewegung werden variiert.

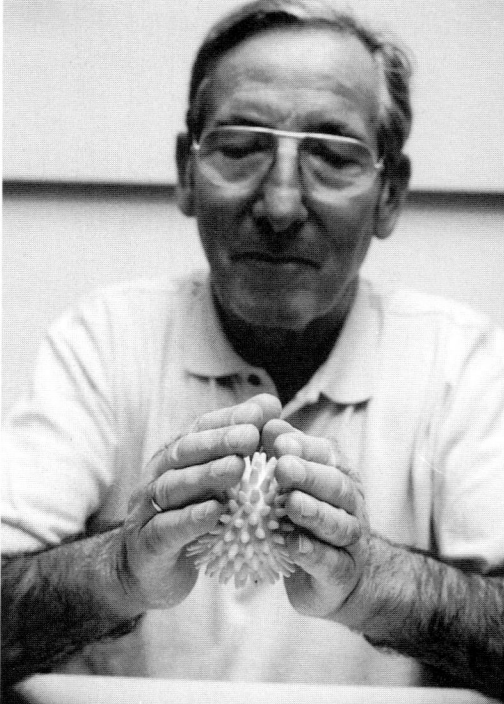

Abb. 91: Beim Rollen des Noppenballes zwischen beiden Händen wechseln kreisende und gerade Bewegungen ab, beide in unterschiedlicher Geschwindigkeit.

154

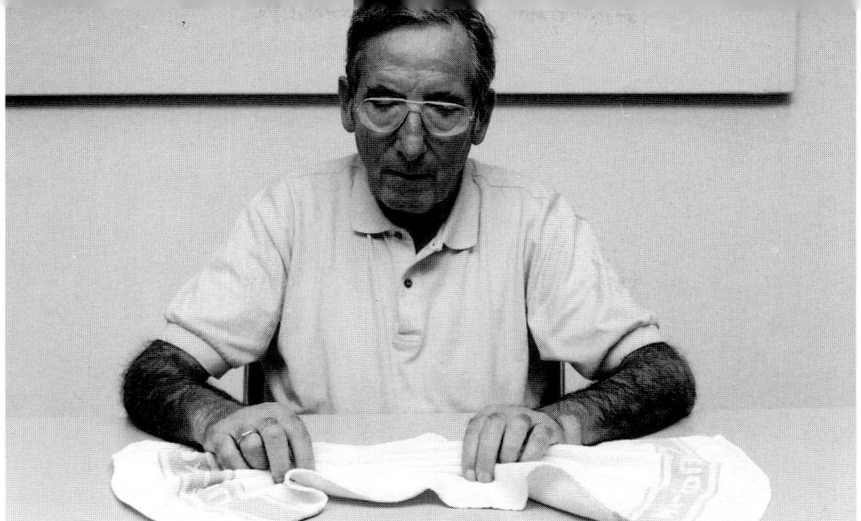

Abb. 92: Zusammenschieben und Glätten eines Handtuchs. Dabei können die Hände gleichzeitig oder alternierend eingesetzt werden.

* Seidenpapier mit der rechten/linken Hand zusammenknüllen und wieder entfalten.
* Ein Handtuch mit den Fingern beider Hände zusammenschieben und wieder glätten (Abb. 92).
* Stifte in ein Steckbrett stecken mit der rechten/linken Hand, auch im Wechsel (Abb. 93).

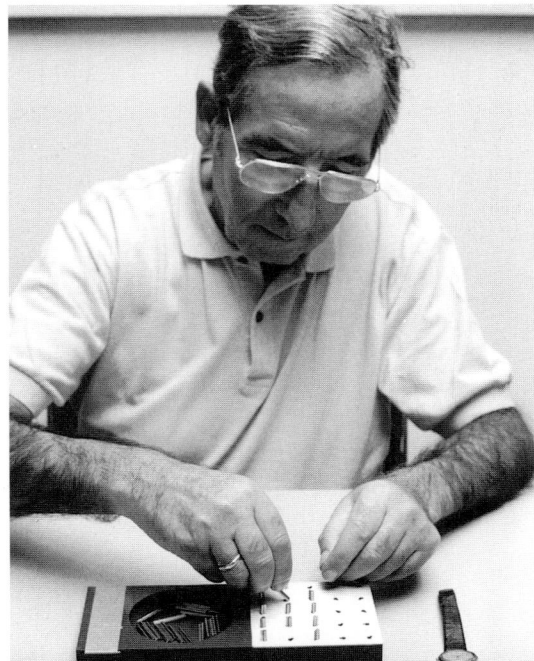

Abb. 93: Beim Stecken der kleinen Stifte in ein Steckbrett wird der Spitzgriff geübt. Es kann die Zeitdifferenz zwischen rechter und linker Hand getestet werden.

* Einen Hartgummiball mit den Handflächen auf den Boden prellen.
* Den Hartgummiball nur mit den Fingern auf den Boden prellen.
* Einen Luftballon mit verschiedenen Fingern der rechten/linken Hand in Bewegung halten.
* Würfel rollen.
* Spielkarten mischen.
* Mit den Fingerspitzen einen Schaumstoffball wegschnipsen.

Zum Training der Handgeschicklichkeit im Sinne der Spitz- und Klemmgriffe sind Gegenstände verwendbar wie Schraubverschlüsse an Flaschen, Gläsern und Tuben, Schraubenzieher, Binden von Krawatten und Schnürsenkeln und diese wieder öffnen, Faden in eine Nadel einfädeln, verschieden große Knöpfe in Knopfleisten einknöpfen und wieder öffnen.

Zur Verbesserung der Geschicklichkeit wird auch spielerisches Vorgehen empfohlen:

Brettspiele, Kartenspiele, Puzzles, Malen, Aquarellieren, Seidenmalen, Töpfern, Musikinstrumente spielen.

Eine wesentliche Rolle bei der Behandlung feinmotorischer Störungen spielt die Ergotherapie, deshalb soll an dieser Stelle darauf hingewiesen werden.

Mikrographie und Schreibtraining

Die Handschrift des Parkinson-Patienten ist durch den Verlust des individuellen Duktus, das Verschwinden von Ober- und Unterlängen, die Reduktion von Bögen, Schleifen und Betonungen sowie durch die Verlangsamung des Schreibtempos typisch verändert (Abb. 94). Die Schreibanstrengung ist groß.

Die Veränderungen der Schrift werden mit dem Begriff »Mikrographie« schlagwortartig zusammengefaßt.

Die Schreibuntersuchung erstreckt sich auf:
– Erfassung des Bewegungsablaufes und damit des Schreibflusses,
– Beurteilung der Lesbarkeit.

Das Schreibtraining sollte bei ausgeprägter Mikrographie durchgeführt werden. Die Motivation des Patienten ist eine wichtige Voraussetzung. Beachtet wird eine gute Sitzhaltung, die adäquate Tisch-

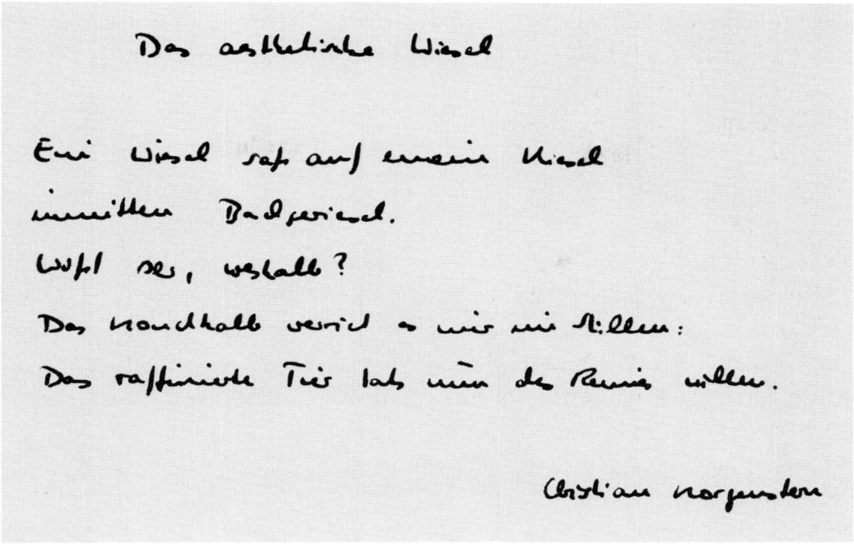

Das ästhetische Wiesel

*Ein Wiesel saß auf einem Kiesel
inmitten Bachgeriesel.
Wißt ihr, weshalb?
Das Mondkalb verriet es mir im Stillen:
Das raffinierte Tier tat's um des Reimes willen.*

Christian Morgenstern

Abb. 94: Beispiel für die kleine Schrift von Parkinson-Patienten, wobei hier die Lesbarkeit gerade noch gegeben ist.

höhe, gute Beleuchtung und die Fixation des Papiers. Als Schreibhilfen kommen in Frage:
Bleistift, Kugelschreiber, Fett- oder Filzstift. Zusätzliche Schreibhilfen wie verdickte Griffe müssen auf ihre Nützlichkeit hin erprobt werden.

Vorschläge zur Gestaltung des Schreibtrainings

* Beginn mit beidhändigem, später einhändigem Zeichnen von Kreisen in wechselnder Größe.
* Zeichnen von Spiralen in wechselnder Größe.
* Zeichnen von senkrechten und waagrechten Linien ohne und mit Verbindung untereinander.
* Buchstaben und Buchstabenverbindungen in Druck- und in lateinischer Schrift, auch in unterschiedlicher Größe mit und ohne Vorgabe von Linien (Abb. 95).

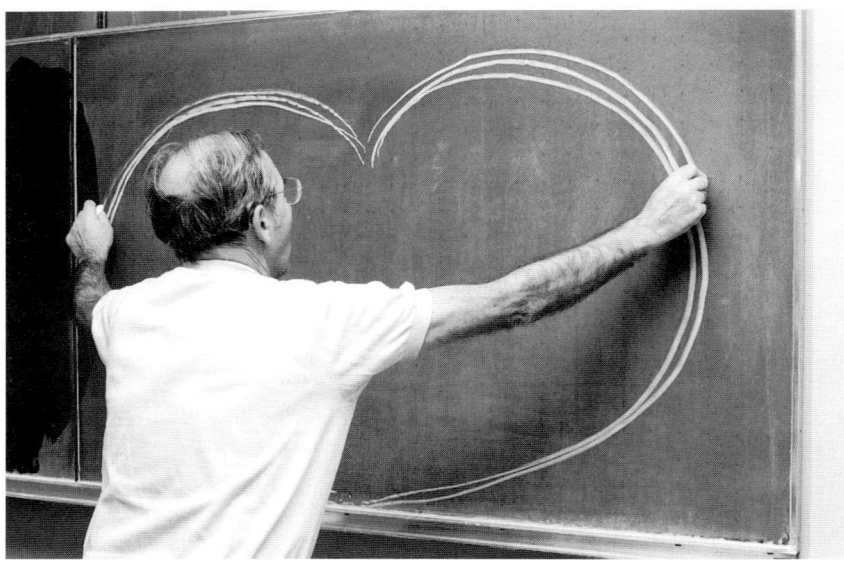

Abb. 95: Beidhändiges Zeichnen im Stand vor der Wandtafel. Linienführung und Andruckkraft sind häufig seitendifferent. Eine unterbrochene oder zittrige Linie weist auf den Tremor hin (hier z. B. links).

Abb. 96: An der Wandtafel wird eine Diagonale gezeichnet von links unten nach rechts oben. Dies bewirkt eine Streckung im Rumpf, einseitige Dehnung und Schwerpunktverlagerung zur Seite.

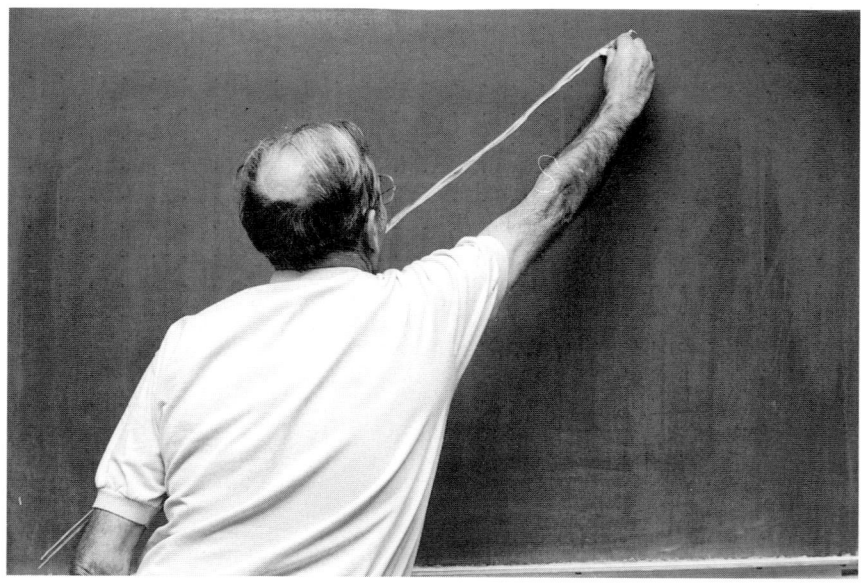

* Stand vor einer Wandtafel (Abb. 96). Der Aufbau des Schreibtrainings entspricht dem im Sitz. Das Zeichnen und Schreiben auf der senkrecht stehenden Schreibfläche macht neben dem ein- oder beidhändigen manuellen Tun das Seitwärtsgehen erforderlich und stellt somit die Verknüpfung zweier motorischer Programme zur gleichen Zeit dar.

Empfehlenswert ist das Schreiben eines Textes über eine definierte Zeitdauer an jedem Tag. Das Schreibtraining ist als selbständig durchzuführende Aufgabe zu betrachten. Die Effektivität liegt einmal in der Steigerung der Wortzahl (Erhöhung der Schreibgeschwindigkeit), zum zweiten in der Lesbarkeit. Die Textproben sind, mit Datum versehen, zu sammeln und auf Lesbarkeit hin zu vergleichen. Besonders die undeutlichen Buchstaben sind vom Therapeuten zu kennzeichnen, um die Aufmerksamkeit des Patienten darauf zu lenken. Beim Schreibtraining sollte liniertes Papier verwendet werden.

7.7 DYSARTHROPHONIE

Die nachfolgende Aufstellung umfaßt die wesentlichen Planpunkte zur Beeinflussung der sprachlichen Kommunikationsprobleme des Patienten.

Zwar gehört die Behandlung von Sprechproblemen in das Aufgabengebiet der Logopäden, doch besteht derzeit noch keine flächendeckende Versorgung. Deshalb sollen Krankengymnasten neben der Beeinflussung der Atembewegung sinnvoll und planmäßig bei der Behandlung von Sprechproblemen vorgehen können.

Das therapeutische Vorgehen wird in folgende Teilaspekte gegliedert:

– Artikulation:
  Beeinflussung der klaren Artikulation,
  Beeinflussung der Sprechgeschwindigkeit,
  Förderung des stimmhaften Lautgebens,
  Verbesserung der Konsonantenartikulation.
– Senken des orofazialen und laryngealen Rigors.
– Phonation:
  Erarbeiten von Phonationstechniken.

- Atmung:
  Beeinflussen der Atemfrequenz,
  Beeinflussen der Atembewegungen,
  Beeinflussen der Atemtiefe,
  Beeinflussen der Ausatmung.
- Sprechpropulsion:
  Rhythmisieren des Sprechens.
- Verbessern der Prosodie:
  Rufübungen,
  Sprichwörter,
  Wortpaare,
  Gedichte mit Betonung des Versfußes.

Übungsbeispiele zur Verbesserung der Artikulation

Zur Beeinflussung der Artikulation sind folgende Körperstellungen empfehlenswert:
- Sitz auf einem Stuhl oder Armlehnstuhl, Oberschenkel abduziert, der Rücken bequem angelehnt, die Arme aufliegend.
- Rückenlage, Kopf und Schultergürtel erhöht gelagert, die Brustwirbelsäule zur Betonung der Extension unterlagert, eine kleine Rolle unter den Knien.

Grundsätzlich wird das Sprechtempo variiert:
- Aussprechen des Vokals,
- Singen des Vokals auf der Tonleiter,
- Aussprechen des Vokals in Verbindung mit einem Konsonanten,
- Aussprechen von zweisilbigen Wörtern mit dem jeweiligen Vokal,
- Singen dieser Wörter auf der Tonleiter,
- Aussprechen von Wörtern, in denen der betreffende Vokal kurz oder lang ausgesprochen wird,
- Sprechen mit gehäuftem Vorkommen des betreffenden Vokals und Erarbeiten des Hebens und Senkens des Sprechtons.

Vokale werden eingeteilt in:
- helle, diese sind i – e – ä – ai – ei
- dunkle, diese sind o – ö – ü – u – äu – eu
- neutrale, diese sind a – au.

Beispiele für das Aussprechen des Vokals »A«:
* Sprechen von »A«
* Singen von »A«
* Wörter mit lang gesprochenem »A« wie Aar, Bahn, Casus, Bahre, Mahr, zart.
* Wörter mit kurz gesprochenem »A« wie Amt, Dardanellen, Karzer, Marter, Warze.

Bei der Artikulationsschulung von Konsonanten sind Verschlußlaute wie K, ck, G, Q, ch, D, T, B, P, und Reibelaute wie vorderes ch, S, Z, Sch, F, V, Pf hervorzuheben, da diese den Patienten offensichtlich große Schwierigkeiten bereiten. Auch bei der Unterscheidung von stimmhaft und stimmlos gesprochenen Konsonanten zwischen Vokalen gibt es Schwierigkeiten.

Drei Konsonantengruppen werden unterschieden:
– die Klinger, dies sind l, n, ng, m, r, w, j
– die Reibelaute, dies sind s, z, ch, sch, f, v, pf
– die Verschlußlaute, dies sind k, ck, g, q, ch, h, d, t, b, p.

Die Artikulation von Konsonanten wird verbessert durch:
– Sprechen des Konsonanten in Verbindung mit einem Vokal,
– Singen dieser Konsonant-Vokal-Verbindung auf der Tonleiter,
– Sprechen des Konsonanten in Verbindung mit anderen Konsonanten der gleichen Gruppe.

Als Beispiel aus der Gruppe der Reibelaute soll das hintere »ch« gelten:
* cha, che, chi, cho, chu,
* ach, ech, ich, och, uch,
* acha, eche, ichi, ocho, uchu,
* Lache, Sache, Wache, Fluch, Jauchzer, Brachvogel, Kochapfel.

Das Aussprechen des vorderen »ch« bereitet meistens geringere Schwierigkeiten.
Beispiele für weiches »s« als An- oder Zwischenlaut:
* sa, se, si, so, su
* Base, Blase, Riese, Wesen, Segen, Sieg, Sorgfalt.

Beispiele für scharfes »s« als Zwischen- oder Schlußlaut:
* blaß, süß, Roß
* Wissen, Flüsse, Nüsse.

Beispiele für den Konsonanten »z« mit Vorschalten von »t«:
* Schätze, Hetze, Metze, Katze, Hitze, Fratze, Litze, Mütze.

Beispiele für Verbindung von »z« mit Vokalen:
* Käuze, Beize, Weizen, Geiz.

Beispiele für scharfes »z«, wenn »t« als Silbenlaut folgt:
* Märztag, Schmalztopf, Schmelztiegel.

Beispiele für Vermischung von »z« und »s«:
* erfüllt's, nirgends, morgens, abends, als, Hals.

Beispiele für die Verschärfung des »z« als Zischlaut:
* zuletzt, gehetzt, entsetzt, spitz, erhitzt, gewitzt, zersetzt.

Beispiele für den Reibelaut »sch«:
* Busch, Geräusch, Scheu, Scholle, Schuh, Schüsse, Schere
* Asche, Esche, Wäsche, Mensch, Fisch, Geschick.

Beispiele für »sch« als Anlaut und in Verbindung mit Klingern:
* Schall, Schande, Schauer, Scheusal, Schimpf, Schuft, Schurke
* Schlag, Schlaufe, Schlauch, Schleife, Schloß, Schlüssel.

Beispiele für »sch« mit Verschlußlauten:
* Stab, Stahl, Stamm, Stecken, Stille, Stube, Staub, Stroh, Storch, Sprache, Sprung, Specht, Sparbuch, Sperre, Spieß, Sporen, Spott.

Beispiele für die Reibelaute »f«, »pf« und »v«:
* fallen, fangen, fassen, Fell, Fisch, Freifahrt, Frohsinn, Frevel, fragil, Fraß
* Pfad, Pfaffe, Pfiff, Pfropf, Pfahl, hüpfen, Sumpf, aufmüpfig, Schlumpf
* Verpflegung, verlassen, verpfänden, Verlust.

Beispiele für die Verschlußlaute »b«, »p«, »d«, »t«, »g«, »h«, »k«, »q«:
* Ball, Bahn, Bauer, Bullauge, Bohle
* prall, Plan, Power, Plumpudding, Pole
* Ada, Band, Dank, Adel, Ader, denken
* Ata, Tand, Tank, Attel, Atter, Tränke

* Gabe, Farbe, Gäuboden, Gift, Gott, Güte, Balg, Berg, Burg, König, Sieg
* Halle, Hase, Haß, Hahn, Himmel, Hof, Hölle
* Kammer, Kerker, Kronleuchter, Kruzifix, krakeelen, Falke, Fink, Funke
* Frackknopf, Stickrahmen, Ecksporn, Packpapier, Rucksack, Schicksal
* Quäker, Qualle, Quadrat, Qualen, Quantum, Quarz, quasi.

Senken des orofazialen und laryngealen Rigors

* Lippen spitzen und breitziehen im Wechsel, Variation des Tempos.
* Kerze, Streichholz, Rauch, Watte pusten.
* Wechsel von Bewegungen wie Oberlippe über die Unterlippe ziehen und Unterlippe über die Oberlippe schieben (Abb. 97).

Abb. 97: Die Unterlippe wird über die Oberlippe geschoben.

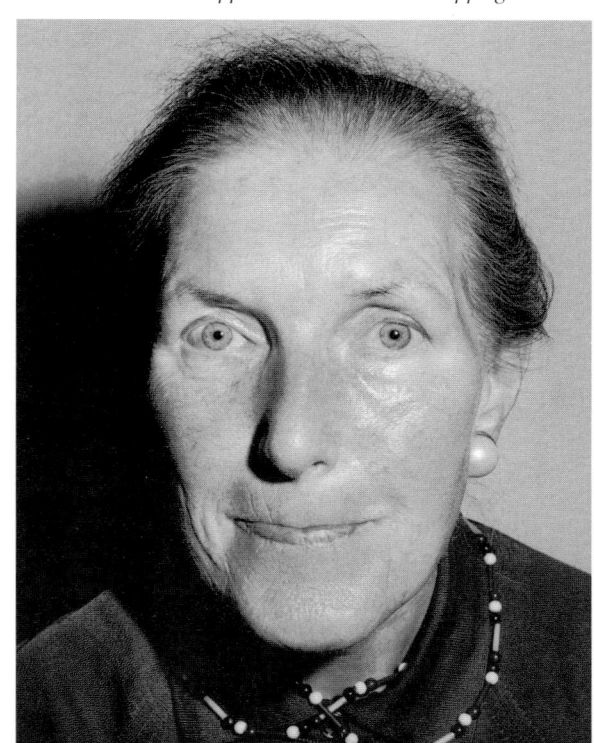

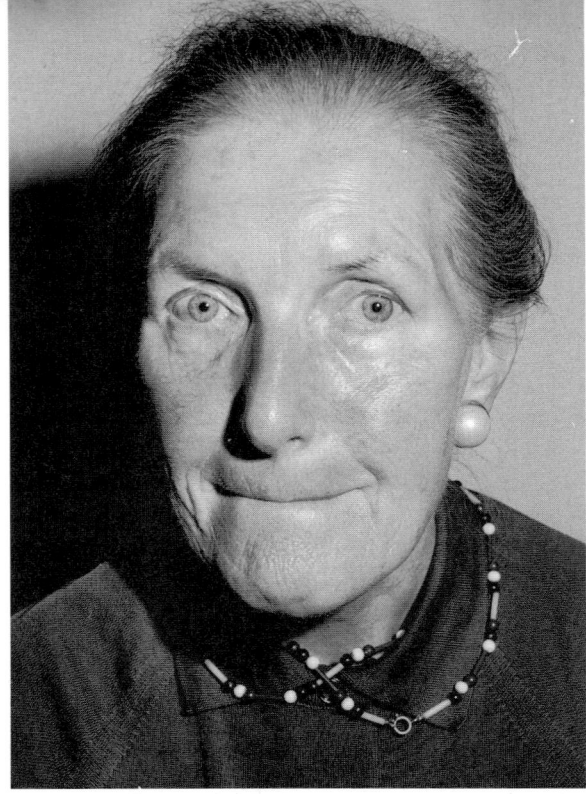

Abb. 98: Ober- und Unterlippe werden nach innen gezogen, und mit knallendem Geräusch wird der Mund wieder geöffnet.

* Ober- und Unterlippe nach innen ziehen, dann mit knallendem Geräusch den Mund öffnen (Abb. 98).
* Mit den unteren Zähnen die Oberlippe »beißen«.
* Mit den oberen Zähnen die Unterlippe »beißen«.
* Wechsel dieser Bewegungen mit Variation des Tempos.
* Einen Schluck Wasser in den Mund nehmen, die Lippen geschlossen halten und das Wasser von einer Wange zur anderen verschieben.
* Mit der Oberlippe einen Bleistift aufnehmen.
* Die Lippen befeuchten. Durch lockeres Bewegen der Lippen gegeneinander diese wieder trocknen.

* Mit beiden Lippen einen Strohhalm fassen und aus einem Glas trinken (Abb. 99).
* Unterkiefer locker fallen lassen.
* Unterkiefer vorschieben.
* Unterkiefer zurückziehen.
* Unterkiefer vorschieben und zurückziehen mit Variation des Tempos.
* Unterkiefer locker nach rechts und links schieben.
* Versuchen, mit dem Unterkiefer einen Halbkreis zu beschreiben.
* Die Zunge locker und breit herausstrecken (Abb. 100).

Abb. 99: Die Lippen schließen fest um den Trinkhalm. Bei Tremor der Hände müssen die Ellbogen abgestützt werden.

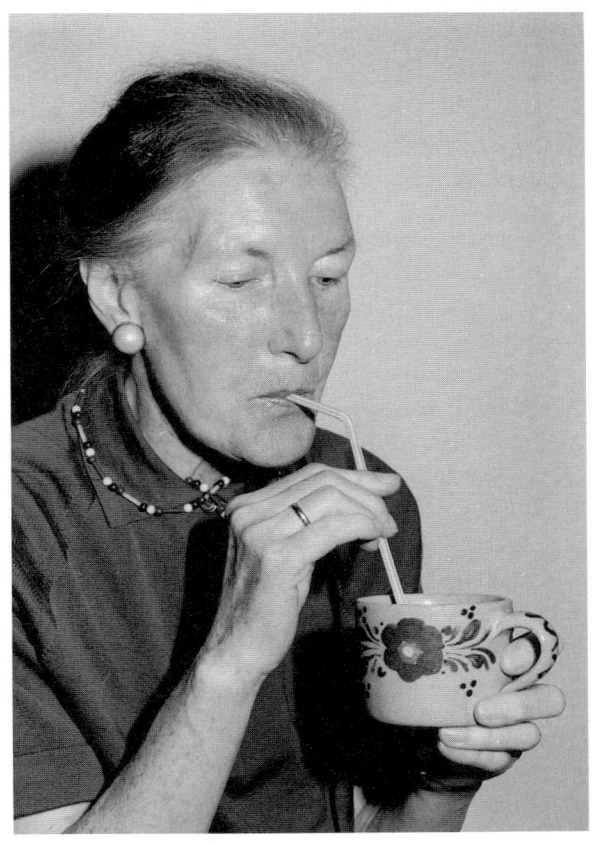

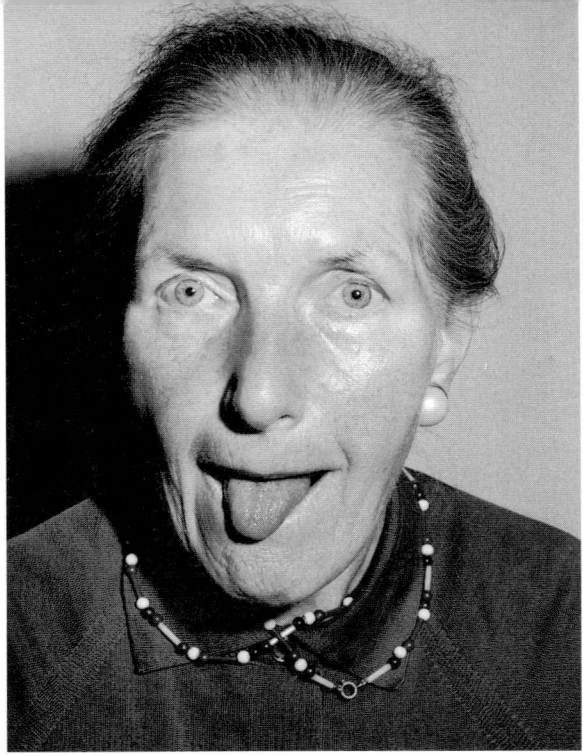

Abb. 100: In raschem Wechsel wird die Zunge weit herausge-
streckt und wieder zurückgezogen.

* Die seitlichen Zungenränder zeigen.
* Den vorderen Zungenrand zeigen.
* Die Backenzähne rechts/links zeigen.
* Den Mund leicht öffnen, die Zunge rasch zeigen und wieder zurückziehen, dabei den Kiefer nicht bewegen.
* Die Zungenspitze rasch zwischen rechtem und linkem Mundwinkel hin- und herbewegen ohne Bewegung des Unterkiefers (Abb. 101, 102).
* Mit der Zunge außen an der Oberlippe entlangfahren.
* Mit der Zunge außen an der Unterlippe entlangfahren.
* Mit der Zunge einen Kreis um Ober- und Unterlippe beschreiben.
* Versuchen, die Zungenspitze an die Nasenspitze zu bringen.
* Die Zungenspitze beult die rechte/linke Wange aus (Abb. 103).

166

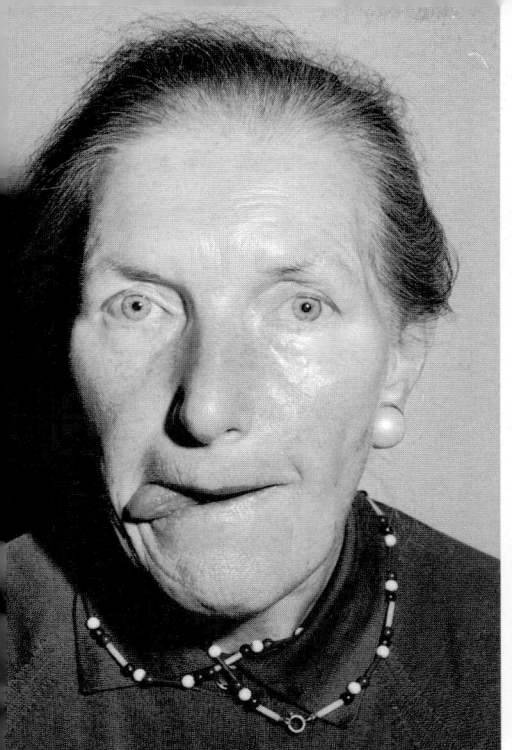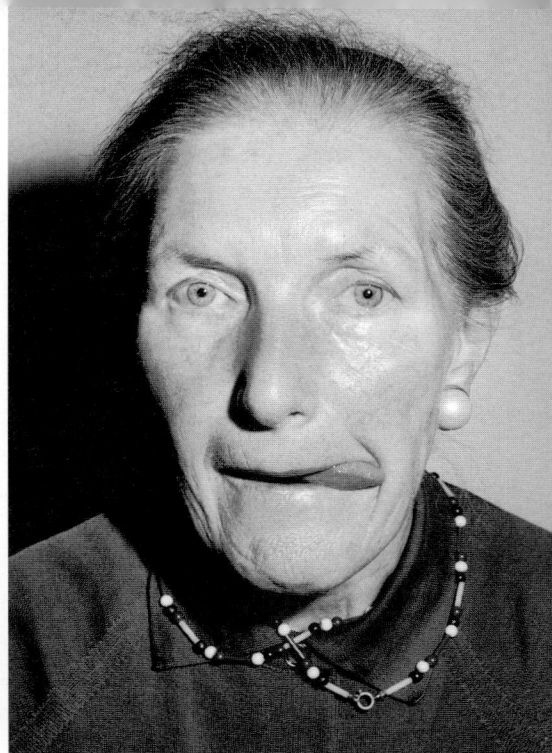

Abb. 101 und 102: In raschem Wechsel wird die herausgestreckte Zunge nach rechts und links bewegt.

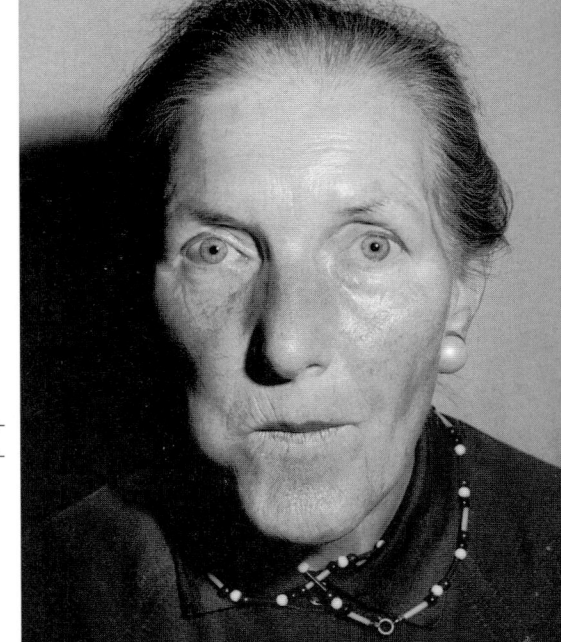

Abb. 103: Beim Ausbeulen der rechten/linken Wange mit der Zunge soll der Unterkiefer nicht mitbewegt werden.

* Mit der Zunge schnalzen.
* Die Zungenspitze hinter den unteren Schneidezähnen festhalten, die Zunge vorwölben und wieder zurücknehmen, rascher Wechsel.
* Die Zunge herausstrecken und »falten«, so daß sich die Zungenränder berühren.
* Den kleinen Finger auf die Zungenmitte legen und die Zunge um ihn herum »falten«.
* Die Zunge mit zwei Fingern fassen und locker vorziehen.

Phonation – Erarbeiten von Phonationstechniken

Die Stimmgebung steht in direkter Abhängigkeit von der Regulation des Luftstroms und den Bewegungen der laryngealen Muskulatur. Tonhöhe, Lautstärke und Stimmhaftigkeit können bei den Patienten typisch verändert sein. Rigor und Hypokinese der Kehlkopfmuskulatur sind verantwortlich für reduzierte Stimmleistung und Stimmqualität, für die geringe Variabilität der Sprechlautstärke und für die einförmige Prosodie (Sprachmelodie). Gelingt es, den orofazialen Rigor zu senken, so ist in manchen Fällen sogar eine deutliche Verbesserung der Prosodie zu erreichen.

Die Normtonlage vieler Patienten liegt höher als bei Gesunden, der Tonumfang ist verringert, sowohl im Bereich der hohen als auch der tiefen Töne. Der Sprechton wirkt schwächlich, rauh bis nur noch gehaucht.

Die Tonhaltedauer ist bei vielen Patienten verkürzt, sie liegt bei manchen Patienten unter der kritischen Zeit von sechs Sekunden. Die Tonhaltedauer ist abhängig von der Vitalkapazität. Bei gesunden Erwachsenen beträgt die durchschnittliche Tonhaltedauer zwanzig bis fünfundzwanzig Sekunden. Trainierte wie Schauspieler und Sänger haben eine erheblich verlängerte Tonhaltedauer. Durch die Hypokinese und den Rigor, die auch die Atemmuskulatur betreffen, ist die Vitalkapazität verringert.

Für die krankengymnastische Behandlung ergibt sich die Notwendigkeit, atemtherapeutische Maßnahmen der Phonation einzusetzen.

Nachfolgend werden Formen der stimmhaften bzw. geräuschhaften Ausatmung zur Verbesserung der Tonhaltedauer beschrieben.

Ausatmen auf aphonische Laute:

* Die Stimmritze ist geöffnet, die Unterlippe hat lockeren Kontakt mit den oberen Schneidezähnen. Ausatmen auf den Konsonanten »f«.
* Die Zunge liegt dem harten Gaumen an. Ausatmen auf »sch«.
* Die Zunge hat Kontakt mit der Rückseite der oberen Schneidezähne. Ausatmen auf den Konsonanten »s«.

Ausatmen auf phonische Laute:

* Die Zungenspitze berührt die Rückseite der oberen Schneidezähne. Summen auf »l«, der Ton sollte bis sechs Sekunden gehalten werden.
* Die Lippen werden rund geformt. Summen auf »o«.
* Die Zunge ist in Ruhelage, die Lippen sind locker geschlossen. Summen auf »m«.
* Die Zunge ist in Ruhelage. Die Lippen sind locker geschlossen. Nun erfolgt das lockere Öffnen und Schließen der Lippen und Summen auf
  mo – mo – mo – mo – mo – mo,
  mam – mam – mam – mam – mam – mam,
  mum – mum – mum – mum – mum – mum.
* Der Zungenrücken ist leicht erhöht, die Zungenränder berühren die Rückseite der oberen Zahnreihe. Summen auf
  li – li – li – li – li – li.
* Die Zungenspitze schnalzt locker gegen den Gaumen, die Lippen sind geöffnet. Summen auf
  lö – lö – lö – lö – lö – lö – lö.
* Die Zungenspitze schnalzt locker gegen den Gaumen, die Lippen sind rund gestellt und etwas vorgeschoben. Summen auf
  lü – lü – lü – lü – lü – lü.

Das bewußte Einhalten von Pausen während des Sprechens läßt sich durch Rezitieren gereimter Gedichte gut und vielleicht auch aufmunternd erarbeiten.

Der Wechsel zwischen betonten und unbetonten Wörtern, die zum Luftabgeben und Einatmen zu benutzende Sprechpause soll dann auch durch das laute Lesen von Prosatexten eingeübt werden.
Nicht zuletzt kann die Verlängerung der Tonhaltedauer durch Singen und Pfeifen erzielt werden.

Verbindung von phonischer Ausatmung und Bewegung:

Das Sprechen von Gedichten kann gekoppelt werden an:
* Klopfen des Rhythmus mit einzelnen Fingern oder der ganzen Hand,
* Klopfen des Rhythmus mit dem Fuß.

Synchronisiert man in der Behandlung zwei motorische Vorgänge wie Gehen und Rezitieren, so erhöht sich die Anforderung erheblich. Es kann mit kurzen Gedichten begonnen werden. Durch das Rezitieren längerer Gedichte kann die Leistung erhöht werden.

Beispiele
für Rezitieren und Gehen:

Gehen – Im Atemholen sind zweierlei Gnaden: – stehen,
gehen – Die Luft einziehen, sich ihrer entladen;   – stehen,
gehen – Jenes bedrängt, dieses erfrischt;   – stehen,
gehen – So wunderbar ist das Leben gemischt.   – stehen,
gehen – Du danke Gott, wenn er dich preßt,   – stehen,
gehen – Und dank ihm, wenn er dich wieder entläßt.   – stehen.

Johann Wolfgang von Goethe

Gehen – Es sitzen Möpse gern auf Mauerecken,   – stehen,
gehen – die sich ins Straßenbild hinaus erstrecken,   – stehen,
gehen – um von sotanen vorteilhaften Posten   – stehen,
gehen – die bunte Welt gemächlich auszukosten.   – stehen,
gehen – O Mensch, lieg vor dir selber auf der Lauer,   – stehen,
gehen – sonst bist du auch ein Mops nur auf der Mauer   – stehen.

Christian Morgenstern

170

Atmung

Atemtherapeutische Maßnahmen zur Beeinflussung der Dysarthrophonie haben folgende Aspekte:
- Vergrößern der Atembewegungen,
- Beeinflussen der Atemtiefe.

Maßnahmen, die auf der Intensivstation oder bei ständig pflegebedürftigen Patienten erforderlich werden, sind in Kap. 12 aufgelistet.

Der krankengymnastische Atembefund (Befundbogen 5 und 6) erfaßt die wesentlichen Parameter der krankheitsbedingten Veränderungen. Im einzelnen handelt es sich um:

Atemform

Einnehmbare Position . . . .
Ausgangsstellungen . . . .
Atemweg . . . .
Atemnebengeräusche . . . .
Atembewegungen:
kostosternal nach . . . .
kostoabdominal nach . . . .
überwiegend . . . .

Einsatz von Atemhilfsmuskeln:

inspiratorisch . . . .
exspiratorisch . . . .
Atemfrequenz . . . .
Atemrhythmus . . . .
Atemzeitquotient . . . .
Sprechdauer . . . .
inspiratorische Einziehungen . . . .

Rumpf

Brustwirbelsäule . . . .
Thoraxform . . . .
Beckenstellung . . . .
Bauch . . . .

Befundbogen 5 (Fries/Liebenstund, 1990)

Thoraxbeweglichkeit
Umfangmaße bei Atembewegungen

Meßstelle	Atemruhelage	maximale Inspiration	maximale Exspiration	Differenz
Achsel	. . . .	. . . .	. . . .	. . . .
Sternumspitze	. . . .	. . . .	. . . .	. . . .
5 cm kaudal der Sternumspitze	. . . .	. . . .	. . . .	. . . .

Vitalkapazität

Befundbogen 6 (Fries/Liebenstund, 1990)

ccm Vitalkapazität

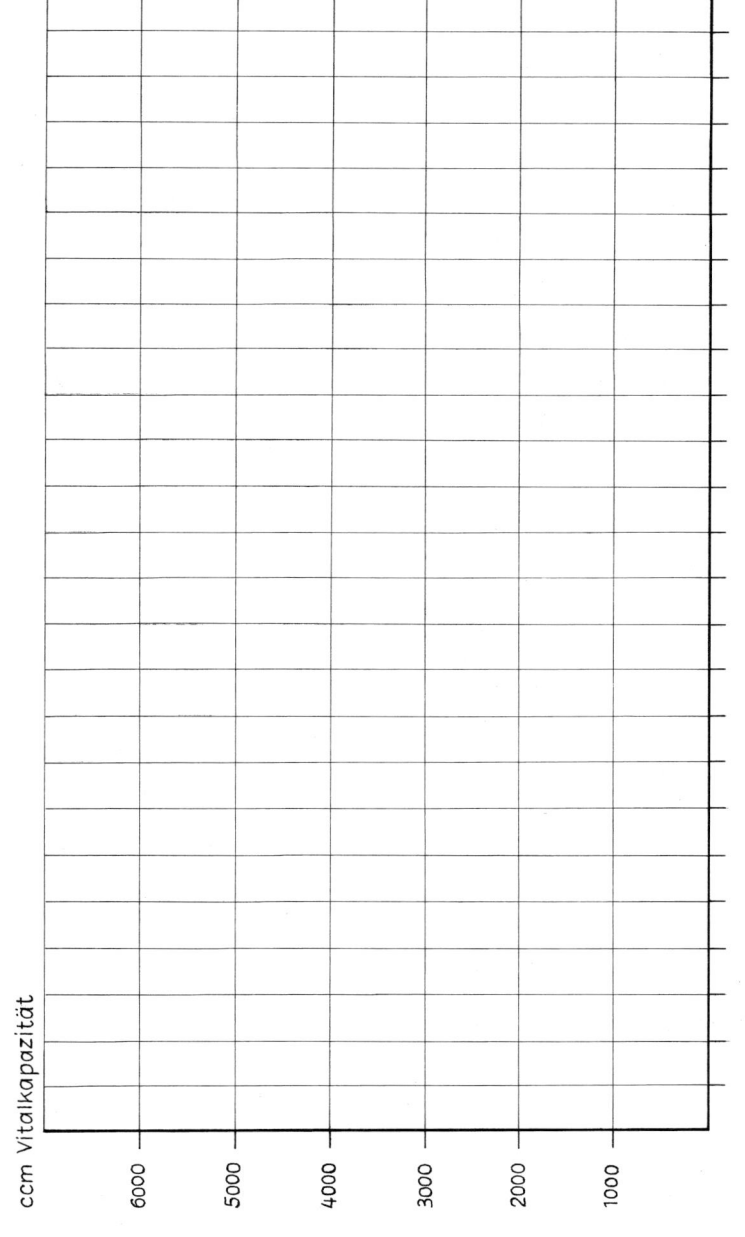

6000 5000 4000 3000 2000 1000

Datum

Muskelverspannungen   . . . .
                             . . . .
Haut-Gewebswiderstände   . . . .
                             . . . .

Der Atembefund wird in regelmäßigen Abständen wiederholt, um über einen längeren Therapiezeitraum Daten zu erhalten, die in Bezug auf die Effektivität der gewählten atemtherapeutischen Maßnahmen aussagekräftig sind.

Atemvertiefende Techniken

* Wahrnehmen der Atembewegung nach kostoabdominal und kostosternal durch Handkontakt.
* Aufforderung zur Vergrößerung der Atembewegung.
* Vergrößern der Atembewegung durch Wegatmen einer Hautfalte.
* Vergrößern der Atembewegung durch richtunggebenden Widerstand.
* Dehnzüge von Arm oder Bein, aktiv oder passiv.
* Manualtherapeutische Mobilisation der Rippen- und Wirbelgelenke.

Mögliche Ausgangsstellungen sind:
– Rückenlage
– Seitenlage
– Sitz
– eventuell Bauchlage.

Lenkung der Atembewegungen

Die Atembewegungen sind durch sogenannte therapeutische Körperstellungen in bestimmte Abschnitte zu lenken. Sinnvolle Positionen sind:
– Kutschersitz
– Sitz mit extendierter Wirbelsäule und erhöht gelagerten Armen
– Päckchensitz

174

- Knie-Ellbogenlage
- Dehnlagen wie Mondsichellage, obere und untere Drehdehnlage.

Diese therapeutischen Körperstellungen können sich auch rigorsenkend auswirken und dadurch die Thoraxbeweglichkeit verbessern. Wohl auch rigorbedingt zeigen manche Patienten gelegentlich hohe Atemfrequenzen und das Empfinden von Atemnot, auch bei geringer körperlicher Belastung. Therapeutisch spielen hier allgemein und lokal entspannende Maßnahmen eine wichtige Rolle.

Lokal entspannende Maßnahmen sind:
- Packegriffe
- Ausstreichen der Interkostalräume
- Hautrollungen
- warme Kompressen, auch in Form der »Heißen Rolle«
- flächige Technik der Bindegewebsmassage.

Allgemein entspannende Maßnahmen sind:
- Autogenes Training
- Progressive Muskelrelaxation nach Jacobson
- Abhebeproben nach Schaarschuch-Haase und andere.

**Beeinflussung der Sprechpropulsion
und des verzögerten Sprechbeginns**

* Den Sprechbeginn durch Klopfen mit der Hand oder dem Fuß antizipieren, z. B. dreimal auf den Boden klopfen, dann sprechen.
* Den Anfangsbuchstaben des »Startwortes« in die Luft schreiben.
* Bei Auftreten des stotternden Sprechens sofort das Sprechen unterbrechen, mit dem Fuß klopfen und dann das Sprechen neu beginnen.
* Beim Lesen kann die Pulsionsproblematik durch die Verwendung eines aus Karton ausgeschnittenen »Fensterrahmens« gebremst werden. Der Fensterrahmen scheint Aufmerksamkeit und visuelle Wahrnehmung zu fokussieren.
* Wenn die sprachliche Kommunikation unmöglich geworden ist, kann ein Communicator benutzt werden.

Verbessern der Prosodie

Die Sprechmonotonie vieler Patienten trägt auch zur schlechten Verständlichkeit des gesprochenen Wortes bei. Um die Prosodie (Sprachmelodie) zu verbessern, wird versucht, neben der Artikulation die Lautstärke und die Betonung zu modulieren. Mittel dazu sind:

– Rufübungen
– Sprichwörter
– Wortpaare
– Gedichte.

Erwünschte Effekte wie das Wecken von Phantasie, Spaß, Witz, Humor, Freude, das Fördern von Lernfähigkeit und Merkfähigkeit werden bewußt initiiert.

Günstige Ausgangsstellungen sind:

– Sitz auf dem Stuhl
– Sitz auf dem Pezziball
– Sitz auf der Rolle
– Stand in Schlußstellung
– Stand in Schrittstellung.

Beispiele für Rufe:

* Haallo!
* Haalt!
* Heeda!
* Hiiiilfe!
* Hiiierher!
* Weeer da?
* Ich koooomme!
* Guuuuten Morgen!

Zusammen mit den Rufübungen können Bewegungsabläufe der Extremitäten oder des ganzen Körpers erfolgen. Beispiele hierfür sind:

* Haallo – Winken mit der rechten/linken Hand.
* Haalt – Ausstrecken des rechten/linken Armes.
* Heeda – aus Schrittstellung erfolgt der nächste Schritt.

176

* Weeer da – Drehen von Kopf und Rumpf nach rechts/links.
* Ich koooomme – aus Schlußstellung Schritt rechts/links.
* Guuuuten Morgen – vom Stuhl aufstehen und die rechte Hand wie zur Begrüßung ausstrecken.

Sprichwörter

* Aller *Anfang* ist *schwer*.
* *Ende* gut, *alles* gut.
* Am *Abend* werden die *Faulen* fleißig.
* Andere *Länder*, andere *Sitten*.
* Am *Lachen* erkennt man den *Narren*.
* In der *Nacht* sind alle Katzen *grau*.
* *Arbeit* schändet *nicht*.
* *Jung* gefreit hat noch *nie* gereut.
* Was *Hänschen* nicht lernt, lernt *Hans nimmermehr*.
* Der *Apfel* fällt *nicht* weit vom *Stamm*.
* *Strenge* Herren regieren *nicht* lange.
* *Geduld* bringt *Rosen*.
* *Hoffen* und *Harren* macht *manchen* zum *Narren*.
* Der *Krug* geht *so* lange zum Brunnen, bis er *zerbricht*.
* Langes *Fädchen*, faules *Mädchen*.
* Aller *guten* Dinge sind *Drei*.
* Wer viel *fragt*, geht viel *irr*.
* *Geben* ist *seliger* als *nehmen*.
* Wer *einmal* lügt, dem *glaubt* man *nicht*.
* *Lügen* haben *kurze* Beine.
* Wer *anderen* eine *Grube* gräbt, fällt *selbst* hinein.
* Lieber einen *Sperling* in der *Hand* als eine *Taube* auf dem *Dach*.
* *Viele* Köche *verderben* den Brei.
* *Eile* mit *Weile*.
* Was *lange* währt, wird endlich *gut*.
* *Viele* Hunde sind des Hasen *Tod*.
* Wer die *Wahl* hat, hat die *Qual*.

Wortpaare

* Bahn – Bann
* fragen – Zagen
* klagen – Kragen
* Lage – Lacke
* Lüge – Lücke
* Made – Matte
* Türe – Tücke
* Saat – satt
* Regen – Segen
* Wohnung – Lohnung
* Rebe – Strebe
* Wonne – Sonne
* Ohr – Mohr
* Föhre – Möhre
* Enge – Klänge

* Land – Tand
* Lohn – Fron
* Tanne – Wanne
* Tee – Fee
* Mut – Hut
* Sense – Trense
* Säge – Säcke
* Möbel – Pöbel
* Sparen – Sparren
* Siege – Ziege
* Miene – Minne
* Konflikt – Konvikt
* Tor – Chor
* Trappe – Treppe
* Taft – Kraft

Gedichte

Ein getreues Hertze wissen
hat des höchsten Schatzes Preiß.
Der ist seelig zu begrüßen,
der ein treues Hertze weiß.
Mir ist wol bey höchstem Schmertze,
denn ich weiß ein treues Hertze.

Läuft das Glücke gleich zu zeiten
anders als man will und meynt,
ein getreues Hertz' hilft streiten
wider alles was ist feind.
Mir ist wol bey höchstem Schmertze,
denn ich weiß ein treues Hertze.

Paul Fleming

Fünf Dinge

Fünf Dinge bringen fünfe nicht hervor,
Du, dieser Lehre öffne du dein Ohr:
Der stolzen Brust wird Freundschaft nicht entsprossen;
Unhöflich sind der Niedrigkeit Genossen;
Ein Bösewicht gelangt zu keiner Größe;
Der Neidische erbarmt sich nicht der Blöße;
Der Lügner hofft vergeblich Treu und Glauben –
Das halte fest und niemand laß dirs rauben.

Fünf andere

Was verkürzt mir die Zeit?
      Tätigkeit!
Was macht sie unerträglich lang?
      Müßiggang!
Was bringt in Schulden?
      Harren und Dulden!
Was macht Gewinnen?
      Nicht lange besinnen!
Was bringt zu Ehren?
      Sich wehren!

Johann Wolfgang von Goethe

Die Liebe

Die Liebe hemmet nichts; sie kennt nicht Tür noch Riegel,
Und dringt durch alles sich;
Sie ist ohn Anbeginn, schlug ewig ihre Flügel,
und schlägt sie ewiglich.

Matthias Claudius

Der Schnupfen

Ein Schnupfen hockt auf der Terrasse,
auf daß er sich ein Opfer fasse

– und stürzt alsbald mit großem Grimm
auf einen Menschen namens Schrimm.

Paul Schrimm erwidert prompt: »Pitschü!«
und hat ihn drauf bis Montag früh.

Christian Morgenstern

7.8 SCHLUCKSTÖRUNG

Liegt eine Schluckstörung vor und nicht nur die Verringerung des reflektorischen Schluckens, so wird folgendes Vorgehen empfohlen:

Ausgangsstellung:

Sitz oder Rückenlage mit unterstütztem und erhöht gelagertem Oberkörper und Kopf, die Halswirbelsäule leicht flektiert.

* Aufforderung zum gründlichen Kauen der festen Speisen.
* Trinken kleiner Flüssigkeitsmengen zwischen der Aufnahme fester Speisen.
* Leichtes Streichen vom Unterkiefer abwärts in Richtung auf den Kehlkopf.
* Leichter Druck gegen den Zungengrund gleichzeitig mit der Aufforderung zum Schlucken.
* Leichter Druck an den lateralen Rändern des Kehlkopfes bei der Aufforderung zum Schlucken.
* Gibt man dem Patienten die Nahrung auf einem Löffel, so kann damit ein leichter Druck auf die Zungenmitte ausgeübt werden, gleichzeitig erfolgt die Aufforderung zum Schlucken.

7.9 HYPOMIMIE

Zur Beeinflussung der Hypomimie werden sowohl die mimischen Muskeln einzeln geübt und ihre Anspannung und Entspannung bewußt gemacht als auch Ausdrucksformen im Sinne einer beschreibenden Mimik erarbeitet.

Günstige äußere Bedingungen sind:
- heller, kühler, ruhiger Raum
- bequemer, aufrechter Sitz
- der Patient soll sein Gesicht im Spiegel sehen können.

Mimische Bewegungen können unterstützt werden durch folgende Maßnahmen:
- Abtupfen des Hautareals über dem Muskel mit Eis,
- Setzen kurzer Dehnreize für den einzelnen Muskel,
- Berühren des entsprechenden Hautareals mit dem Pinsel,
- Manueller Kontakt auf dem zu kontrahierenden Muskel,
- Ausführung der gewünschten Bewegung durch den Therapeuten,
- Wechsel des Auftrages zwischen Behandler und Patient.

Beispiele für selektives Üben mimischer Muskeln

* Augenbrauen in Richtung Haaransatz hochziehen.
* Augenbrauen über der Nasenwurzel zusammenziehen.
* Augenbrauen nach unten ziehen.
* Rechte/linke Augenbraue im Wechsel hochziehen.
* Augen locker schließen.
* Augen fest zusammenkneifen.
* Rechtes/linkes Auge im Wechsel öffnen und schließen (Abb. 104, 105).
* Rasche Auf- und Abbewegungen von Ober- und Unterlid.
* Nase kräuseln.
* Nasenflügel blähen.
* Weichteilnase herunterziehen.
* Lippen spitzen (Abb. 106, 107).

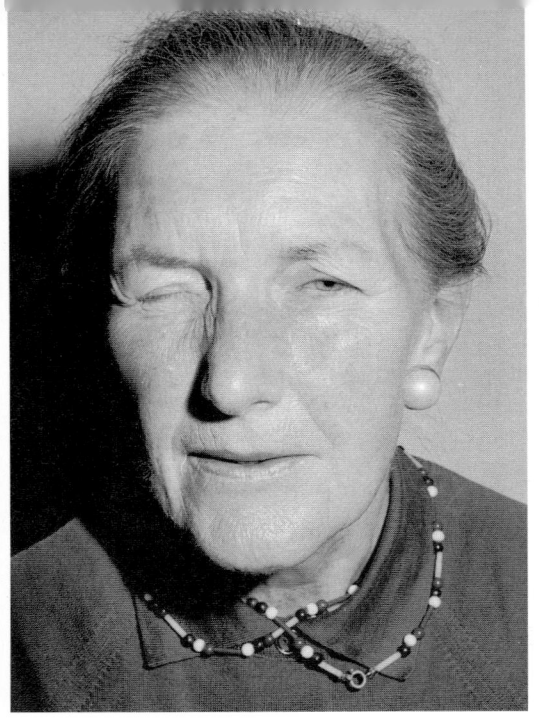
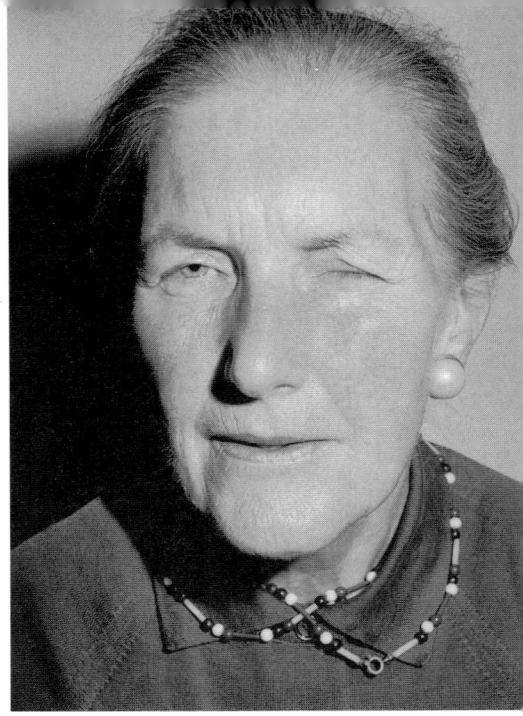

Abb. 104 und 105: Öffnen und Schließen des rechten und linken Auges im Wechsel.
Abb. 106 und 107: Das Spitzen und Breitziehen des Mundes kann als rasche alternierende Bewegung ausgeführt werden. Neben der Anregung der Mimik wird der Rigor der Lippenmuskulatur reduziert.

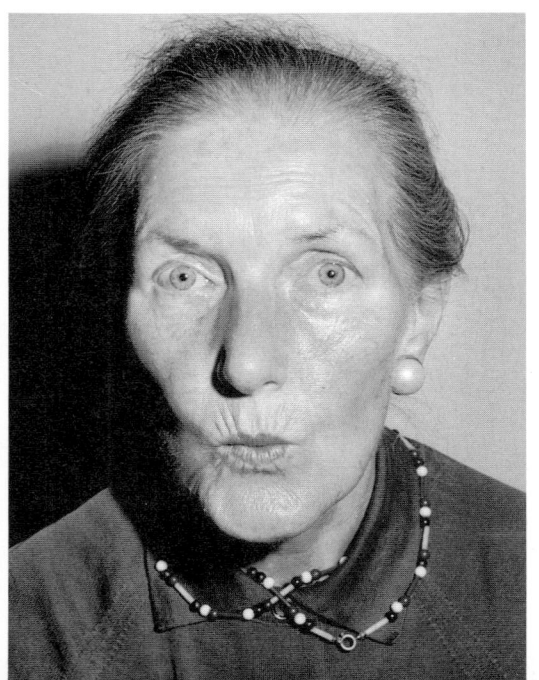
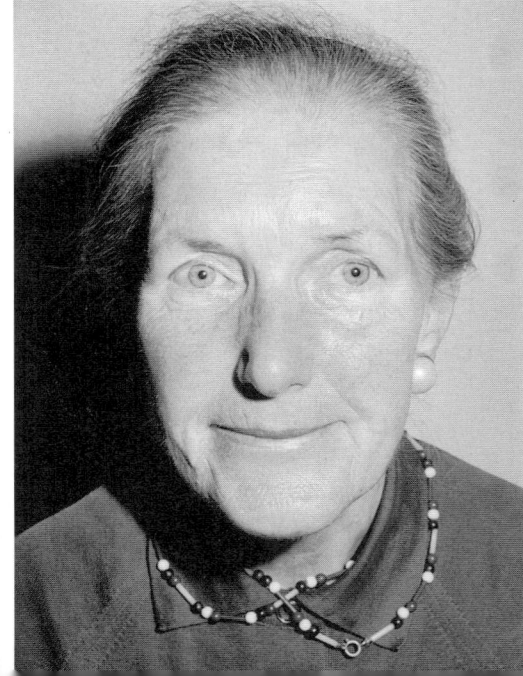

* Mundwinkel leicht nach oben-außen heben.
* Mundwinkel leicht nach unten ziehen.
* Lippen locker aufeinanderhalten und in Richtung Ohren den Mund in die Breite ziehen.
* Oberlippe heben und obere Zahnreihe zeigen (Abb. 108).
* Unterlippe senken und untere Zahnreihe zeigen (Abb. 109).

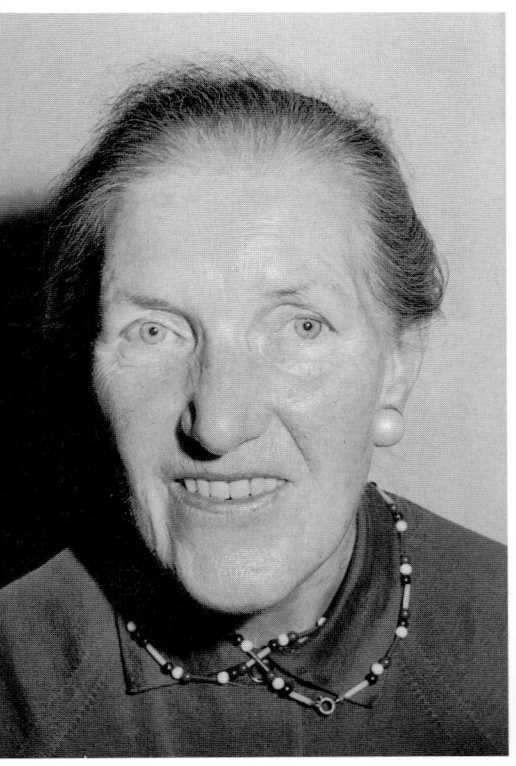

Abb. 108 und 109: Hochziehen der Oberlippe und Senken der Unterlippe als Wechselbewegung.

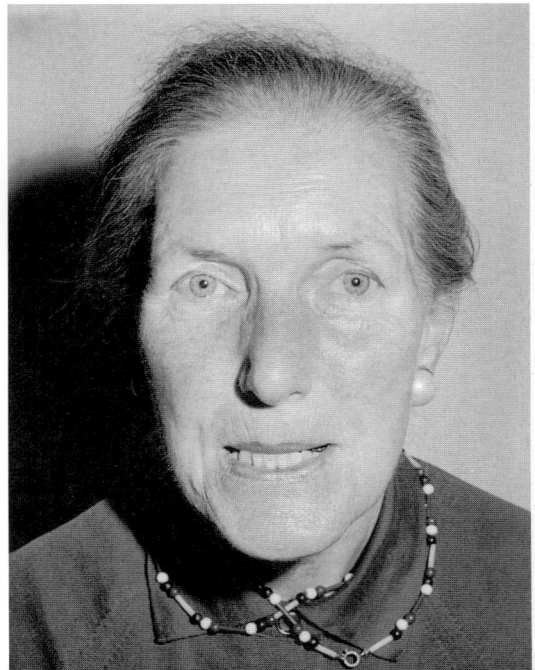

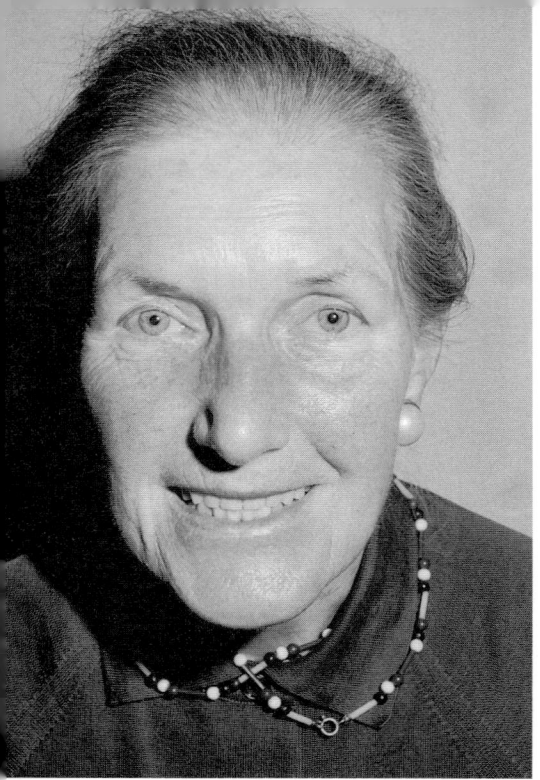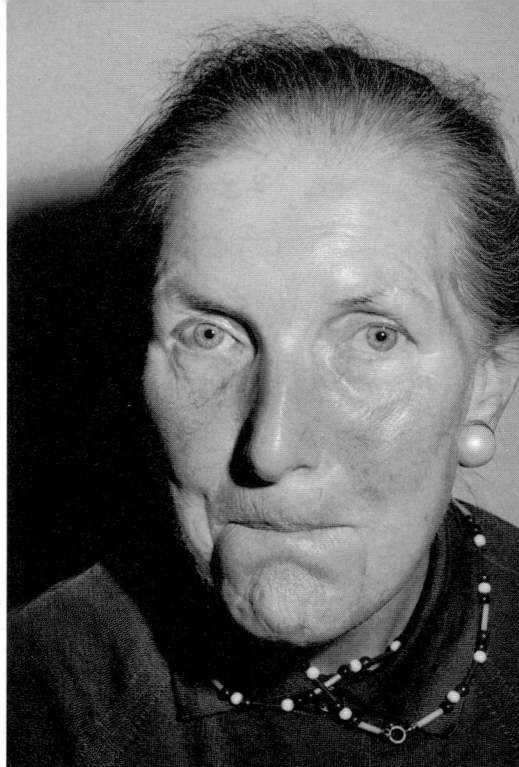

Abb. 110 (links): Zeigen aller Zähne, die locker aufeinander liegen sollen.
Abb. 111 (rechts): Weiches Einstülpen beider Lippen und lockeres Zurückführen.

* Alle Zähne zeigen (Abb. 110).
* Lippen in raschem Wechsel spitz und breit machen.
* Oberlippe über die Unterlippe ziehen.
* Unterlippe über die Oberlippe schieben.
* Beide Lippen einziehen (Abb. 111).
* Bei geschlossenen Lippen die Wangen aufblasen.
* Bei locker aufeinanderliegenden Lippen die Luft von einer Wange in die andere schieben.

Maßnahmen zur Senkung des orofazialen Rigors sowie des Rigors der Kaumuskulatur werden in Kap. 7.7 beschrieben.

Beispiele für mimische Ausdrucksbewegungen

* Entzückt schauen.
  Heben des Kopfes, der Augenbrauen, der Oberlider und der Augen (Abb. 112).
* Versteckt schauen.
  Senken und Drehen des Kopfes zu einer Seite, Herunterziehen der Augenbrauen, Drehen der Augen und Anspannen der Lider.
* Ermüdet schauen.
  Senken der Oberlider, langsames Blinzeln.
* Verstimmt schauen.
  Anspannen von Ober- und Unterlidern, senkrechte Falten über der Nasenwurzel bilden (Abb. 113).

Abb. 112: Das Erarbeiten mimischer Ausdrucksbewegungen kann sehr belustigend sein. Hier geht es um den »entzückten Blick nach oben«.

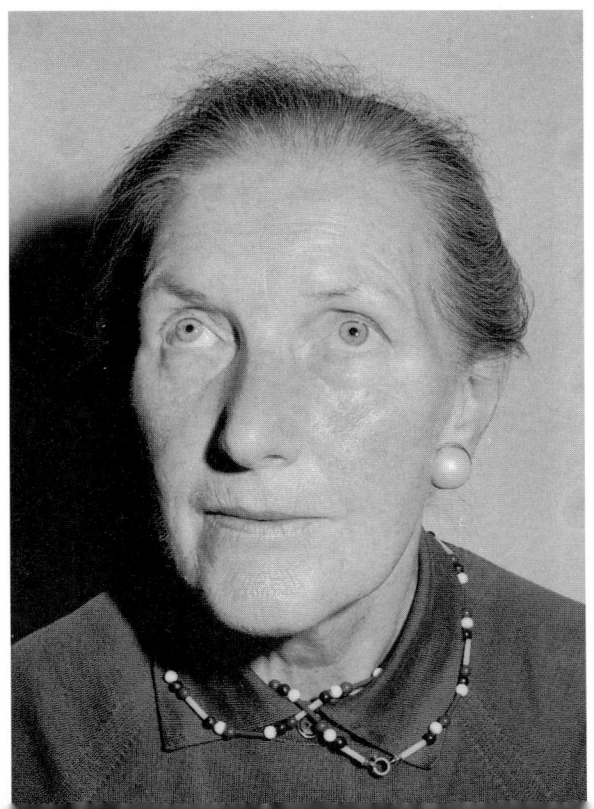

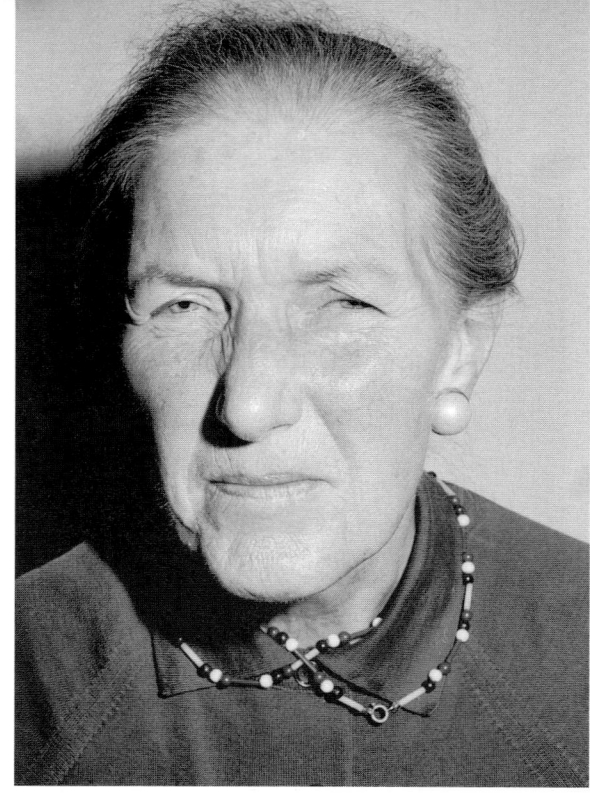

Abb. 113: Im Gegensatz dazu das »verdrießliche, verstimmte Schauen«.

* Süßer Zug um den Mund und entzückter Blick.
  Leichtes Heben der Mundwinkel, Heben der Oberlider, der Augen und Augenbrauen.
* Verbissener Zug.
  Anspannen des Kinns, Aufeinanderpressen von Lippen und Zähnen.
* Bitterer Zug mit Verstimmung.
  Herunterziehen der Augenbrauen, Langziehen der Nase. Herunterziehen der Mundwinkel.
* Verachtender Zug.
  Herunterziehen der Mundwinkel, Heben des Kinns.

* Erhöhte Aufmerksamkeit.
  Hochziehen der Augenbrauen, Weitstellen der Nasenflügel.
* Zurückhaltendes Lächeln.
  Leichtes Anheben der Mundwinkel bei locker aufeinanderliegenden Lippen.
* Herzhaftes Lachen.
  Öffnen des Mundes (Abb. 114).

Abb. 114: Beim herzhaften Lachen wird der Mund weit geöffnet.

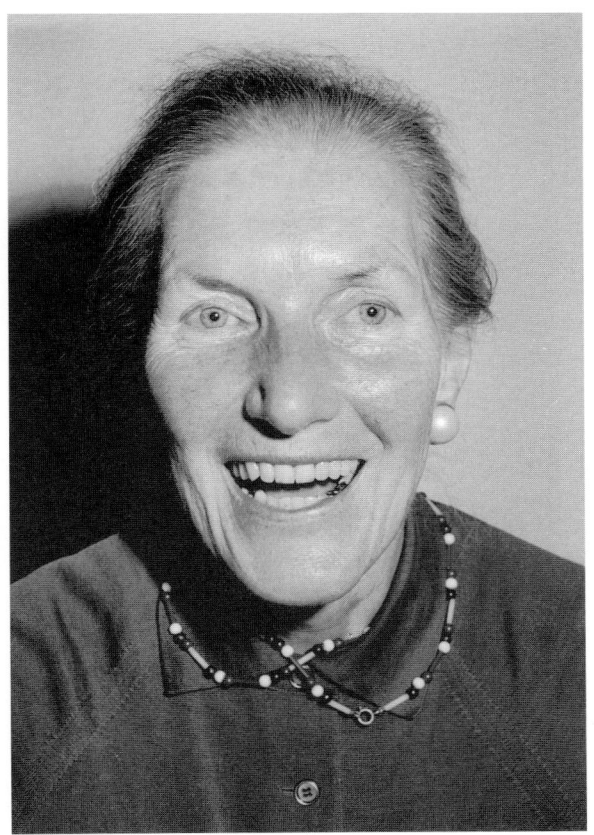

8 Krankengymnastische Behandlung zur Beeinflussung des Rigors

Der Rigor erscheint als eine Form von muskulärem Hypertonus und setzt jeder Bewegung einen Widerstand entgegen. Damit akzentuiert er die Probleme der Hypokinese. Die Behandlung wird weniger den Rigor selbst als vielmehr seine Auswirkungen beeinflussen können.

8.1 Die **Zielsetzung** hierbei ist:

– objektiv das Ausmaß der Gelenkbeweglichkeit zu erhalten,
– subjektiv die Erleichterung bei Bewegungen im Alltag spürbar zu machen,
– Spannung in Muskeln zu reduzieren,
– Schmerzen in Muskeln zu verringern.

Da es z. Zt. keine Skalierung für die Höhe des Rigors gibt, ist kein objektiver Nachweis der Effektivität der aufgeführten Maßnahmen möglich. Bedingt aussagefähig sind vergleichende Gelenkmessungen vor und nach der Behandlung.

8.2 Folgende **Maßnahmen und Techniken** können angewendet werden:

– Muskeldehnung über längere Zeit, z. B. im Schlingentisch, im oder nach dem Bewegungsbad, nach Auflage feucht-warmer Packungen auf Muskeln, nach manueller Dehnung des Muskels und der Sehne quer zum Faserverlauf über ca. 10–15 Sekunden, in Kombination mit Dehnlagerungen, z. B. Sichellage, oberer und unterer Drehdehnlage.

- Passives Bewegen über längere Zeit, in wechselndem Tempo, unter Betonung der rotatorischen Komponente und auf einer großen Unterstützungsfläche.
- Aktives Bewegen aus sicherer Ausgangsstellung und unter Betonung von Schwung (mindestens 10 Wiederholungen).
- Autogenes Training.
- Progressive Muskelrelaxation nach Jacobson.
- Atemtherapie nach Schaarschuch-Haase.

Übungsbeispiele zur Minderung des Rigors durch aktives Bewegen

Ausgangsstellung: Sitz auf dem Hocker.

* Leichte Abduktion der Beine, das Becken ist leicht flektiert, die Hände liegen locker an den Schultern.
  Drehen des Oberkörpers nach rechts und links.
* Gleiche Übung mit intensivem Nachdrehen.
* Die rechte/linke Hand liegt locker auf dem linken/rechten Knie.
  Vor- und Zurückschwingen des linken/rechten Armes.
* Gleiche Übung, der Patient schaut der Bewegung des Armes nach.
* Beide Arme werden gleichsinnig vor- und zurückgeschwungen. Die Betonung liegt auf dem Vorschwingen bis in Schulterhöhe.
* Jetzt liegt die Betonung auf dem Rückschwingen beider Arme.
* Der Oberkörper wird nach rechts/links gedreht. Beide Arme schwingen gleichsinnig auf der rechten/linken Seite vor und zurück.
* Der Oberkörper wird wieder gerade gehalten. Beide Arme schwingen gleichsinnig vor und zurück. Beim Vorschwingen drehen die Arme nach außen, die Daumen zeigen auch nach außen, und beim Zurückschwingen drehen die Arme nach innen, die Daumen zeigen ebenfalls nach innen.
* Beim Vorschwingen drehen die Arme nach innen, dabei weisen die Kleinfinger nach oben. Beim Zurückschwingen drehen die Arme nach außen, die Kleinfinger weisen nach hinten.

* Beide Arme werden in Schulterhöhe gehalten, der rechte Arm vorn, der linke Arm hinten. Vor- und Zurückschwingen beider Arme bis in Kopfhöhe. Der Oberkörper wird dabei mitgedreht.
* Beide Hände liegen auf dem Kopf, die Ellbogen zeigen zu den Seiten. Der Oberkörper dreht nach rechts/links. Der Kopf bleibt geradeaus gerichtet, das Becken und die Beine sollen sich nicht mitbewegen.
* Beide Arme schwingen über die Seite nach oben, bis beide Hände über dem Kopf zusammenklatschen können.
* Beide Arme schwingen gleichsinnig vor und zurück. Die Hände klatschen vorn und hinten zusammen.
* Gleichsinniges Vor- und Rückschwingen der Arme, dabei wird das Becken bewegt: Vorschwingen der Arme mit Beckenflexion, Rückschwingen der Arme mit Beckenextension verbinden.
* Beide Beine sind weit abduziert. Mit der Ausatmung den Oberkörper über den rechten/linken Oberschenkel legen, die Arme nach unten hängen lassen und locker vor- und zurückpendeln.
* Die Hände halten einen Gymnastikstab in Augenhöhe, die Ellbogen sind gestreckt. Schwingen des Stabes rechts/links am Körper vorbei nach hinten und wieder vor.
* Die Hände halten einen Gymnastikstab in Augenhöhe und führen Paddelbewegungen aus, abwechselnd nach rechts und nach links.

Die Anwendung des Schlingentisches

Aufhängungen:
– Ganzaufhängung
– Teilaufhängung

Ausgangsstellungen:
– Rückenlage
– Bauchlage
– Seitenlage
– Sitz

Techniken:

– Dehnlagerungen
– passive Muskeldehnungen
– aktive Entspannungstechniken
– gelenkmobilisierende Techniken (z. B. Manuelle Therapie, Maitland-Konzept).

Im übrigen wird auf Literatur zum Thema Schlingentisch verwiesen.

Bewegungstherapie im Wasser

Die Therapie im Bewegungsbad kann zusätzlich zur Krankengymnastik im Trockenen eingesetzt werden. Sie ist nur dann angezeigt, wenn der Patient den Wunsch danach äußert.

Vorteile, die das Medium Wasser bieten kann, sind

– die entspannende Wirkung der Wassertemperatur (33–36 °C) und
– die Wirkung des Auftriebs, der ruhige, langsame Bewegungen ermöglicht.

Kontraindikationen für die Bewegungstherapie im Wasser sind

– kardiopulmonale Erkrankungen
– orthostatische Dysregulation
– Störungen im Urogenitalbereich
– Hauterkrankungen, z. B. Allergien
– hochgradige Kontrakturen
– ausgeprägte Hypokinese, wenn beobachtet wird, daß sie im Wasser zunimmt.

Auch zur Bewegungstherapie im Wasser wird auf vorliegende Literatur verwiesen.

9 Krankengymnastische Behandlung zur Beeinflussung des Tremors

Für den Patienten, besonders für den Tremordominanz-Typ, stellt der Tremor ein besonders quälendes Symptom dar, das in affektbetonten Situationen eine Steigerung erfährt.

Der Tremor ist durch die krankengymnastische Behandlung nicht zu verringern. Es wird beobachtet und mit dem Patienten besprochen, ob sein Tremor durch Willkürbewegungen zu hemmen ist. Dies gelingt bei manchen, bei weitem nicht bei allen Patienten. In den Fällen erfolgreicher Hemmung durch Willküraktivität haben die Patienten in der Regel selbst günstige Hemmechanismen entdeckt. Leider versagt diese Hemmung bei ausgeprägtem Tremor, in fortgeschrittenen Krankheitsstadien und in stark affektbetonten Situationen.

In der krankengymnastischen Behandlung werden der Tremor berücksichtigt und Strategien zu seiner Reduzierung erarbeitet:

- Unbekannte Situationen wie z. B. neue Übungen oder Geräte bedürfen der behutsamen, schrittweisen Heranführung.
- Für feinmotorische Aktionen wie Knöpfe schließen und Schnürsenkel binden soll der Patient nicht unter Zeitdruck gesetzt werden und nach Möglichkeit unbeobachtet sein.
- Bei seitenbetontem Tremor an Hand und Fingern kann versucht werden, mit der weniger betroffenen Hand die zitternde Hand zu fixieren. Trinkgefäße können mit beiden Händen zum Mund geführt werden.

- Beim Schreiben sollen die Unterarme ganz aufliegen. Auch hier kann die Fixation mit der anderen Hand ausprobiert werden.
- Bei Tremor der Füße und Unterschenkel im Sitz kann versucht werden, die Füße an Stuhl- oder Tischbeinen zu fixieren (Abb. 115).
- Bei seitendifferenter Ausprägung kann der nicht oder weniger betroffene Fuß den zitternden Fuß am Boden fixieren.
- Im Stand empfehlen wir, das Gewicht nach rechts und links, nach vorn und hinten zu verlagern oder einige Schritte zu machen.
- Den Tremor des Kopfes versuchen manche Patienten durch Anlegen einer Hand an den Unterkiefer, Anlehnen an Rückenlehnen oder Abstützen mit einer Hand am Hinterkopf zu reduzieren.
- Ausprobiert werden sollte, ob Autogenes Training oder andere Entspannungsmethoden helfen können, den Tremor wenigstens zeitweise zu hemmen.

Abb. 115: Zur Hemmung des linksseitig betonten Tremors wird hier der Unterschenkel am Stuhlbein fixiert.

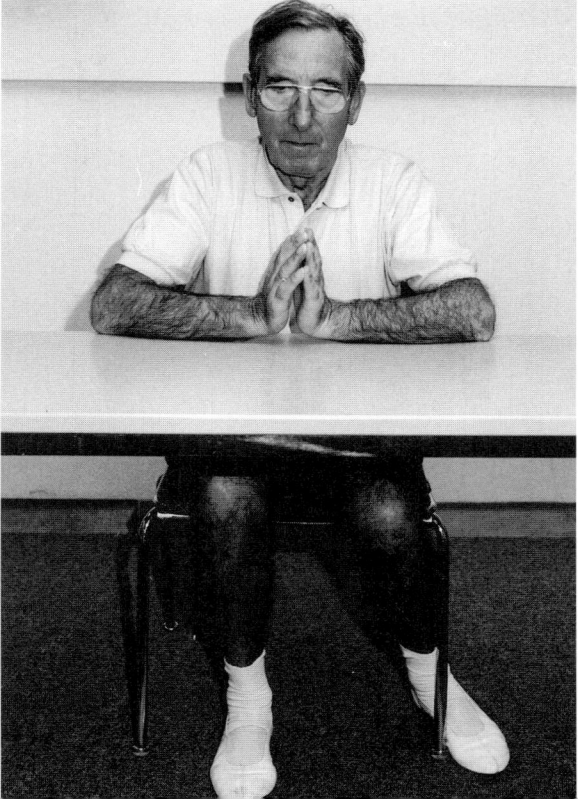

10 Krankengymnastische Behandlung zur Mobilisation der Gelenke

Bewirkt die Hypokinese die Verringerung von funktionellen Reizen für Gelenke, so erhöht der Rigor den intraartikulären Druck. Es wird beobachtet, daß im Bereich folgender Gelenke häufig Schmerzen angegeben werden:
– Halswirbelsäule
– Schultergelenk und Schultergürtel
– Lendenwirbelsäule
– Hüftgelenke
– Kniegelenke.

Interpretierend läßt sich sagen, daß diese Schmerzen sowohl muskel- als auch gelenkbedingt sein können und im Zusammenhang gesehen werden müssen mit der veränderten unökonomischen Statik. Gelenkerkrankungen degenerativer und deformierender Art sind im Alter ohnehin häufiger zu beobachten als in anderen Altersgruppen.

Der Patient beansprucht seine noch intakten Gelenke nie im vollen Ausmaß. Entstehen so zunehmend Kontrakturen, so wird der Bewegungsradius auch dadurch zusätzlich eingeschränkt. Aus diesem Grunde kommt dem passiven Bewegen in Prophylaxe und Behandlung von Kontrakturen eine wesentliche Rolle zu.

Im Anfangsstadium der Erkrankung wird das passive Bewegen nur in geringem Umfang notwendig sein, wenn beim aktiven Bewegen auf volles Ausschöpfen des Bewegungsradius eines jeden Gelenkes geachtet wird. Sind Bewegungseinschränkungen aufgetreten, so ist zu ihrer Beseitigung oder zur Verhinderung ihrer Zunahme das passive Vorgehen geboten. In fortgeschrittenen Stadien der Erkrankung wird das passive Bewegen einen deutlich größeren Raum einnehmen müssen.

Die Wahl der Ausgangsstellungen beim passiven Bewegen ist abhängig vom Allgemeinzustand des Patienten sowie vom Bewegungsumfang eines jeden Gelenkes. Wenn möglich, soll die Ausgangsstellung variiert werden.

Techniken

Gelenke

Mit Traktionen in unterschiedlichen Gelenkstellungen wird eine Separation der Gelenkflächen bewirkt mit dem Effekt der Entspannung der gelenkumgebenden Strukturen und der Vergrößerung des Gelenkspiels. Translatorische Gleitbewegungen unterstützen die Mobilisation von Kontrakturen ganz entscheidend, auch an der Wirbelsäule. Die angulären Bewegungen können rein passiv oder unter Mitarbeit des Patienten (»Mitdenken« der Bewegung) durchgeführt werden. Es wird zunächst die Bewegungserweiterung in der einen, dann in der Gegenrichtung erarbeitet. Hierin liegt die Voraussetzung für das Erfassen des vollen Bewegungsumfangs einer Bewegungsbahn. Für das distal benachbarte Gelenk ist eine Stellung zu wählen, die auch mehrgelenkigen Muskeln die Möglichkeit der Entspannung bietet.

Die Qualität des Endgefühls (weich, fest oder eher hart) bietet Hinweise auf die verursachende Struktur und fordert den sachgerechten Umgang.

Dieser sachgemäße Umgang ist gleicherweise angezeigt, wenn Schmerzen auftreten.

Grundsätzlich muß beim passiven Bewegen die Biomechanik der einzelnen Gelenke berücksichtigt werden. Dies gilt auch für die Gelenke der Wirbelsäule und der Rippen.

Muskulatur

Nach der Mobilisation der Gelenke können Muskeln gedehnt werden, indem Ursprung und Ansatz über Veränderung der Gelenkstellung voneinander entfernt werden. Bei mehrgelenkigen Muskeln ist das Einstellen aller Gelenke erforderlich. Dies kann auch als sorgfältig aufgebaute und erweiterte Dehnlagerung gestaltet werden. In jedem Fall soll ein behutsames Vorgehen die Toleranzschwelle des Patienten erhöhen. Ein Gefühl der Dehnspannung muß, Schmerzen jedoch dürfen nicht auftreten.

Eine weitere Möglichkeit zur Dehnung oberflächlich liegender Muskeln bietet die manuelle Querdehnung. Auch hier ist weich, sorgfältig und doch intensiv vorzugehen.

Die Dehnung folgender Muskeln ist besonders zu berücksichtigen:
Wirbelsäule und Rumpf:

Dorsale und seitliche Nackenmuskeln:

   M. rectus capitis maj.
   M. obliquus capitis maj. et min.
   M. scaleni

Halsmuskeln:

   M. sternocleidomastoideus

Rumpfmuskulatur:

   M. rectus abdominis
   M. obliquus abdominis externus und internus
   M. iliopsoas

Schultergürtel und obere Extremität:

   M. pectoralis major
   M. pectoralis minor
   M. subscapularis
   M. brachialis
   M. coracobrachialis
   M. biceps brachii
   M. triceps caput longum

M. pronator teres
M. pronator quadratus
Mm. flexores carpi
Mm. flexores digitorum

Beckengürtel und untere Extremität:

M. tensor fasciae latae
M. rectus femoris
Mm. ischiocrurales
Mm. adductores
M. tibialis anterior
M. triceps surae
Mm. flexores digitorum.

Unterstützende Maßnahmen:

- Feucht-warme Auflagen auf Muskeln,
- Fangopackungen auf Muskeln und Gelenke,
- Anleitung von Angehörigen,
- Arbeiten im Schlingentisch, sowohl zur Gelenkmobilisation als auch zur Muskeldehnung,
- Arbeiten im Bewegungsbad.

11 Krankengymnastik in der Gruppe

11.1 Die Zielsetzung der Behandlung von Patienten in Gruppen wird folgendermaßen differenziert:
- Erhalten oder Fördern der Elastizität des Bewegungsapparates,
- Verbesserung der Bewegungskoordination einschließlich der Feinmotorik,
- Schulen des Gleichgewichts und der Gleichgewichtsreaktionen,
- Erhöhen der Konzentration,
- Anregen der Interaktion,
- Intensivieren der Atembewegungen,
- Verbessern der Grundstimmung in bezug auf körperliche und geistige Wachheit,
- Fördern der emotionalen Gestimmtheit zum Positiven.

Die Gruppenstunde ist nur als begleitende und ergänzende Behandlung zur Einzelbehandlung zu sehen und nicht als alleinige Maßnahme.

11.2 Organisation

Die Gruppenstunde kann musikalisch begleitet werden (z. B. Verwendung von Kassettenrekorder) im Sinne einer Hintergrundmusik bei langsamen und mäßig schnellen Bewegungen.

Gruppenzusammensetzung:
- maximal 10 Teilnehmer
- Leistungsstand in etwa gleich.

Räumliche Bedingungen:

– heller Raum, gut gelüftet
– eher niedrige Raumtemperatur
– ausreichende Raumgröße
– rutschfester Fußboden.

Zeitliche Planung:

– gleicher Wochentag, gleiche Uhrzeit
– Mitte des Vor- oder Nachmittags ist günstig
– möglichst im Medikamentenoptimum gelegen
– Gesamtzeit der Gruppenstunde ca. 45 Min., wobei die übliche Gliederung der Gruppenstunde in Einleitung, Hauptteil und Abschluß empfehlenswert ist.

Günstige Geräte:

– Schaumstoffball
– Tennisball
– Gymnastikball
– Gymnastikreifen
– Wasserball
– Tennisring
– Säckchen
– Rhythmushölzer
– Handtuch oder Seidenschal
– Doppelklöppel
– Zauberschnur.

11.3 Beispiele

Nachfolgend werden Übungen, nach Ausgangsstellungen geordnet, beschrieben, die für eine Gruppenbehandlung geeignet erscheinen. Bei den Übungen ist zu beachten, daß der Gruppenleiter im Bedarfsfall nur einem Teilnehmer Hilfestellung leisten könnte. Deshalb werden Übungen aus sicheren Ausgangsstellungen gewählt. Bewußt werden einfache Bewegungen vorgeschlagen, deren Ausführung den Gruppenteilnehmern geringe Schwierigkeiten bereiten.

Mitsummen, Mitsingen oder Mitpfeifen sind als atemanregende, rigorsenkende und die Mimik belebende Maßnahmen zwischenzuschalten.

Übungen aus der Rückenlage

* Wechselweise rechtes/linkes Bein anbeugen und wegrutschen lassen. Tempo langsam steigern.
* Rechten/linken Fuß hochziehen und das Bein lang herausschieben.
* Rechtes/linkes Bein locker nach innen und außen rollen.
* Beide Beine intensiv nach innen und außen drehen.
* Rechten/linken Fuß hochziehen, Bein lang fußwärts wegschieben und den Arm der gleichen Seite weit kopfwärts wegschieben.
* Beide Beine angebeugt nach rechts/links ablegen. Kontralateralen Arm weit seitlich vom Körper wegschieben.
* Mit beiden Augen an der Zimmerdecke weit nach rechts/links schauen.
* Augen und Kopf drehen zur rechten/linken Seite. Der Hinterkopf rollt dabei auf der Unterlage.
* Beide Arme liegen in Schulterhöhe. Drehen der Augen und des Kopfes nach rechts. Dann klatscht die linke Hand in die Innenfläche der rechten Hand. Der rechte Arm bleibt dabei auf der Unterlage liegen. Wechselweise Ausführung.
* Gleicher Übungsablauf. Wenn die rechte/linke Hand die Innenfläche der anderen Hand berührt hat, schwingt das rechte/linke Bein über das jeweils andere Bein.
* Rechtes/linkes Bein weit nach außen und wieder zurück führen.
* Rechtes/linkes Bein anbeugen und seitlich ablegen.
* Beide Beine sind angebeugt. Abheben des Beckens und dieses locker nach rechts und links bewegen.
* Beide Beine sind angebeugt und werden umfaßt mit beiden Händen. Mit Schwung in Seitenlage zur rechten/linken Seite rollen.
* Beide Hände liegen flach seitlich am unteren Rippenbogen und fühlen die Rippenbewegungen beim Atmen: Ein- und Ausatmen

durch den Mund, durch die Nase. Beim Einatmen leichten Druck mit beiden Händen auf die Rippen geben. Sprechen von Konsonanten »p«, »t«, »k«, »f« mit der Ausatmung.

* Anbeugen beider Beine. Beide Fußaußenkanten liegen auf. Knie auseinander- und wieder zusammenführen.

* Beide Beine anstellen. Knie auseinanderführen. Fußsohlen aneinanderlegen. Lockeres Schaukeln der Beine und des Beckens nach rechts und links.

* Ein Bein ist gebeugt, das andere darübergeschlagen. Lockeres Strecken und Beugen des übergeschlagenen Beines im Kniegelenk.

* Rechtes/linkes Bein anbeugen, bis der Oberschenkel auf dem Brustkorb liegt. Mit beiden Händen das Knie umfassen und nachdehnen.

* Gleiche Übung. Gleichzeitig dazu das gestreckt liegende Bein mit Nachdruck auf die Unterlage bringen.

* Beide Beine sind gestreckt. Anheben der rechten/linken Beckenhälfte und schwungvolles Drehen in die Bauchlage.

* Drehen von Augen und Kopf nach rechts/links. Schwungvolles Bewegen der kontralateralen Extremitäten in die gleiche Richtung zur Drehung in die Bauchlage.

Übungen aus der Bauchlage

* Rechte/linke Hand neben der rechten/linken Schulter aufstellen. Linken/rechten Arm kopfwärts strecken.

* Rechten/linken Arm maximal anbeugen und wieder ausstrecken.

* Rechtes/linkes Bein seitlich anbeugen und wieder ausstrecken.

* Rechten/linken Arm und rechtes/linkes Bein seitlich anbeugen, bis Knie und Ellbogen sich berühren.

* Rechten/linken Arm und linkes/rechtes Bein anbeugen.

* Rechtes/linkes gestrecktes Bein weit über linkes/rechtes Bein führen und wieder zurückbringen. Beide Arme sind kopfwärts gestreckt.

* Bei gestreckten Armen und Beinen die rechte/linke Beckenseite Richtung Zimmerdecke hochdrehen.

* Mit der linken/rechten Hand seitlich fußwärts ziehen, bis die Hand die linke/rechte Knieaußenseite erreicht hat.
* Das gleiche mit gegrätschten Beinen.
* Beide Arme sind gestreckt. Wechselweise rasches Anbeugen des rechten/linken Kniegelenkes.
* Wechselweises Hochheben des rechten/linken Beines, dabei »wandern« die Beine nach rechts/links und in die Mitte zurück.

Übungen aus der Seitenlage

* Hand des oben liegenden Armes stützt vor dem Körper ab. Das obere Bein Richtung Zimmerdecke heben und wieder ablegen, auch vor oder hinter dem unteren Bein.
* Das obere Bein anbeugen und wieder zurücklegen auf das unten liegende gestreckte Bein.
* Wechselweises Anbeugen und Strecken beider Beine.
* Das untere Bein ist gestreckt, das obere liegt in Hüft- und Kniegelenk gebeugt vor diesem auf dem Boden. Die Hand des oben liegenden Armes tippt abwechselnd vor und hinter dem Körper auf den Boden auf.

Partnerübungen aus der Seitenlage

* Die Partner liegen mit den Rücken zueinander, ohne sich zu berühren. Die obere Hand stützt vor dem Körper. Die Fußsohlen der oben liegenden Beine berühren sich. Anbeugen und Strecken der Beine ohne Kontaktverlust der Füße.
* Beide Beine bewegen sich nach oben und wieder zurück ohne Kontaktverlust der Füße.
* Die Fußsohlen der vier Füße berühren sich. Wechselweises Anbeugen und Ausstrecken der Beine ohne Verlust des Fußkontaktes und der Seitenlage.
* Fassen der Hände der oben liegenden Arme. Wechselweises Vor- und Zurückschwingen der Arme.
* Beide Hände fassen sich, die Arme werden weit über den Kopf bis zum Boden geführt und wieder zurückgebracht.

Übungen aus dem Langsitz

* Beide Hände stützen hinter dem Rücken. Rechtes/linkes Bein weit nach außen führen und wieder zurückbringen.
* Rechtes/linkes Bein anbeugen, mit beiden Händen Oberschenkel umfassen, den Rücken betont aufrichten, das Bein wieder ausstrecken.
* Rechtes/linkes Bein anbeugen, Knie seitlich ablegen, wieder zurückführen und ausstrecken.
* Beide Hände stützen abwechselnd auf rechter/linker Seite.
* Beide Beine gegrätscht. Die Hände stützen hinten ab. Rechte/linke Hand tippt an der Außenseite des linken/rechten Knies auf die Unterlage.

Partnerübungen aus dem Langsitz

* Partner sitzen sich mit gegrätschten Beinen gegenüber, die Fußsohlen haben Kontakt. Ein Stab wird jeweils mit den rechten/linken Händen gehalten. Weites Vor- und Zurückschieben des Stabes (wie beim Sägen).
* Hochführen des Stabes und Neigen zur rechten/linken Seite.
* Übergeben des Stabes mit ausgestrecktem Arm.
* Partner sitzen sich gegenüber. Die Hände stützen hinten auf. Die rechten/linken Handflächen klatschen gegeneinander. Dies auch im Wechsel, z. B. dreimal rechts, fünfmal links.
* Aus gleicher Position Antippen der rechten/linken Fußsohlen bei abgehobenen Beinen.
* Radfahrbewegungen der beiden rechten oder linken Beine bei aneinandergelehnten Fußsohlen.
* Gleiche Übung mit Schaumstoffball zwischen den Füßen.
* Partner sitzen sich in größerem Abstand gegenüber. Zurollen eines Schaumstoffballes mit den rechten/linken Füßen.
* Ein oder zwei Luftballons werden mit den Beinen zugespielt.

Partnerübungen aus dem Seitsitz

* Partner sitzen sich gegenüber, jeweils auf der rechten Seite, die rechte Hand stützt. »Schattenspiel« der linken Hände.
* Einer bewegt rasch seine Hand, der andere versucht, in diese Hand zu klatschen.
* Einer versucht, mit seiner freien Hand in der Nähe des rechten/ linken Ohres seines Partners mit den Fingern zu schnipsen oder zu schnalzen. Dieser weicht dem Geräusch aus.
* Die Partner halten einen Reifen mit beiden Händen horizontal vor sich und drehen den Reifen in beide Richtungen.

Übungen aus dem Vierfüßlerstand

* Rechten/linken Arm so weit wie möglich Richtung Decke führen und in der Gegenbewegung unter dem linken/rechten Arm durchziehen.
* Rechtes/linkes Bein nach hinten wegschieben, bis der Fersensitz auf dem linken/rechten Unterschenkel erreicht ist.
* Um die rechte/linke Schulter herum bis zu den Füßen schauen.

Partnerübungen aus dem Vierfüßlerstand

* Partner knien sich gegenüber. Die rechten/linken Handflächen klatschen mit Temposteigerung aneinander.
* Die rechten/linken Hände fassen sich im Begrüßungsgriff. Umwendebewegungen (Pro-/Supination) kombiniert mit Beugen und Strecken im Ellbogen mit Temposteigerung.
* Die jeweils rechten/linken Hände umfassen den Daumenballen des Partners. Beugen und Strecken im Sinne einer Sägebewegung, in Ausmaß, Richtung und Tempo wechselnd.

Partnerübungen aus dem Halbkniestand

* Partner stehen sich gegenüber. Ein Partner versucht, mit seinem Fuß kurz auf den Fuß seines Partners zu tippen. Dieser kann ausweichen.
* Ein Schaumstoffball wird mit den Füßen zugespielt.
* Ein Gymnastikstab wird zwischen den jeweils rechten oder linken Handflächen beider Partner durch leichten Druck gehalten. Das Bewegen des Stabes in verschiedenen Richtungen und möglichst weitem Bewegungsradius erfordert gutes Kooperieren.
* Gleiche Übung mit einem Schaumstoffball.
* Die rechten/linken Hände fassen sich überkreuzt. Es werden Beuge-Streckbewegungen ausgeführt.
* Halten an den Händen. Vorgestellter Fuß »wandert« in verschiedene Richtungen.
* Halten an den Händen. Wechsel des Halbkniestandes über Kniestand.
* Gleiche Übung, nur werden jetzt zwei Schaumstoffbälle zwischen den Handflächen gehalten.

Partnerübungen aus dem Stand

* Die Partner stehen nebeneinander und halten sich an den Händen. Vor- und Zurückschwingen der einander zugewandten Beine. Die Betonung liegt auf der Bewegung in die Flexion.
* Nun wird die Bewegung in die Extension betont.
* Gleicher Bewegungsablauf. Gegensinniges Schwingen der gefaßten Arme.
* Nun kommt das Schwingen der freien Arme dazu.
* Vor den Füßen liegt ein Seil. Übersteigen des Seiles mit dem rechten/linken Fuß, der dann wieder zurückgestellt wird.
* Die Teilnehmer stehen im Kreis. Die Arme sind ausgestreckt. Die Hände halten sich gefaßt. Alle schwingen das rechte Bein vor und zurück. Wechsel der betonten Richtung. Auf Kommando Wechsel von Stand- und Spielbein und Schwingen des linken Beines.

* Aus gleicher Anordnung auf Kommando rechten/linken Fuß am Boden vorn, hinten, rechts und links auftippen. Wechsel von Standbein und Spielbein. Das Kommando kann an die Teilnehmer nacheinander delegiert werden.
* Die Partner stehen sich gegenüber, die Hände überkreuzt gefaßt. Die Beine sind leicht gegrätscht. Gegensinniges Drehen im Rumpf beim Vorstrecken und Zurückziehen der Arme.
* Gleiche Übung, dabei Treten an Ort und Stelle.
* Die Partner stehen sich gegenüber und führen »Schattenspiele« mit den Händen aus. Einer führt, der andere folgt mit seinen Händen.
* Die Partner stehen Rücken an Rücken. Beide Hände sind bei gestreckten Armen weit über dem Kopf gefaßt. Nun werden die Arme im Raum bewegt im Sinne des Hebens, Senkens und Drehens.

Gehen

* Aus Karton ausgeschnittene »Füße« sind in einer großen Schlangenlinie auf den Boden geklebt. Die Teilnehmer stehen hintereinander, die Hände liegen bei gestreckten Ellbogen auf dem Schultergürtel des Vordermanns. Beim Vorwärtsgehen soll nur auf die »Füße« getreten werden.
* Mehrere Reifen liegen auf dem Boden. Die Teilnehmer gehen in gleicher Anordnung wie oben, die Schritte zielen in die Mitte der Reifen.
* Die Teilnehmer bilden eine Reihe und gehen nach Ansage fünf Schritte im Kreuzgangmuster und drei Schritte im Paßgangmuster usw.
* Nun erfolgen sieben Schritte vorwärts im Paßgangmuster und fünf Schritte rückwärts im Kreuzgangmuster.
* Zwei lange Seile werden in einem engen und in einem zunehmend weiteren Abstand voneinander ausgelegt. Vor der Engstelle liegt ein Gymnastikball. Die Teilnehmer gehen hintereinander. Betontes Anheben des Beines zum Übersteigen des Balles.

* Die Teilnehmer bilden einen großen Kreis. In der Kreismitte liegt ein Reifen. Die Teilnehmer teilen sich in A und B ein. Auf Kommando gehen alle B bis zum Reifen vorwärts und warten dort, bis alle A, ebenfalls nach Ansage, auch angekommen sind. Gemeinsam erfolgt das Umdrehen und das Zurückgehen in die Ausgangsposition. Erneuter Start.
* Gleiche Anordnung. Nun gehen die A zum Reifen, drehen sich um und warten auf die B. Nun fassen sich die Partner an den Händen und gehen in die Ausgangsposition zurück. Dabei gehen die B rückwärts.
* Die A stehen außen am Reifen, die B versetzt zu den A im großen Kreis. Die Teilnehmer schauen sich an. Auf Kommando gehen die A zum großen Kreis, die B zum Reifen. Begegnung auf der Hälfte des Weges. An den jeweiligen Zielorten erfolgt das Umdrehen und der erneute Start. Mehrere Wiederholungen.

Spiele mit und ohne Gerät

* Schattenspiel
  Die Teilnehmer bilden Zweiergruppen. Ein Partner bewegt sich durch den Raum und führt mit den Armen verschiedene Bewegungen aus, die der neben ihm gehende Partner nachahmt.
* Die Teilnehmer sitzen im Kreis. Jeder Teilnehmer hat einen Luftballon. Alle Luftballons werden in Bewegung gehalten, ganz gleich, mit welchem Körperabschnitt. Fällt ein Luftballon zu Boden, so bleibt er liegen und darf nicht aufgehoben werden. Das Spiel ist zu Ende, wenn sich nur noch ein Luftballon in Bewegung befindet.
* Die Teilnehmer sitzen im Kreis mit großem Abstand auf dem Boden. Ein Gymnastikball wird mit den Füßen zugerollt. Das Spiel ist zu Ende, wenn der Ball aus dem Kreis herausrollt.
* Die Teilnehmer sitzen im Kreis auf Hockern, die Arme werden vor dem Körper verschränkt gehalten. Ein Teilnehmer in der Kreismitte wirft den Ball einem im Kreis sitzenden Teilnehmer zu oder täuscht das Zuspielen vor. Werden die Arme geöffnet, ohne daß

tatsächlich der Ball geworfen wurde, so muß dieser Spieler den Platz in der Mitte einnehmen.

* Die Teilnehmer sitzen in einem großen Kreis auf dem Boden. Je eine Kreishälfte bildet eine Partei. Jeder Teilnehmer hat ein kleines Säckchen. In der Mitte des Kreises steht ein Korb. Gemeinsam auf Kommando wirft die eine Gruppe ihre Säckchen in den Korb, die Anzahl der dort gelandeten Säckchen wird gezählt. Nun wirft die andere Gruppe. Sieger ist die Gruppe mit den meisten »Treffern«.

* Aus den Teilnehmern werden zwei gleich große Gruppen gebildet, die sich in zwei Reihen in etwa 12–15 m Entfernung gegenüberstehen. Auf der Hälfte der Strecke steht in der Mitte ein Stuhl. Nun versucht der erste Spieler der ersten Gruppe, einen Tennisball durch die Stuhlbeine zu rollen. Der erste Spieler der zweiten Gruppe fängt ihn auf und rollt ihn zum zweiten Spieler der ersten Gruppe, wieder durch die Stuhlbeine. Dies geht so weiter, bis alle Teilnehmer einmal gerollt und eingefangen haben. Sieger ist die Gruppe, die die meisten Bälle ungehindert durchgerollt hat.

* Zwei Gruppen sitzen sich im Raum verstreut gegenüber. Zwischen ihnen ist eine Schnur in ca. zwei Meter Höhe gespannt. Ein großer Schaumstoffball wird über die Schnur geworfen und soll von der Gegenpartei aus der Luft gefangen werden. Fehlerpunkte sind das Berühren der Schnur durch den Ball und das Aufkommen auf dem Boden. Bei zehn Fehlerpunkten ist die Partie für die verursachende Partei verloren.

Konzentration und Koordination

* Sitz auf einem Stuhl, der Rücken ist angelehnt. Mit dem ausgestreckten rechten Arm wird ein Kreis über rechts beschrieben, gleichzeitig kreist der linke Fuß über links.

* Nun beschreibt der ausgestreckte linke Arm einen horizontal liegenden Kreis über links, die rechte Hand beschreibt vor dem Körper einen senkrecht stehenden Kreis über rechts.

* Der rechte Arm zeichnet in der Luft eine senkrechte Linie, gleichzeitig beschreibt der linke Arm eine waagrechte Linie.

* Der rechte Zeigefinger schreibt in der Luft eine liegende Acht, der linke Fuß tippt im Takt dazu auf den Boden.

* Die rechte/linke Hand hält eine Keule am dicken Ende und dreht rasch einen kleinen Tennisring um den Keulenhals.

* Hochwerfen und Fangen des Tennisrings mit dem Kopf der Keule.

* Mit dem rechten/linken Knie wird ein Tennisball hochgeprellt und mit der linken/rechten Hand aufgefangen.

* Jede Hand umfaßt den Ellbogen des anderen Armes, dabei sind die Arme horizontal vor dem Körper gehalten. Die rechte Hand löst sich, der rechte Ellbogen wird gestreckt. Dann löst sich die linke Hand, klatscht auf den rechten Handrücken und umfaßt wieder den rechten Ellbogen. Dieser wird nun gebeugt, und die rechte Hand umfaßt wieder den linken Ellbogen. Mehrere Wiederholungen, auch Tempowechsel.

12 Krankengymnastische Maßnahmen auf der Intensivstation

Ein Patient kann überwiegend oder ausschließlich bettlägerig werden im Rahmen
– einer akinetischen Krise,
– einer chirurgischen Intervention,
– einer anderweitigen schweren Erkrankung oder
– bedingt durch den Krankheitsverlauf.
Die Zielsetzung der krankengymnastischen Behandlung reduziert sich auf prophylaktische Maßnahmen zur Stützung vitaler Funktionen. Hierbei liegen der krankengymnastischen Behandlung dieselben Aspekte zugrunde wie bei anderen intensivpflichtigen Patienten. Aus diesem Grund soll hier nur eine tabellarische Übersicht über Planung und Maßnahmen der krankengymnastischen Tätigkeit gegeben werden.
Absprache und Zusammenarbeit mit Angehörigen, Hilfspersonen und vor allem mit dem Pflegepersonal zur Einhaltung eines umfassenden Pflegeplanes sind zur Vermeidung lebensbedrohlicher Komplikationen unabdingbar.

Hinweise auf pflegeerleichternde Hilfsmittel finden sich in Kapitel 13.

Plan	Maßnahmen und Techniken
Pneumonieprophylaxe	– manuelle Richtungshilfe – gähnendes Einatmen – Lippenbremse – Nasenstenose – Giebelrohr – Vibrationen – Wärmeanwendungen – Umlagerungen – Dehnlagerungen – Drainagelagerungen.
Kontrakturprophylaxe	– passiv-aktives Bewegen aller Gelenke, auch der Wirbelsäule, aus Rückenlage und wechselnden Seitenlagen. – Wechsel der Lagerung im Zweistundenrhythmus – frühestmögliche Lagerung im Sitz und im Stand (Stehbrett).
Thromboseprophylaxe	– passiv-aktives Bewegen mit Betonung der Hoch-Phase (auch bei Heparinisierung) – Antiemboliestrümpfe – erhöhtes Fußende des Bettes.
Dekubitusprophylaxe	– Lagewechsel – Lagerung gefährdeter Körperpartien auf Fell, Schaumstoff, Spezialmatratze – Einreiben mit hyperämisierenden Salben – Abreiben mit Eis.

13 Hilfen für den Alltag

Viele Verrichtungen des täglichen Lebens fallen dem Patienten schwer. Verantwortlich hierfür sind
– die Hypokinese
– der Rigor
– die gestörte Feinmotorik
– Gleichgewichtsprobleme
– mangelnder Antrieb.
Bei der Beratung des Patienten und seiner Bezugspersonen bei Auswahl und Schulung im Umgang mit den Hilfsmitteln ist die Kooperation zwischen Arzt, Krankengymnasten und Ergotherapeuten erforderlich.
Möglichkeiten der Pflegeerleichterung beim bettlägerig gewordenen Patienten müssen den häuslichen Gegebenheiten entsprechend ausgesucht werden.
Herstellerkataloge für die in Frage kommenden Hilfsmittel sind durch den Fachhandel für den sanitären, orthopädischen und rehabilitativen Bereich zu beziehen. Die Fachgeschäfte sind in der Regel zu Anregung und Beratung bereit.
Nachfolgend werden ohne Anspruch auf Vollständigkeit Hilfen für den Alltag aufgezählt, nach verschiedenen Bereichen geordnet.

Badezimmer, Toilette, Körperpflege

Zur Benutzung der Badewanne, der Dusche, des Waschbeckens und der Toilette sind hilfreich:
– Haltegriffe (Abb. 116), Seitenwandgriff, Rundlauf

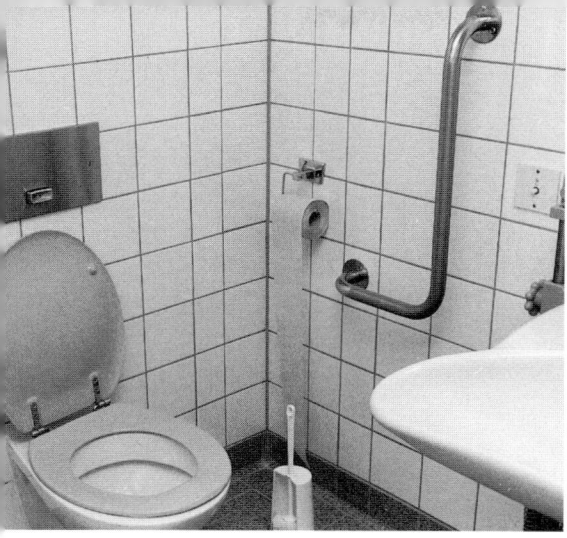

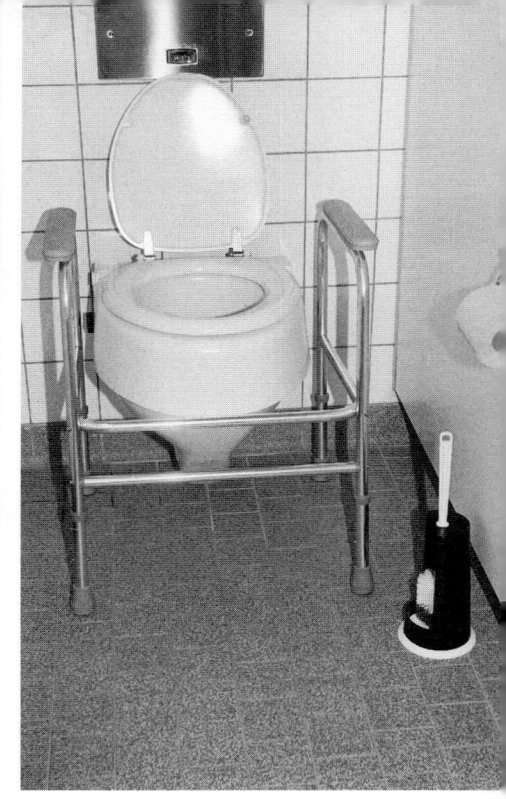

Abb. 116 (links): Haltegriff im Bereich Wasch-becken und Toilette.

Abb. 117 (rechts): Toilettensitzerhöhung und Aufstehhilfe.

- Boden-Deckenstange
- Umsetzhilfe
- Strickleiterkombination
- Aufrichthilfe
- Badewannen-Schwenkgriff, Waschbeckenstützgriff, Schwenk-stützgriff
- Handtuchhalter
- Duschklappsitz
- Badewannen-Verkürzer, Badebrett, Badewannensitz, Badewan-neneinstieghilfe, Badewannen-Sicherheitsmatte, Badekragen, Schwing-Badehelfer
- Toilettensitzerhöhung mit oder ohne Armlehnen (Abb. 117), Toi-lettenstützgestell
- Spiegelkippbeschlag

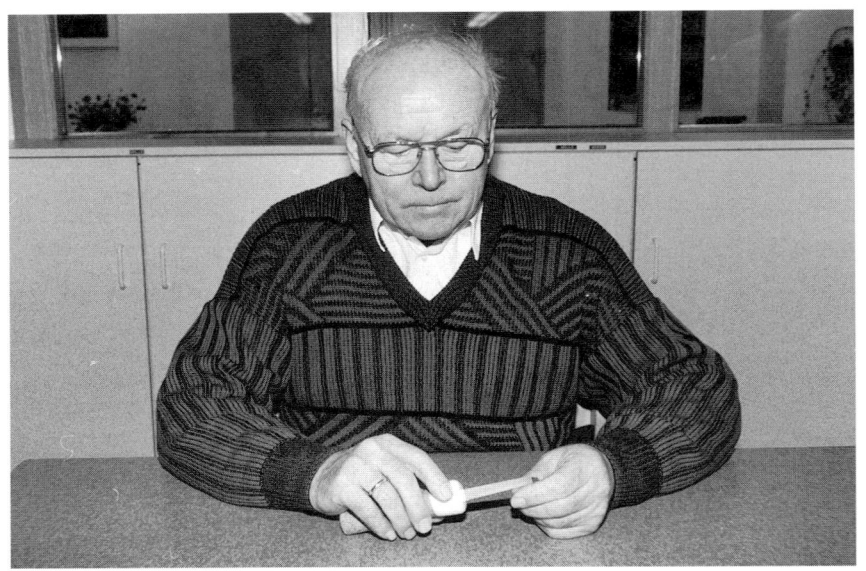

Abb. 118: Nagelfeile mit verdicktem Griff.

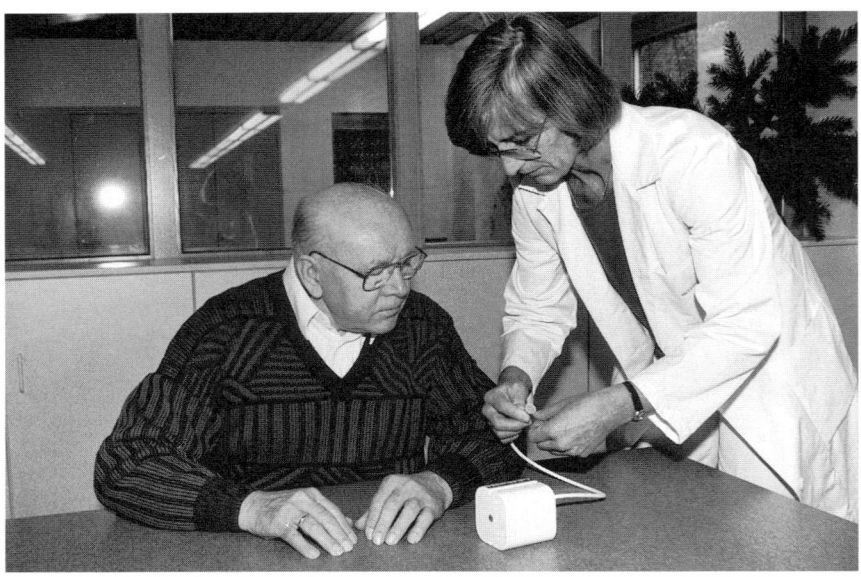

Abb. 119: Die Ergotherapeutin unterweist den Patienten im Gebrauch einer batteriebetriebenen Nagelfeile.

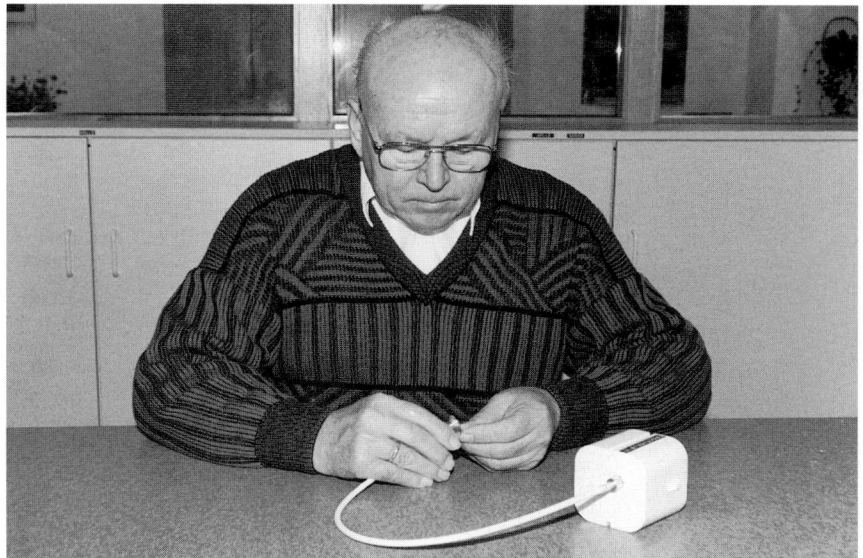

Abb. 120: Erprobung des Gerätes durch den Patienten.

– Nagelschere mit verdickten Griffen oder mit Plastiküberzug an beiden Schenkeln, fixierte Nagelfeilplatte (Abb. 118, 119, 120), fixierte Nagelbürste
– Waschlappen mit Verlängerungsstiel oder an Gummizug, Badebürste mit Verlängerungsstiel in angepaßter Länge
– festgebundene Seife
– elektrische Zahnbürste, Zahncremetubendreher.

Kleidung und Schuhe

Wegen der erhöhten Schweißbildung sind Naturfasern vorzuziehen und Kunstfasern nach Möglichkeit zu vermeiden.
– Weit geschnittene Jacken, Mäntel, Pullover
– Reißverschlüsse, Klettverschlüsse, große Knöpfe
– fertig gebundene Krawatten
– Strumpfhosen- und Strumpfanzieher (Abb. 121, 122, 123, 124)
– Knopfverschluß-Schließer (Abb. 125, 126)
– langer Schuhanzieher, Schuhe mit Klettverschlüssen, Slipper (ungünstig sind hinten offene Schuhe).

215

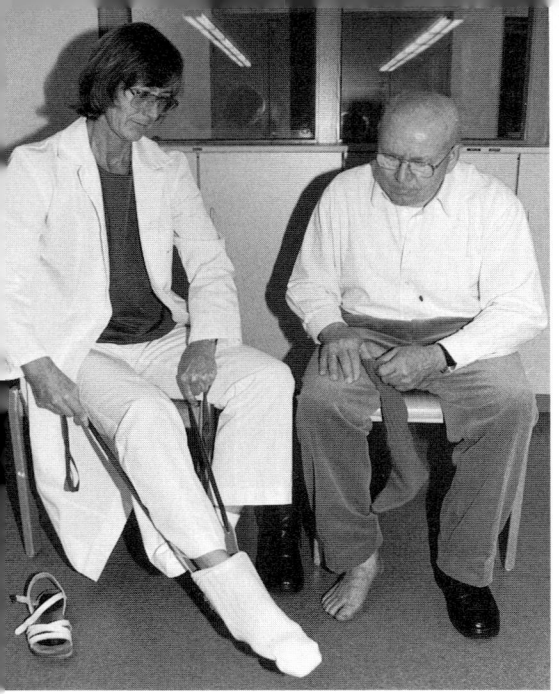
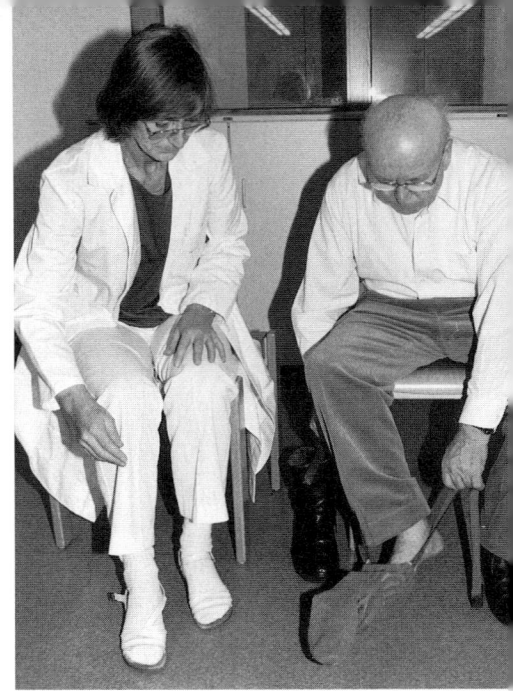

*Abb. 121 bis 124: Zwei Modelle zur Erleichterung des Strumpfanziehens werden auspro-
biert.*

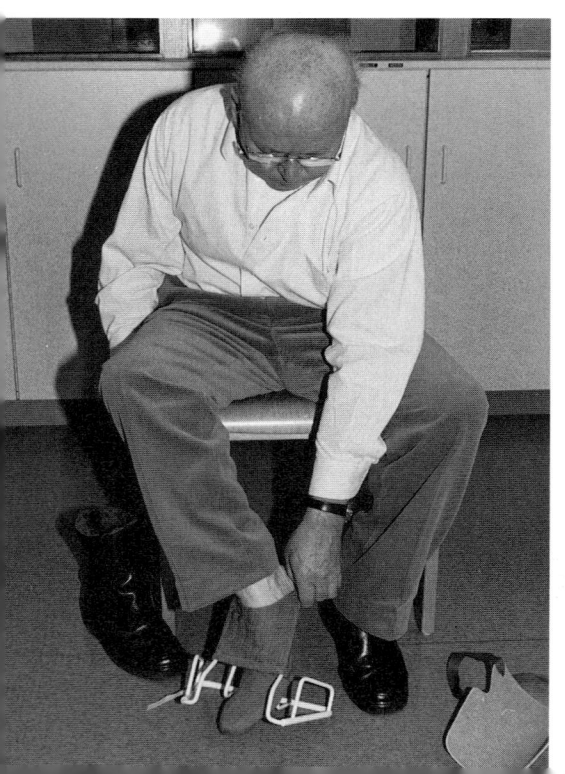
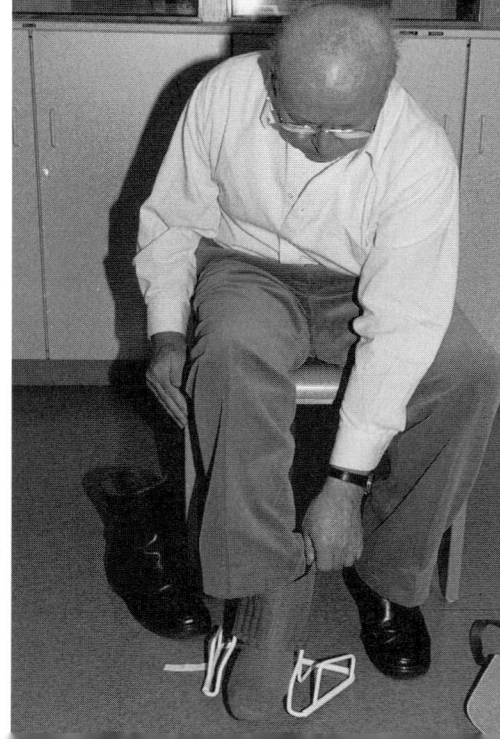

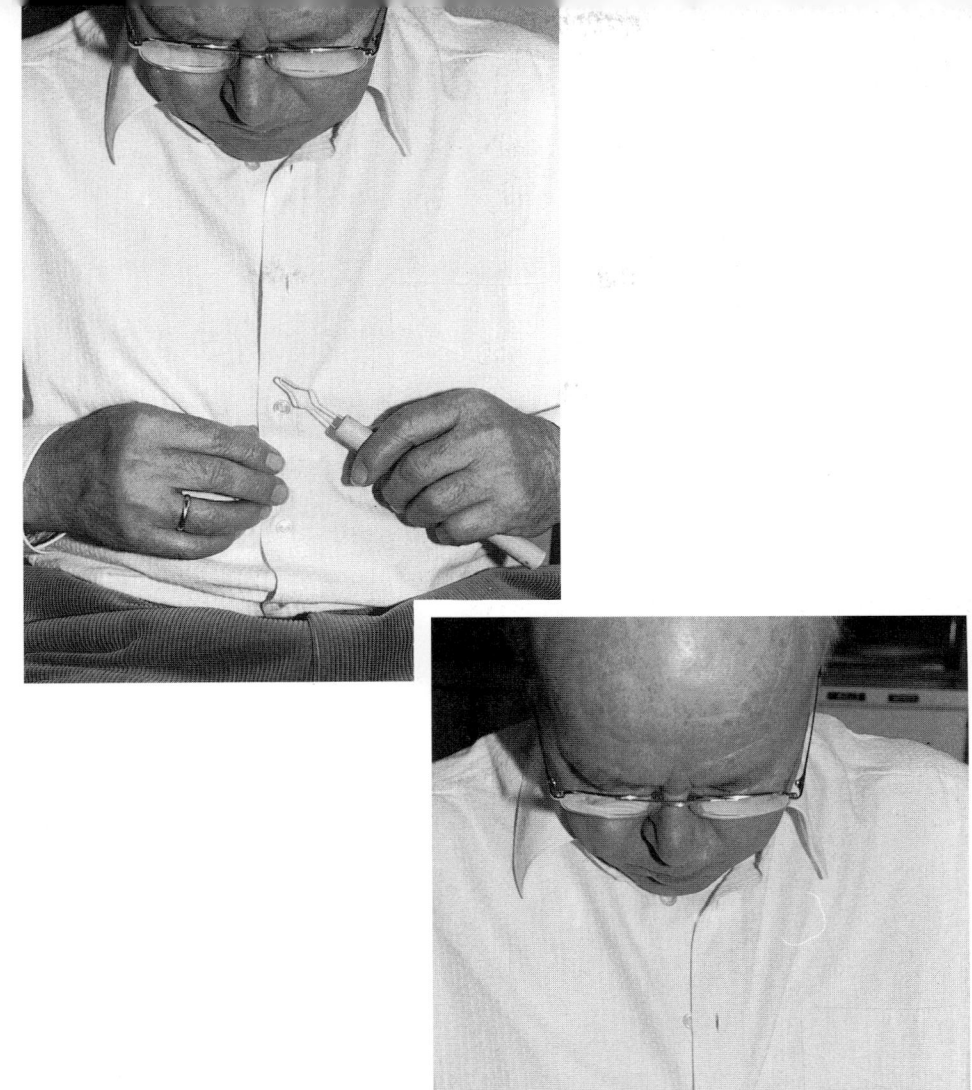

Abb. 125 und 126: Ein Knopfver-
schluß-Schließer hilft beim Zuknöpfen
sehr kleiner Knöpfe.

Wohnung und Haushalt

- Türschwellen und Bodenerhebungen deutlich markieren
- Teppiche und Bodenbeläge sicher fixieren
- Abstütz- und Halteflächen an Möbeln und Fensterbänken zur Benützung frei halten
- Haltegriffe an Wänden, wenn möglich beidseitig an Treppen
- Naturfaserbezüge an Polstermöbeln
- Stühle mit hohen Rückenlehnen und Armlehnen, evtl. keilförmiges Kissen als Aufstehhilfe
- keine scharfen Kanten an Möbeln
- breites Bett, absenkbares Bettgeländer, Galgen oder Reeling
- Kranken-Rückenstütze
- Telephonhalter, Tastentelephon, vergrößerte Schaltknöpfe an Fernsehapparat und Radio
- breite Kippschalter für Licht
- Schlüssel-Drehhilfe (Abb. 127, 128), Türgriffverlängerung

Abb. 127 und 128: Eine effektive Hilfe beim Umgang mit Schlüsseln ist die Schlüssel-Drehhilfe durch ihren verdickten und verlängerten Griff.

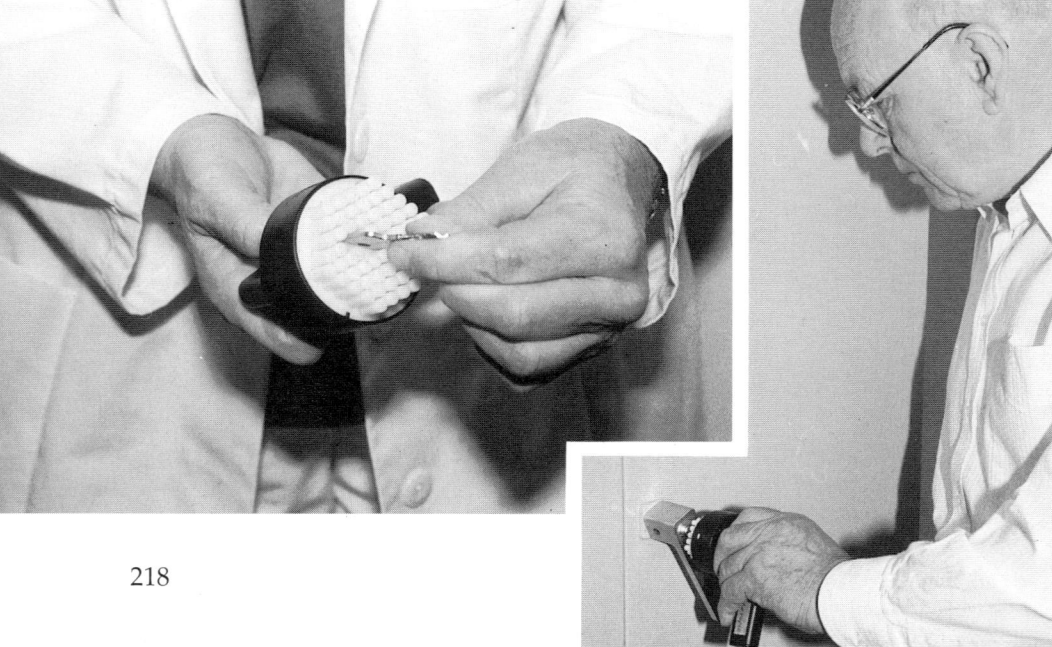

- fixierter Allzweckschäler, Mehrzweck-Küchenreibe
- Fixierbrett, fixierte Abwaschbürste, Haushaltszange
- automatische Kehrgarnitur
- mit Saugnäpfen fixierte Gemüsebürste
- selbstöffnende Haushaltschere (Abb. 129, 130)
- elektrischer Dosenöffner
- anmontierter Schraubverschluß-Öffner (Abb. 131, 132).

Abb. 129 und 130: Ein probates Werkzeug ist die selbstöffnende Haushaltschere.

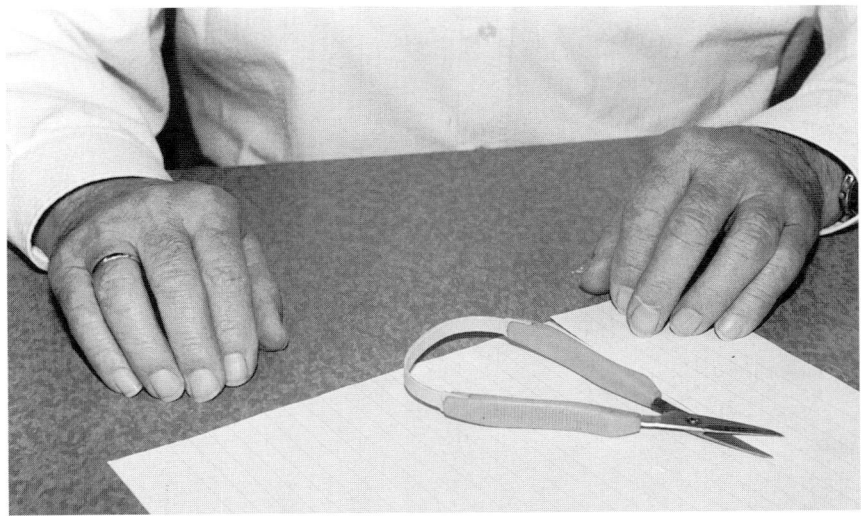

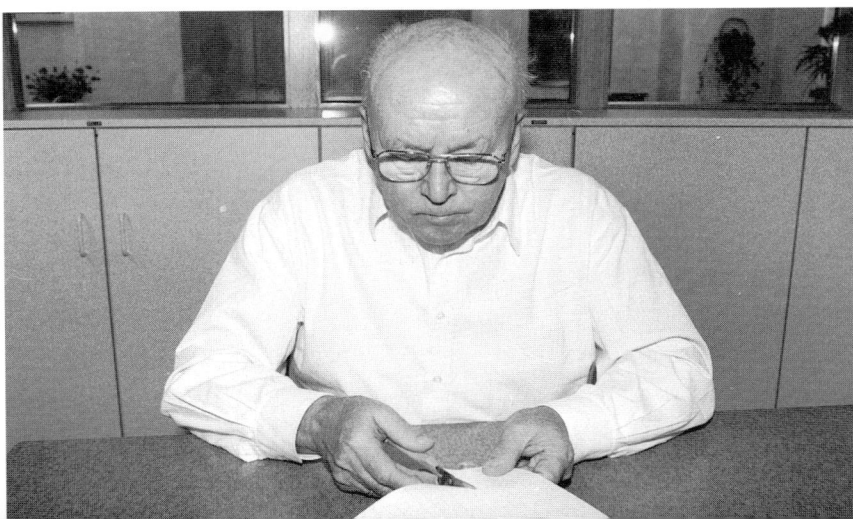

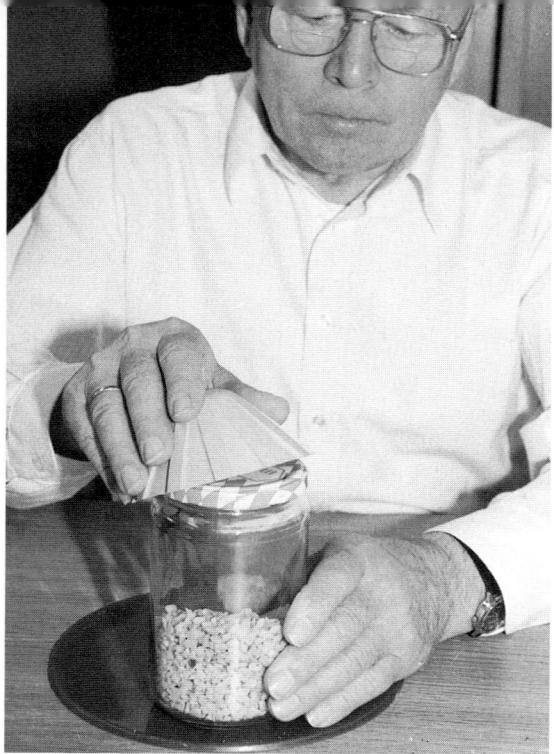

Abb. 131: Als Schraubverschluß-Öffner dient ein Gummihäubchen. Das Glas steht auf einer Antirutschfolie.

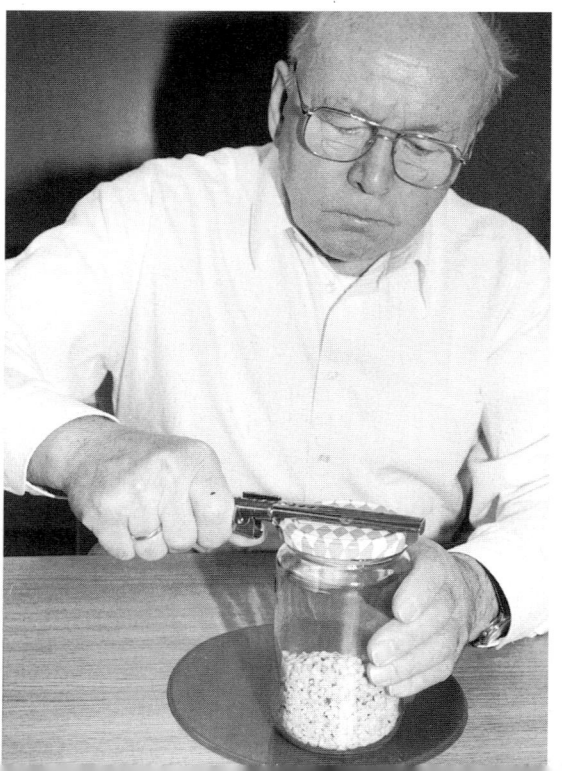

Abb. 132: Ein anderes Modell eines Schraubverschluß-Öffners. Er ist auf unterschiedliche Durchmesser einstellbar und hat durch seinen langen Griff eine gute Hebelwirkung.

Essen und Trinken

- Eßbestecke mit verdickten Griffen
- Eßgeschirr durch Antirutschfolie fixiert
- Teller und Brettchen mit erhöhtem Rand, letzteres mit einem Spalt für das Messer (Abb. 133, 134)
- Becher- und Glashalter, Tassen und Becher mit doppeltem Henkel.

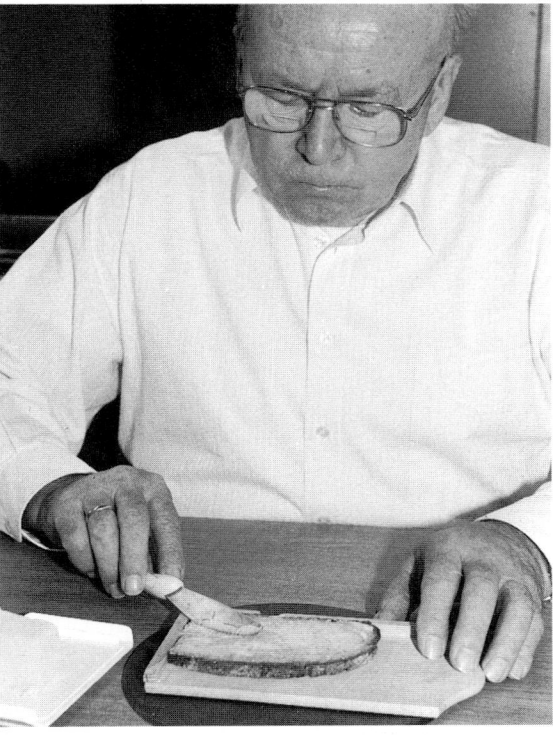

Abb. 133 und 134: Ein Brettchen mit erhöhtem Rand und Schlitz erleichtert das Zubereiten und Schneiden eines Butterbrotes. Das Brettchen liegt auf einer Antirutschfolie.

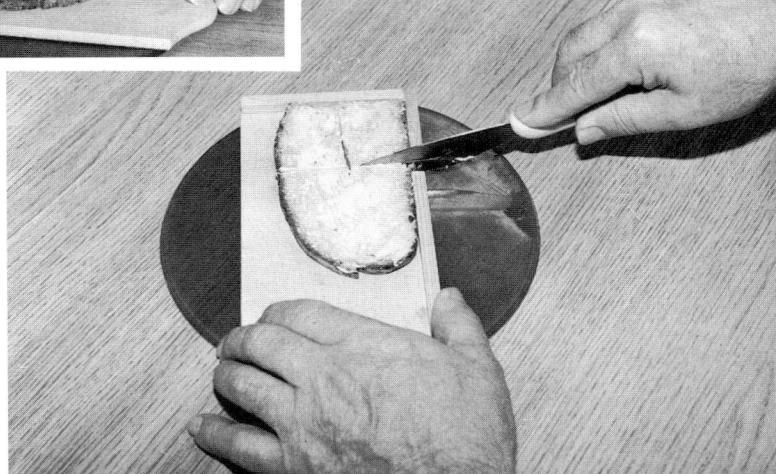

14 Empfehlungen an Patienten und Angehörige

In zahlreichen Veröffentlichungen finden sich Ratschläge für die Patienten, ihre Angehörigen und Bezugspersonen sowie allgemein gehaltene Vorschläge für die Bewegungstherapie. Leider wird in keiner dieser Veröffentlichungen der frühestmögliche Beginn der Bewegungstherapie propagiert.

Empfehlungen werden ausgesprochen hinsichtlich der beruflichen Tätigkeit, der Strukturierung des Tagesablaufs des Berufstätigen, aber auch des berenteten Patienten. Fragen zu Ernährung, Gestaltung der Wohnung, Körperpflege und sinnvoller Freizeitbeschäftigung werden angesprochen. Alle gipfeln in der Aufforderung und Ermunterung an den Patienten, nach der Aufklärung über die Diagnose nicht zu resignieren, sondern die bisherige Lebensweise in wesentlichen Zügen beizubehalten. Insbesondere sollten keine selbständigen Funktionen aufgegeben werden.

Den Angehörigen wird verständnisvolles, aber aktivierendes Eingehen auf den Patienten empfohlen. Dabei wird nicht verschwiegen, daß Geduld im täglichen Umgang mit dem Patienten aufzubringen ist. Keinesfalls sollte, früher als es unbedingt erforderlich ist, dem Patienten die Eigenaktivität genommen werden, auch wenn Planung, Entscheidung und Durchführung in den verschiedenen Bereichen menschlicher Tätigkeiten mehr Zeit erfordern als dies vor Ausbruch der Erkrankung der Fall war. Weiterhin sollen Impulse, Anregungen, Aufmunterung gegeben, aber auch Anforderungen gestellt werden. Aufmunternder und Verständnis signalisierender

Anspruch an die selbständige Lebensgestaltung und Lebensbewälti-
gung, mit Takt zur rechten Zeit vorgebrachte Kritik bei den nicht
selten hypochondrischen und introspektiven Verhaltensweisen helfen dem Patienten mehr als eine überprotektive Einstellung seiner
Umgebung. Insbesondere sollte das durch Depression und vielleicht
auch kognitive Störungen bedingte Verhalten des Patienten von
seiner Umgebung nicht als Unwilligkeit oder sogar Schikane fehlin-
terpretiert werden.

Empfehlenswert für den Patienten und seine Bezugsperson ist die
Teilnahme an Parkinson-Selbsthilfegruppen und an psychologisch
geführten Gesprächskreisen.

Gerne und zusammen mit dem Partner ausgeübte Sportarten sollten
beibehalten werden, wobei dem Partner oft die anspornende und
aufmunternde Rolle zukommt. Der Leistungsgedanke ist möglicherweise etwas zurückzunehmen. Auch sind Kraftsportarten durch die
Betonung statischer Anforderungen an die Skelettmuskulatur nicht
als förderlich anzusehen. Patienten, die gerne und sicher schwim-
men, sollen dies auch weiterhin tun. Dabei wird keine Empfehlung
hinsichtlich des Schwimmstils ausgesprochen. Bei der Parkinson-
typischen Veränderung der Haltung im Laufe der Erkrankung wird
sich die Lage des Körpers im Wasser bei jedem Schwimmstil verän-
dern und den Möglichkeiten anpassen.

Oft wird von Patienten oder den Angehörigen die Frage nach der
Fahrtauglichkeit gestellt. Konkrete gesetzliche Regelungen liegen
nicht vor. Ein Gutachten des Gemeinsamen Beirats für Verkehrsme-
dizin beim Bundesminister für Verkehr und beim Bundesminister für
Jugend, Familie und Gesundheit, April 1985, Heft 67, behandelt
diesen Fragenkomplex. Die Frage muß im Einzelfall nach Rückspra-
che mit dem Patienten und seinen Angehörigen von dem behandelnden Arzt entschieden werden.

15 Informationen und Empfehlungen für den Krankengymnasten

Einige Besonderheiten im Bewegungsverhalten der Patienten sollen im folgenden besprochen und in ihren Konsequenzen für die krankengymnastische Behandlung reflektiert werden.

Bei manchen Patienten sind dystone Bewegungen zu beobachten, die in den Rahmen der hypokinetischen Grunderkrankung gehören und in einigen Fällen am Beginn der Erkrankung stehen. Die dystonen Bewegungen manifestieren sich

- im Sinne eines Torticollis, auch als Antero- oder Retrocollis
- als Blepharospasmus an einem oder beiden Augen
- als oromandibuläre Dystonien
- als dystone Bewegungen eines oder beider Füße in Form einer langsamen Plantarflexion-Supination-Bewegung (seltener als Dorsalextension-Supination-Bewegung). Von manchen Autoren wird dieses Phänomen als »Drehfuß« bezeichnet. Es sollte nicht mit einem spastischen Spitzfuß verwechselt werden.

Bei dystonen Bewegungsstörungen kann versucht werden, die in Kapitel 8 aufgeführten Entspannungstechniken anzuwenden. Nach unserer Erfahrung sind atemlenkende, atemvertiefende und atemfrequenzsenkende Techniken wirksam. Einige Patienten berichten über die positive Wirkung des Autogenen Trainigs.

Ein selten zu beobachtendes Phänomen ist die Unfähigkeit des Patienten, die Augen geöffnet zu halten. Die Störung wird als Lidapraxie bezeichnet. Da der Patient willentlich die Augenlider heben kann, erscheint es sinnvoll, in der Übungsbehandlung auch den Auftrag dazu wiederholt zu erteilen.

Ferner beobachten wir als Auswirkung der Therapie mit L-Dopa (Madopar® und Nacom®) hyperkinetische oder dyskinetische Bewegungen an Kopf, Rumpf, Händen, Armen und Füßen. Die dafür gebräuchliche Bezeichnung »peak-of-dose-dyskinesia« drückt aus, daß diese Bewegungen als Zeichen höchster Dopaminkonzentration zu interpretieren sind (s. Kap. 3.3.1). Nicht selten berichtet der Patient zuerst dem Krankengymnasten von seinen Beobachtungen dyskinetischer Bewegungen. Meistens ist er dadurch sehr beunruhigt. Manchmal sind es die Angehörigen, die diese unbekannten Bewegungen in emotional beanspruchenden Situationen bei ihrem Partner beobachten und nicht deuten können. Stets soll der Kontakt zu dem behandelnden Arzt gesucht werden, der seinerseits das aufklärende Gespräch führen wird.

Treten Dyskinesien in unmittelbarem Zusammenhang mit der Übungsbehandlung auf, so veranlaßt dies den Krankengymnasten zur Reduzierung der Anforderung. Die affektive Beteiligung ist sowohl bei den dystonen als auch bei den dyskinetischen Bewegungen unverkennbar. Der Krankengymnast berücksichtigt diese Tatsache innerhalb der krankengymnastischen Behandlung dadurch, daß die Übungsaufträge klar und voll verständlich formuliert werden, der Patient einfühlsam und vorsichtig an neue Situationen herangeführt und der Sinn einer jeden Behandlungssequenz für ihn erkennbar wird. Der stufenweise Aufbau von einfachen Bewegungen bis zu komplexen Bewegungsabläufen muß beachtet werden. Die Wiederholung darf nicht zu Langeweile führen. Letztlich darf der Krankengymnast nicht davon ausgehen, daß der Patient während der Behandlung oder bis zur nächsten Behandlung Bewegungsfolgen behält. Vielmehr ist es notwendig, ohne Ungeduld oder Enttäuschung zu zeigen, die Bewegungsfolgen wieder zu erarbeiten und zu repetieren.

Grundsätzlich wird die therapeutische Vorgehensweise weder durch Dystonien noch durch Dyskinesien geändert. Allenfalls werden entspannende Maßnahmen zwischengeschaltet oder an manchen Tagen in den Vordergrund gestellt.

Im Zusammenhang mit der Medikation steht auch das sogenannte »on-off«-Phänomen. Die plötzliche Bewegungsunfähigkeit wird als »off«, die wieder in Gang kommende Bewegungsfähigkeit als »on« bezeichnet. Synonyme sind »yo-yoing« oder »random oscillations«. Bei deutlicher on-off-Problematik muß der Zeitpunkt der krankengymnastischen Behandlung innerhalb der Zeitspanne des Medikamentenoptimums liegen. Bei manchen Patienten, dies soll auch gesagt werden, ist die zeitliche Abhängigkeit der on-off-Problematik nicht immer deutlich erkennbar, es scheinen auch psychologische Momente eine Rolle zu spielen.

Im Rahmen der Grundkrankheit, nach längerer Krankheitsdauer oder als Zeichen nachlassender Medikamentenwirksamkeit sind manche Patienten selektiv behindert, das Gehen zu starten, oder sie bleiben nach einer gewissen Gehstrecke wie angewurzelt stehen, sind allenfalls zu kleinen, trippelnden Schritten an Ort und Stelle fähig. In der Literatur findet sich für dieses Phänomen die Bezeichnung »freezing« oder »Festination«. In der krankengymnastischen Behandlung wird herausgefunden, ob durch die Konzentration des Blickes auf einen Punkt oder Gegenstand im Raum, auf eine Bodenmarkierung oder durch Fremd- oder Eigenkommando die Blockade aufgehoben werden kann. Die so herausgefundene beste Starthilfe wird dann immer wiederholt in der Hoffnung, daß der Patient sie auch allein als effektive Strategie einsetzen kann. Es ist ratsam, einfache Hilfen einzusetzen, da bei dieser Problematik komplexe Vorgehensweisen selten Erfolg haben.

An dieser Stelle soll kurz von einem Patienten berichtet werden, der sich in der geschilderten Situation mit seinem Handstock leicht auf den linken Unterschenkel schlägt, sich das Kommando »Schritt links« gibt und sich sofort oder nach einigen Wiederholungen dieses Startmanövers wieder in Bewegung setzen kann.

In der Literatur wird außerdem über einen Stock berichtet, an dem in ca. zehn Zentimetern Abstand über dem Boden ein Querholz angebracht ist, dessen Übersteigen das »freezing« überwinden hilft. Ebenfalls in der Literatur ist die Möglichkeit der elektrischen Stimulation der Oberschenkelmuskulatur beschrieben.

Ein weiterer, nicht unwesentlicher Faktor für den Zeitpunkt der

Behandlung ist die Außentemperatur. Das Temperaturoptimum scheint zwischen 18 °C und 20 °C zu liegen. Somit sind während der heißen Jahreszeit die frühen Vormittag- oder die späten Nachmittagsstunden günstige Behandlungszeiten unter der Bedingung, daß diese Stunden auch die des Medikamentenoptimums sind. Bei Einzel- oder Gruppenstunden im Freien ist die direkte Sonneneinstrahlung unbedingt zu vermeiden.

Beginnt ein Patient bei der Behandlung im geschlossenen Raum vermehrt zu schwitzen, so müssen entspannende und eher passive Maßnahmen eingefügt werden. Auf jeden Fall ist ein Zurücknehmen der Dosierung angezeigt.

Es gehört zum Wesen der Erkrankung, daß die Symptomatik – und damit die funktionelle Behinderung des Patienten – trotz optimaler medikamentöser und krankengymnastischer Behandlung unaufhaltsam fortschreitet. Die stetige Abnahme motorischer Fähigkeiten wird häufig auf beiden Seiten, d. h. von Patient und Krankengymnast, nicht entsprechend wahrgenommen. Ein äußerer Anlaß (schwerwiegende familiäre Veränderungen, Medikamentenumstellung) wird dann für die vermeintlich akute Verschlechterung verantwortlich gemacht. Auch für den Krankengymnasten kann es schwierig sein, nach einer Phase erfolgreicher Therapie mit einem solchen »Rückschlag« konfrontiert zu werden. Durch solche Erlebnisse genährte Zweifel an der Richtigkeit und Wirksamkeit des eigenen Tuns belasten nicht nur den Krankengymnasten selbst, sondern können das therapeutische Verhältnis unterminieren. Wir halten hier ein offenes Gespräch für hilfreich, gegebenenfalls auch zusammen mit dem behandelnden Arzt. Allerdings darf dabei weder dem Patienten noch dem Krankengymnasten der Mut und die Motivation zu weiterer gemeinsamer intensiver Arbeit genommen werden.

Die Arbeit mit dem Parkinson-Patienten hat durch die erkrankungstypischen psychischen Veränderungen ihre eigenen Probleme. Viele der hier für die Angehörigen gegebenen Ratschläge sind auch für den Krankengymnasten beherzigenswert. Eine besondere Facette in den Problemen der therapeutischen Beziehung bietet der gelegentlich beträchtliche Altersunterschied zwischen Patienten und Krankengymnasten. Manche Patienten benutzen diesen Altersunterschied direkt als Argument zur Abwehr von Mitarbeit und Engagement (...»in Ihrem Alter habe ich das auch noch gekonnt«), unterstellen eine Unkenntnis alterspezifischer Bewegungsprobleme (...»mit 75 geht das einfach nicht mehr so«) oder vermuten gar – obwohl selten direkt geäußert – einen Mangel an Professionalität (...»in Ihrem Alter können Sie ja noch gar keine Erfahrung haben«). Wenn solche Ressentiments auftreten oder verspürt werden, empfiehlt es sich, die Problematik behutsam, aber direkt anzusprechen. Oft gelingt es, den Vorbehalt durch eine humorvolle Wendung – und Anerkennen des Altersunterschiedes durch beide Seiten – beizulegen.

16 Literaturverzeichnis

ACKERMANN, H., ZIEGLER, W.: Die Dysarthrophonie des Parkinson-Syndroms. Fortschr. Neurol. Psychiat. (1989) 57: 149–160.

ALBERT, H. H. VON: Die Konservative Therapie des Parkinson-Syndroms. Zeitschrift Krankengymnastik (1976) 28: 8–10.

BENECKE, R., ROTHWELL, J. C., DICK, P. R., DAY, B. L., MARSDEN, C. D.: Performance of simultaneous movements in patients with Parkinson's disease. Brain (1986) 109: 739–757.

BEYSCHLAG, R.: Altengymnastik und kleine Spiele. 3. Aufl. Gustav Fischer (1989) Stuttgart, New York.

BIRKMAYER, W., RIEDERER, P.: Die Parkinson-Krankheit, Biochemie, Klinik, Therapie. Springer (1985), Wien.

BÖCK, G.: Erfahrungen mit einer Selbsthilfegruppe. Zeitschrift Krankengymnastik (1988) 40: 912–917.

BÖCK, G.: Krankengymnastik für Parkinsonpatienten mit dem Gymnastikstab – Anleitung zum Selbstüben. Zeitschrift Krankengymnastik (1988) 40: 918–919.

BROWN, R. G., MARSDEN, C. D.: Cognitive function in Parkinson's disease. TINS (1990) 13: 21–29.

CLARENBACH, P., FRÖSCHER, W.: Therapie des Parkinson-Syndroms. Fortschr. Med. (1986) 44: 857–861.

DELWAIDE, P. J., GONCE, M.: Pathophysiology of Parkinson's Signs, Parkinson's Disease and Movement Disorders. Urban & Schwarzenberg (1988), Baltimore–Munich.

DIETZ, V., BERGER, W., HORSTMANN, G.: Corrective Responses to Disturbances of Stance and Gait in Parkinsonian's Disease: Impaired function of spinal reflexes. In: AMBLARD, B., BERTHOZ, A., CLARAC, F. (Hrsg.): Posture and Gait: Development, adaptation and modulation, 259–271. Elsevier Science Publishers B. V. (1988), Amsterdam–New York.

DUBOIS, B., PILLON, B., STERNIC, N., LHERMITTE, F., AGID, Y.: Age-induced cognitive disturbances in Parkinson's disease. Neurology (1990) 40: 38–41.

DUVOISIN, R. C.: Die Parkinson-Krankheit. Beratung für Patienten, Angehörige und Pflegepersonal, 2. Aufl., Hippokrates (1989), Stuttgart.

EHRENBERG, H.: Phonationstechniken in der Krankengymnastischen Atemtherapie. Zeitschrift Krankengymnastik (1989) 41: 998–1001.

EICKHOF, C.: Die Bedeutung der Bewegungen in der Frontal- und Transversalebene für den Parkinsonpatienten. Zeitschrift Krankengymnstik (1982) 34: 89–100.

EICKHOF, C.: Zum Stellenwert der Krankengymnastik bei der Therapie Parkinsonkranker. Nervenarzt (1985) 56: 703–708.

FISCHER, P. A. (Hrsg.): Parkinson-Syndrom: Kombinations- und Begleit-Therapien. Schattauer (1980), Stuttgart.

FISCHER, P. A. (Hrsg.): Psychopathologie des Parkinson-Syndroms. Editiones Roche (1984), Basel.

FISCHER, P. A. (Hrsg.): Vegetativstörungen beim Parkinson-Syndrom. Editiones Roche (1984), Basel.

FISCHER, P. A. (Hrsg.): Modifizierende Faktoren bei der Parkinson-Therapie. Editiones Roche (1988), Basel.

FLOWERS, K.: Lack of prediction in the motor behaviour of parkinsonism. Brain (1978) 101: 32–52.

FLÜGEL, K. A. (Hrsg.): Neurologische und psychiatrische Therapie. Perimed (1987), Erlangen.

GARDNER, W. N., LANGDON, N., PARKES, J. D.: Breathing in Parkinson's disease. Advances in Neurology (1986) 45: 271–274.

GEHLEN, W.: Behandlungsstrategien beim Parkinson-Syndrom unter besonderer Berücksichtigung fortgeschrittener Stadien. Nervenheilkunde (1988) 7: 6–10.

HARRINGTON, D. L., HAALAND, K. Y.: Sequencing in Parkinson's disease. Abnormalities in programming and controlling movement. Brain (1991) 114: 99–115.

HASSLER, R.: Zur Pathologie der Paralysis agitans und des postencephalitischen Parkinsonismus. J. Psychol. Neurol. (1938) 48: 386–476.

HASSLER, R.: Extrapyramidalmotorische Systeme und Erkrankungen. In: Handbuch der Inneren Medizin 3: 676–904. Springer (1953), Berlin.

HASSLER, R.: Über den Parkinson. Zeitschrift Krankengymnastik (1971) 23: 77–86.

HERTZSCH, M.: Die krankengymnastische Behandlung beim Parkinson (Paralysis

230

agitans) und postenzephalitischen Parkinsonismus. Zeitschrift Krankengymnastik (1953) 11: 160–162.

HESS, CH. W., ENDERLI, J.-B., FRÖHLICH-EGLI, F., LUDIN, H. P.: Neurogene Blasenstörungen beim Morbus Parkinson. Nervenarzt (1987) 58: 55–60.

HOEHN, M.: Parkinsonism treated with levodopa: progression and mortality. J. Neurol. Transm. Suppl. (1983) 19: 253–264.

HOEHN, M. M., YAHR, M. D.: Parkinsonism: Onset, progression and mortality. Neurology (1967) 17: 427–442.

JELLINGER, K.: Pathology of Parkinsonism. In: FAHN, S., MARSDEN, C. D., JENNER, P., TEYCHENNE, P. (Hrsg.), Recent developments in Parkinson's disease, 33–66. Raven Press (1986), New York.

KUPSCH, A., SAUER, H., OERTEL, W. H.: Transplantation von Dopamin-herstellenden Nervenzellen: Eine neue Therapiestrategie gegen das idiopathische Parkinson-Syndrom? Nervenarzt (1991) 62: 80–91.

LEES, A.: Neuropsychologische Störungen beim Morbus Parkinson. Nervenarzt (1989) 60: 71–79.

LUDIN, J. P.: Das Parkinson-Syndrom. Kohlhammer (1988), Stuttgart.

MARSDEN, C. D.: The mysterious function of the basal ganglia: The Robert Wartenberg Lecture. Neurology (1982) 32: 514–539.

MARSDEN, C. D.: Parkinson's disease in twins. J. Neurol. Neurosurg. Psychiat. (1987) 50: 105–106.

MARSDEN, C. D., PARKES, J. D.: Success and problems of long-term levodopa therapy in Parkinson's disease. Lancet (1977) 1: 345–349.

MARTIN, J. P.: Tilting reactions and disorders of the basal ganglia. Brain (1965) 88: 855–874.

MAYEUX, R., STERN, Y., WILLIAMS, J. B. W., SANO, M., COTE, L.: Depression and Parkinson's disease. Advances in Neurology (M. D. YAHR and K. J. BERGMANN, eds.) 45: 451–455. Raven Press (1986), New York.

NEUNDÖRFER, B.: Die Parkinsonsche Krankheit. Gustav Fischer (1987), Stuttgart.

NUTT, J. G.: Levodopa-induced dyskinesia: Review, observations, and speculations. Neurol. (1990) 40: 340–345.

OERTEL, W. H., GNAHN, H., STRUPPLER, A.: Parkinson-Syndrom Teil II: Neue Aspekte in der Therapie. Med. Klin. (1989) 84: 307–313.

The Parkinson Study Group: Effect of Deprenyl on the progression of disability in early Parkinson's disease. New England J. Med. (1989) 321: 1364–1371.

RINNE, U. K., KLINGLER, M., STAMM, G.: Parkinson's disease. Current progress, problems and management. Elsevier (1980), Amsterdam.

Rinne, J. O., Rummukainen, J., Paljärvi, L., Rinne, U. K.: Dementia in Parkinson's disease is related to neuronal loss in the medial substantia nigra. Ann. Neurol. (1988) 26: 47–50.

Saint-Cyr, J. A., Taylor, A. E., Lang, A. E.: Procedural learning and neostriatal dysfunction in man. Brain (1988) 111: 941–959.

Schenkmann, M., Butler, R. B.: A Model for Multisystem Evaluation Treatment of Individuals with Parkinson's Disease. Physical Therapy (1989) 69: 932–943.

Schenkmann, M., Donavan, J., Tsubota, J., Kluss, M., Stebbins, P., Butler, R. B.: Management of individuals with Parkinson's disease. Rationale and case studies. Physical Therapy (1989) 69: 944–955.

Schöning, N.: Bewegungstherapie im Wasser, Gustav Fischer (1988), Stuttgart.

Scholz, E.: Parkinson-Syndrom. In: (Brandt, T., Dichgans, J., Diener, H. C., Hrsg.) Therapie und Verlauf neurologischer Erkrankungen, 699–720. Kohlhammer (1988), Stuttgart.

Starkstein, S. E., Preziosi, T. J., Berthier, M. L., Bolduc, P. L., Mayberg, H. S., Robinson, R. G.: Depression and cognitive impairment in Parkinson's disease. Brain (1989) 112: 1141–1153.

Stern, Y., Mayeux, R., Rosen, J., Ilson, J.: Perceptual motor dysfunction in Parkinson's disease: a deficit in sequential and predictive voluntary movement. J. Neurol. Neurosurg. Psychiatr. (1983): 46: 145–151.

Stöhr, M.: Das Parkinson-Syndrom. Zeitschrift Krankengymnastik (1988) 40: 911–912.

Ulm, G.: Psychopathologie des Morbus Parkinson – Möglichkeiten der Therapie. Nervenheilkunde (1988) 7: 11–14.

Velho-Groneberg, P., von Saucken, K., Struppler, A.: Der heutige Stand der Behandlung des Parkinson-Syndroms aus ärztlicher und krankengymnastischer Sicht. Zeitschrift Krankengymnastik (1975) 27: 345–353.

Völler, G. W.: Zur krankengymnastischen Behandlung des Parkinson-Syndroms. Zeitschrift Krankengymnastik (1978) 30: 392–395.

Webster, D. D.: Clinical analysis of the disability in Parkinson's disease. Mod. Treat. (1968) 5: 257–282.

Wenk, W.: Der Schlingentisch in Praxis und Unterricht. Pflaum (1989), München.

Witt, H.: Bewegungstherapie im Wasser, Springer (1991), im Druck.

Wittchen, H.-U., H. Sass, M. Zaudig, K. Koehler: Diagnostisches und Statistisches Manual Psychischer Störungen DSM-III-R. Deutsche Bearbeitung und Einführung. Beltz (1989), Weinheim und Basel.

Worringham, C. J., Stelmach, G. E.: Practice effects on the preprogramming of discrete movements in Parkinson's disease. J. Neurol. Neurosurg. Psychiatr. (1990) 53: 702–704.

17 Sachregister